接受式音乐治疗方法

高　天◎编著

U0255136

中国轻工业出版社

图书在版编目（CIP）数据

接受式音乐治疗方法／高天编著. —北京：中国轻工业
出版社，2011.9（2025.5重印）

ISBN 978-7-5019-8312-4

Ⅰ. ①接…　Ⅱ. ①高…　Ⅲ. ①音乐疗法　Ⅳ. ①R454.3

中国版本图书馆CIP数据核字（2011）第122508号

保留所有权利。非经中国轻工业出版社"万千心理"书面授权，任何人不得以任何方式（包括但不限于电子、机械、手工或其他尚未被发明或应用的技术手段）复印、拍照、扫描、录音、朗读、存储、发表本书中任何部分或本书全部内容，以及其他附带的所有资料（包括但不限于光盘、音频、视频等）。中国轻工业出版社"万千心理"未授权任何机构提供源自本书内容的电子文件阅览、收听或下载服务。如有此类非法行为，查实必究。

责任编辑：孙蔚雯　　　责任终审：杜文勇
策划编辑：孙蔚雯　　　责任校对：刘志颖　　　责任监印：吴维斌

出版发行：中国轻工业出版社（北京鲁谷东街5号，邮编：100040）
印　　刷：三河市鑫金马印装有限公司
经　　销：各地新华书店
版　　次：2025年5月第1版第7次印刷
开　　本：720×1000　1/16　印张：19
字　　数：213千字
书　　号：ISBN 978-7-5019-8312-4　　定价：38.00元
读者热线：010-65181109
发行电话：010-85119832　　010-85119912
网　　址：http://www.chlip.com.cn　http://www.wqedu.com
电子信箱：1012305542@qq.com
版权所有　侵权必究
如发现图书残缺请拨打读者热线联系调换
250557J6C107ZBW

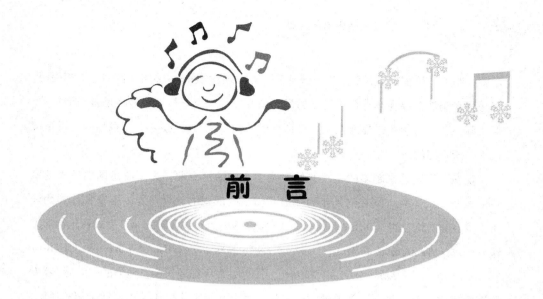

前　言

　　接受式音乐治疗方法是音乐治疗四大主要方法之一，在临床治疗中广泛使用。在中央音乐学院音乐治疗专业的教学中，接受式音乐治疗方法也是一门主要的专业课程，是每个学生都需要熟练掌握的。在有些人的概念中，接受式音乐治疗就是一种简单的音乐聆听。于是一些医疗机构虽然声称有音乐治疗的服务，其实就是简单地派人给病人播放音乐了事。这里往往存在着一个可怕的误区：认为音乐这个东西即使听不好也听不坏，让病人听听音乐总会有些好处吧。其实，在临床治疗中，特别是让情绪或精神已经有障碍的病人听音乐，是完全有可能造成严重后果的，甚至在极端的情况下，错误的音乐聆听是可以致人于死地的。我说这样的话完全不是夸大其词、危言耸听。大家常听说的有人在听了歌曲《黑色星期天》之后自杀的故事就是一个例子。记得刚回国的几年中，我在音乐心理治疗的临床上使用音乐非常大胆（所谓的"下猛药"），以为这样可以让疗效更加快捷或明显。然而有两次在我的来访者在成功地完成了治疗之后向我道谢告别的时候，都说出了一个同样的现象："我在第三、四次治疗之后，出了你的诊所，走在大街上，看到汽车就想撞上去……"这让我震惊和后怕。音乐的力量是巨大的，是需要经过严格训练的专业人士来谨慎使用的。这也是我写这本书的主要目的之一：从临床操作的角度，详细介绍接受式音乐治疗方法的操作过程、操作的细节、需要注意的事项等最实用的技术方法。在我心目中，本书的读者应该是音乐治疗专业的学生和参加音乐治疗培训的学员，而不是那些充满好奇的爱好者——以为读了这本书就懂得了如何使用接受式音乐治疗的方法，然

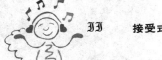

后就大胆地开始在来访者身上"一试身手"。本书虽然是一本临床操作的手册和指南，但是读者仍然需要在具有合格资质的老师或督导师（而不是那些号称是音乐治疗师，但实际上并没有接受过任何系统严格训练的"伪专家"）的指导下，在临床上真正尝试本书所介绍的所有方法技术。

现在，我国越来越多的学校开始建立了音乐治疗专业，为了满足国内越来越紧迫的教学需要，我计划在这几年内完成几门主要课程的教材写作。本来我计划翻译由格罗克和威格拉姆（Denise Grocke & Tony Wigram）合著的《接受式音乐治疗方法》（*Receptive Methods in Music Therapy: Techniques and Clinical Applications for Music Therapy Clinicians, Educators and Students*）*，但是在仔细地研读了他们的书之后，我发现有很多内容并不是很适合中国的现实状况。十几年来从事教学和培训工作的经历，使我对于接受式音乐治疗的教学的内容、方法以及在临床上应用都颇有一些自己的心得，所以我决定按照自己的思路和经验，并参考格罗克和威格拉姆两位博士书中的一些内容，撰写这本书。现在，本书的内容与他们所著的那本有很大的区别，其中涉及了一些非常不同的观点。我希望让本书能够更加具有操作性，更加通俗易懂，也更适应中国的文化特点、中国人的心理特点以及中国学生和音乐治疗爱好者的特点。希望音乐治疗的专业人士、学生和爱好者能够喜欢并从中获益。

高　天
于中央音乐学院
2011 年 4 月 20 日

* Denise Grocke, Tony Wigram. Receptive Methods in Music Therapy : Techniques and Clinical Applications for Music Therapy Clinicians, Educators and Students[J]. London : Jessica Kingsley Publishers, 2007.

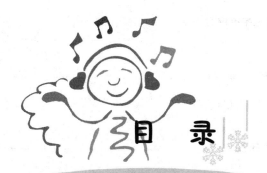
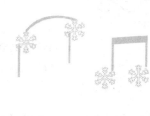

目　录

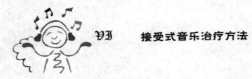

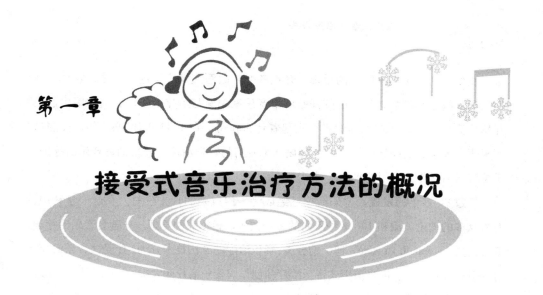

第一章
接受式音乐治疗方法的概况

　　很多人提起音乐治疗就想到了听音乐，以为音乐治疗就是听音乐。事实上，音乐治疗的方法很多，可以分为接受式、再创造式、即兴演奏式和创造式四大类方法，细数起来林林总总的方法和技术则多达上百种。单说接受式音乐治疗方法，也不是简单地给来访者播放音乐那么简单。要问接受式音乐治疗方法具体有多少种，我很难给出确切答案，因为随着音乐治疗的迅速发展，不断有新的方法出现。我在本书中将主要介绍我所知道和熟悉的。

接受式音乐治疗的定义

　　对于音乐在临床医疗中的价值的系统研究是从 20 世纪后期开始的。由于留声机的诞生，人们可以把音乐录制下来并反复播放，使音乐在临床的治疗过程中可以很方便地使用，于是一些医院开始使用音乐来帮助病人睡眠、减少外科手术过程中的紧张和焦虑，并用于麻醉和止痛。在第一次世界大战中，音乐被用来帮助那些肢体受伤的伤兵恢复肌肉和关节的功能。第二次世界大战时，在美国的一所野战医院里，由于当时的医疗和生活条件都十分恶劣，因此伤兵们的情绪都非常糟糕，每天叫骂不止。手术后病人的感染率、死亡率也都很高。有个医生想到用留声机播放士兵们熟悉的家乡歌曲，于是很快伤兵们的情绪稳定下来了，令人意外的是，手术后病人的感染率也大大下降了，死亡率也随之下降，甚至伤员手术后的愈合期也明显缩短。

这一发现受到了美国国防部的重视，并在各个野战医院推广了这个办法，收到很好的效果。战争结束后，很多医院开始雇用音乐家来参与治疗工作，美国的医生们也开始认真地研究音乐对人的健康究竟起着什么作用。在 1944 年和 1946 年，美国密西根州立大学和美国堪萨斯大学先后设立了专门的音乐治疗课程来训练音乐治疗师，于是音乐治疗作为一门新兴的学科诞生了。

经过 70 多年的发展，音乐治疗已经成为一门成熟的独立学科。在这一学科中，有着众多的理论流派和 100 多种不同的方法技术。根据我的导师——著名音乐治疗学家布鲁夏（Kenneth Bruscia）博士的分类，音乐治疗的方法技术分为：接受式音乐治疗、再创造式音乐治疗、即兴演奏式音乐治疗和创作式音乐治疗四大类。

布鲁夏对接受式音乐治疗的定义是这样的：

　　　　在接受式的体验中，来访者在聆听音乐的同时，以语言的方式、非语言的方式或者通过其他媒介对音乐产生反应。音乐可以是录制的、现场演奏的或者即兴演奏的，可以是由治疗师或来访者演奏的或创作的，也可以是从市场上购买的各种风格类型的的音乐资料（例如，古典音乐、摇滚乐、爵士乐、乡村音乐、宗教音乐或新世纪音乐）。聆听体验的焦点可以是在生理层面上、情绪层面上、理性层面上、审美层面上或者精神层面上的反应，而来访者的反应则是根据治疗目标来进行设计的。（Bruscia，1998a）

接受式音乐治疗方法在临床上常见的工作目标是：

◆ 促进听觉接受能力

◆ 引发特定的躯体反应

◆ 对聆听者进行激发或令其放松

◆ 发展听觉 / 运动能力

◆ 引发情绪状态和体验

◆ 探索他人的思想和想法

◆ 促进记忆、往事回忆和童年回顾

◆ 引发想象和幻想

◆ 建立聆听者与社区和社会文化团体的联结

◆ 激发高峰体验和精神体验

（Bruscia，1998）

接受式音乐治疗包括很多不同的方法。这里只列举和介绍一些本人比较了解的方法，它们包括：

◆ 歌曲讨论

◆ 歌曲回忆

◆ 音乐肌肉渐进放松训练

◆ 指导性音乐想象

◆ 半指导性音乐想象

◆ 非指导性音乐想象

◆ 音乐引导意象

◆ 投射式音乐聆听

◆ 音乐同步脱敏再加工技术

◆ 音乐系统脱敏

◆ 音乐同步

◆ 音乐现实定位

◆ 音乐强化物

◆ 音乐镇痛

◆ 音乐无痛分娩

◆ 音乐生物反馈

◆ 音乐阈限下信息技术

◆ 音乐振动治疗

◆ 音乐减压放松

◆ 音乐催眠

对音乐或歌曲作品的选择

接受音乐聆听式的音乐治疗的来访者不需要接受任何音乐培训或具有音乐知识，也就是说不需要是所谓的有"音乐细胞"的人，但是应该具有基本的注意力集中能力和接受音乐的能力。他们可以用不同的方式——例如精神分析式的、投射式的、生理的、情感的、精神的方式等——对音乐进行反应，并从治疗中获益。

常常有朋友问我，为了治疗或改善情绪，应该听一些什么样的音乐，并要求我推荐曲目。这是一个很难回答的问题。一般来说，首选的音乐或歌曲应该是来访者平时喜爱的。人们对音乐的欣赏习惯和风格取向受到诸多因素影响，千差万别，最明显的影响因素有文化教育、年龄、性格、地域、社会阶层、性别、家庭背景、社会文化、时尚潮流，等等。再好的乐曲或歌曲作品如果不符合个体的欣赏习惯也得不到理想的效果，有时候反而会引起消极的结果。我的一位女性来访者患有严重的失眠，她的一个同学给她推荐了贝多芬的钢琴小品《致爱丽丝》，并告诉她："我一听这首乐曲很快就睡着了。"不幸的是，这位来访者越听越睡不着觉，越睡不着觉就越努力地听，最后无论在什么地方听到这首乐曲，心里就会像"被猫抓一样"难受，形成了神经症性的焦虑反应。所以对音乐的选择首先要考虑个体的欣赏习惯，而不可以主观地认为某种音乐就一定会起到什么样的治疗作用。

但是从另一个角度来说，在某些接受式音乐治疗方法中，例如，音乐引导想象、音乐同步脱敏再加工技术等，使用的音乐是预先设定的——通常主要采用西方古典音乐名著中的选段。我们发现这些音乐对不同文化背景和社会背景的人的效果却是相同的，并无明显差异。例如我曾在音乐引导想象和音乐同步脱敏再加工技术中使用西方古典音乐为广西的农民、四川地震灾区的农村灾民以及来自西藏牧区的藏民进行治疗，效果同样很好。这可能也印证了一个说法：音乐是无国界的、跨文化的，是人类共通的。我认为有一个重要的现实是：当代音乐文化中东西方文化的交流已经无处不在，电影、电视剧中的背景音乐绝大多数都是采用西方的古典音乐语言的手法创作出来的，所以无论是来自城市还是来自农村山区的中国人，不管是否喜爱严格意义上的西方古典交响乐作品，实际上他们对西方的音乐语汇和手法都已经非常熟

悉了。相反，当代人，特别是当代年轻人已经逐渐远离了中国传统的民乐作品，与之越来越生疏，很难与这些作品产生情感共鸣。这是一种社会潮流，我不想在这里对此进行评价，而是希望音乐治疗师正视这个现实，以在临床上最大限度地争取理想的疗效。有些人认为，在中国搞音乐治疗就要使用中国的民乐作品，否则就是崇洋媚外，我对此不敢苟同。

中央音乐学院音乐治疗专业的师生在"5•12"四川汶川地震后在灾区的安置点里与灾民们共同生活了三个月。在那里，我们用广播站的高音喇叭对灾民进行心理教育的宣传，同时也不断播放音乐歌曲，以稳定大家的情绪。一开始我很注意选择传统民歌，认为这会比较符合当地群众的欣赏习惯。很快就有几位中年农村妇女来到广播站抱怨说："你们放的歌曲一点也不好听，能不能换一下？"我问她们希望听什么歌曲，结果她们喜欢的歌曲令我大感意外——全都是正在都市里风靡的流行歌曲。所以我们不应该想当然地认为对中国人的音乐治疗就应该使用传统中国音乐，也不应该认为对偏远农村的音乐治疗就应该使用当地的传统音乐。

总之，针对不同的治疗目标，使用不同的接受式音乐治疗方法，对音乐的选择原则是不一样的。我会在后面的章节中具体地说明音乐选择的原则。

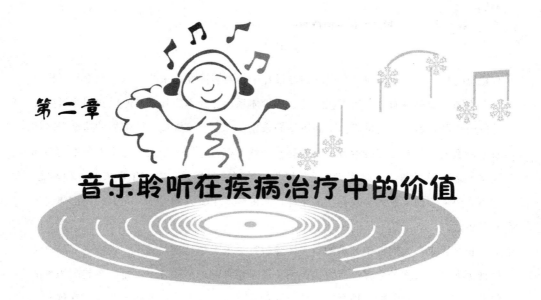

第二章

音乐聆听在疾病治疗中的价值

接受式音乐治疗方法是指在临床的治疗中采用聆听音乐的方式对来访者进行干预的形式。在这个过程中，不要求来访者主动参与音乐的演唱或演奏活动，而是通过其在聆听音乐的过程中产生的各种各样的音乐体验来实现治疗的目的。

聆听音乐是绝大部分人喜爱的音乐体验方式。人们根据自己的欣赏习惯和不同目的，聆听各种各样的音乐或歌曲。欢快的舞曲、温柔的爱情歌曲、激昂的摇滚乐、委婉动人的西洋乐，尽管风格迥异，但它们有一个共同的特点，就是给人类提供了美的享受。那么美的享受与治疗疾病有什么关系呢？

音乐审美与人类生存

音乐与人类生存的关系是什么？音乐的美与人类的健康的关系是什么？音乐美的体验对于治疗，特别是对于心理治疗的意义何在？作为一名音乐治疗师，这些基本问题在多年临床心理治疗中经常萦绕在我的心头。

音乐是一个很有意思的东西。除了音乐之外的所有艺术形式，包括舞蹈、美术、文学、电影……无论怎样千变万化，追根寻源都能够在现实世界中找到其原型。也就是说，它们都是从现实世界中发展和提炼而来。但是音乐则不同，它在现实世界中没有任何原型。即使再抽象的绘画，也不能离开色彩和线条，而现实世界中到处都充满了色彩和线条。但是音乐形成的首要条件——音阶，则在现实世界中完全没有原型。

有意思的是，世界上任何一个民族的经过几千年发展演变而来的音乐，无论其风格有多么不同，却都遵循着大致类似的几个音阶体系，万变不离其宗，所以我们才可能使用任何一种乐器来演奏世界上不同民族的音乐。那么所有人类共同遵循的这个音阶体系是什么人发明然后传授给各民族的呢？当然不存在这样一个人，是全人类不约而同地本能地去遵循的。因此我们几乎可以肯定地说，音乐是人类与生俱来的一种本能，它不需要依赖现实世界客观存在的条件，而纯粹产生于人的内部，是人的内部体验的一种表达。

长久以来，人们都把艺术的审美体验解释为人类超越现实的生存需要之上的一种精神需要，与人类的生存没有直接关系，而是精神的陶冶和享受，是一种崇高境界的修养。甚至一些重要的心理学家也持有类似观点，例如弗洛伊德的升华说（在现实生活中不能得到的一些包括性驱力在内的基本需要，可以通过艺术创作和审美的形式得到宣泄或满足）、马斯洛的人类需要的层次说（人类首先要满足包括吃、住、安全等最基本的生存需要，然后才会追求自我价值和自我实现等的精神满足）。很多音乐理论家也强调，人们解决了基本的温饱问题之后，才会开始追求包括音乐审美在内的各种精神层次的满足。可事实真的如此吗？我们只要回顾一下早期人类的音乐发展历史就可以轻易地推翻这种观点。

以 20 世纪 50 年代发现的新石器时代的仰韶文化为代表——西安半坡村遗址出土的陶罐残片上，可以看到大量的载歌载舞的图形，还发现了"一音孔陶埙"乐器，说明那时候的人类已经有了较为成熟的音乐形态了。20 世纪 70 年代在浙江余姚河姆渡新石器时代遗址又发现大批 7000 多年前的"骨哨"和一件陶埙，从而把音乐的产生时间提前了 1000 多年。目前，世界上公认最早的文字是出现在古代中东地区的楔形文字，距今 5000 ～ 6000 年；而学术界确证的中国最早的古文字是商代中晚期的殷墟甲骨文，距今不过 3300 年左右。也就是说，在中国，音乐形态的出现至少要比文字的出现早 4000 年左右。在我国云南贵州一带大山里生活的侗族部落至今没有文字，却有着极为发达的音乐活动——侗族大歌。在节日的时候，满山遍野的人群演出声部多达十几个的大合唱，让专业的音乐家都为之倾倒。

我们不必通过详细的研究和考证，只要运用常识就可以想象到，早期人类的生存条件是何等恶劣，食物匮乏、各种疾病、部族战争和野兽的袭击时时刻刻威胁着人类

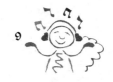

的生命。难道这时候的人类会有闲情逸致去享受音乐所带来的精神享受吗？我们也知道，不仅仅是中国人的祖先，在世界上所有的早期人类活动中，无一不存在着大量的音乐活动。而现在，我们还可以在上面提到的侗族以及非洲原始部落中看到同样的情况。有人认为这些音乐活动都是属于一种早期的宗教迷信活动（不要忘了，即使是宗教迷信活动，其在人类的生存中也是有着重要意义的），然而人类是如此聪明，怎么可能在基本生存都得不到最低保障的情况下，不约而同地从事对自己的生存需要没有价值的、纯粹只为精神审美（或娱乐）的音乐活动呢？一个合理的逻辑推理就是：人类早期的音乐活动，既不是为了审美，也不是为了享乐，而是为了生存！

"史前时期的人相信音乐的力量可以影响精神和躯体的健康。音乐通常与超自然的力量相联系。比如：在一定的史前文化社会中，人们相信在重要的礼仪中所使用的歌曲来源于超人类或超自然的力量，这些歌曲有一种他们无法解释的力量，被用来祈求神灵，人们在宗教或健康礼仪等活动中求助于这种力量。"（Merian，1964；Sachs，1965）"在一些史前社会的文化中，患病的人被认为是敌对部族魔法的受害者，他们是无辜的，应该得到治疗。然而，在另一些部落的文化中，人们认为人得病是为了赎罪。如果他们因为身患疾病而不能担负起自己应尽的责任，就会被驱逐或流放。在这些文化中，对生病原因的解释和治疗方法首先是由'法师'决定的。这些法师通常为了驱除病人身上邪恶的幽灵或魔鬼而举行宗教活动……多数情况下，部落的音乐师或治疗师在社会中拥有重要的地位。这些人的职责不仅仅是确定疾病的原因，而且还要为病人驱逐身上的幽灵和魔鬼。有时候，音乐被作为治疗仪式的前奏曲，在仪式前和整个仪式中可能用到鼓、摇鼓、歌曲等。我们注意到，在这种情况下，音乐师和治疗师往往是很难被区分开的。在史前文化社会中，仪式中集体活动的力量（包括家庭和社会成员的力量）是被尊崇的。为了促进生理的恢复，以治疗为目的的降神仪式或歌舞活动可以为病人提供精神和情绪的支持。"（Boxberger，1962）

音乐可以影响精神和情绪的说法古已有之。现代科学更是进一步证明了精神和情绪对人的生理健康有着直接的影响。人们注意到了自然界中一个重要的现象：很多动物在受伤或生病之后，都会本能地寻找和食用一些具有治疗功能的植物或动物进行自救。家养的狗、猫属于肉食动物，但也会定期地吃一些青草，以便把胃里面的毛发清理出来，这完全是出于动物生存的本能。早期人类大量地从事音乐活动，其实也是出于这种生存本能。人类在音乐活动中不断地体验音乐的美，从而增加对生命力的积极体验，以便增强对痛苦、恐惧、压力和疾病的应对能力。所以说，音乐对人类来说不是脱离生存需要的精神享受，而是一种实实在在的最直接的生存需要，因为它可以直接增强人类的生命力。

在每一个人的身上都存在好与坏、生与死、积极与消极、乐观与悲观的对立体验，这些对立的体验形成了人的生命中积极和消极的两种对立的力量和倾向，二者此消彼长，决定了一个人的生命力是衰落枯竭还是蓬勃向上。人的心理状态就像一台天平，一端是积极的体验，而另一端是消极的体验。如果一个人的积极体验多于消极体验，那么天平就会向积极的一端倾斜，预示着这个人具有积极强大的生命力，拥有坚强的体魄，不易为疾病所击倒，甚至可以战胜别人不能战胜的如癌症之类的可怕疾病。如果一个人的消极体验多于积极体验，那么他的天平就会向消极一端倾斜，于是他的生命力就会衰弱，就可能被一些原本并不严重的疾病夺去生命。具有积极强大生命力的人可以承受常人所不能承受的精神打击和伤害，生命力衰弱的人则可能会因为一些并不严重的伤害或挫折而自杀。有些人会因为别人的一句批评、一次考试没有考好等小事情而自杀，这并不是因为他们不懂得珍惜自己的生命，而是说明他们心理天平的消极体验一端的负荷已经过重，一次小小的打击或挫折都足以成为压倒骆驼的最后一根稻草。因此，对生理疾病的治疗成功与否最终取决于个体本身的生命力（即个体对疾病的抵抗力和自愈能力），对心理疾病的治疗成功与否最终也取决于个体本身的生命力（即个体的心理的自我解救和自愈能力）。

那么，这种决定人的生存的强大生命力又是什么呢？简而言之，就是对生命存在本身的一种良好的、愉悦的和积极的体验，而这种体验的最典型的形式就是审美的体验。如果一个人能够在生活中经常体验到快乐和愉悦，也就是美，他也就能感受到生命的美好，他的生命力就是强大的，具有对打击和创伤的强大承受力和自愈自救的能力。如果一个人不能在生活中感受到快乐、愉悦和美，他就不能感受到生命的美好，那么他自然就会觉得生活索然无味，苦海无涯。这正是抑郁症病人的心理特征。

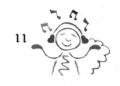

音乐审美的临床治疗价值

在我的临床音乐心理治疗中，每接待一位新的来访者时，需要做的第一件事就是评估他当前状态的严重程度、是否有自杀的倾向。如果来访者的心理状态较为稳定，内心的力量足够强大，没有自杀倾向，我就会和他直接探讨核心问题或主要的创伤经历，并针对这些核心问题或主要创伤经历进行治疗。但是如果我认为这个来访者自我力量比较弱，有自杀的倾向，我就会努力回避，不去触及他的重大精神创伤以及核心问题，而是把治疗主要集中在强化他内心的积极体验上。在精神创伤的治疗中，这种方法被称为"稳定化"。我所使用的评估来访者是否有自杀倾向的方法就是让他们在美好抒情的音乐背景中想象自己认为这个世界上最为美好和安全的一个地方。我发现，在体验音乐的过程中能够出现较多积极美好想象的来访者，都是情绪比较稳定、内心力量比较强大的人，完全不用担心他会自杀；相反，如果无论多么美好的音乐都不能引导来访者产生积极的、美的感受，无法在想象中建构一个美丽而安全的地方，我就得到了一个强烈的信号——这个人有严重的自杀倾向，在这种情况下，我迫切地需要进行的就不是对问题和情绪的探究，而是竭尽全力强化他对美好的想象和体验。

在成功的音乐治疗过程中，来访者并不是被治疗师的高超技术所挽救的，而是在美的音乐的伴随下进行自救。美的音乐不但可以帮助来访者淋漓尽致地宣泄压抑已久的消极情绪，更重要的是可以唤醒来访者对美的体验，也就是唤醒来访者内心积极的生命力量。而这种美的积极的生命力量最终能引导来访者走出困境，摆脱痛苦，并找到解决现实困难的办法或方向。

让我们来设想一下，当一个人受到某个生活事件的打击而形成了精神创伤，每当他回忆起这一创伤事件时，心中都充满了痛苦。这时候他对自己的创伤经历充满了消极的痛苦体验，并伴随着消极的自我认知："我真倒霉！""我如此无能！""命运对我如此不公平！""这都是我命里注定的！""都是我的错！"这些消极的痛苦体验和认知观念使得他自罪自责，对自己的未来失去信心，对自己的生命价值失去信心，他的全部人生观都变得消极了。

痛苦的创伤事件一旦发生，就是一个客观的存在。我们无法改变这个事实，但是

我们可以改变个体对这一创伤事件的体验。在音乐治疗的过程中，来访者可在治疗师的帮助下，在忧伤而优美的音乐的伴随下，重新面对和体验过去痛苦的创伤事件。这时，忧伤的音乐引发和推动来访者把压抑的痛苦情感充分地宣泄出来，同时，对音乐的美的体验伴随着对整个创伤事件的重新体验，在不知不觉中，音乐的美的体验与创伤事件的痛苦经历结合起来，逐渐使创伤体验转化为一种悲剧式的美的体验。无论是愉悦的美感还是悲剧式的美感体验，究其本质，都是对人的生命力的积极体验。所以，当一个人在自己的痛苦经历中体验到了这种悲剧式的美的体验，创伤事件所带来的影响就会最终转化为一种非常深刻而又积极的人生体验，创伤事件对当事人的意义就不再是消极的，而是积极的了。因此我们可以说，音乐的美具有在无意识之中把痛苦消极的创伤体验转化为积极深刻的人生体验的神奇功效，而这种神奇的功效其实是有其生理基础的。

在人的神经系统中，最基本和最重要的一个就是植物神经系统，也被称做自主神经系统。它维持着人的最基本的生命功能——内脏器官功能。植物神经系统又分为交感神经系统和副交感神经系统，它们的功能是相反的。当人受到外界的某种信息刺激后，交感神经系统就会被激活，造成血压上升、心跳加速等一系列的生理唤醒水平上升的变化，人就随之产生了各种各样的情绪体验。而当刺激过后，副交感神经开始工作，于是身体的各种生理唤醒水平降低，人就会进入放松的状态。一种对人的健康而言是最佳状态的好的放松状态，也被称做"内稳态"。所有气功和瑜伽的练习都是为了帮助人进入这种内稳态的状态。

现代科学已经证实，在听音乐的时候，被激活的是人的副交感神经系统，而不是交感神经系统。因此在听音乐的时候，人虽然可以感到丰富的情绪情感体验，但是这种体验并不是建立在交感神经系统活动的生理基础上的，而是建立在副交感神经系统活动的生理基础上的。也就是说，人们听音乐时的情绪情感体验其实不是我们日常生活中的真正情绪，而是一种伴随着放松的、生理唤醒水平降低的和审美的类情绪体验。另外，对音乐治疗的研究还发现，在听音乐的时候，人的脑垂体会分泌出一种被称做"内啡肽"的化学物质。在这种物质在血液中的含量升高之后，人就会体验到明显的欢欣感和愉悦感。其实，人在陷入热恋或心情愉快的时候，以及从事其他审美活动的时候，血液中的内啡肽含量也会升高。

　　从音乐治疗的角度来看，对精神创伤的音乐治疗过程实际上就是一个逐渐让副交感神经系统活动代替交感神经系统活动的过程，同时也是让在内啡肽的作用下产生的愉悦感和审美感，逐渐改变受创伤者对自身经历的痛苦体验的过程。而这一过程就其本质来讲，是人类为了生存所必需的自我治愈过程。

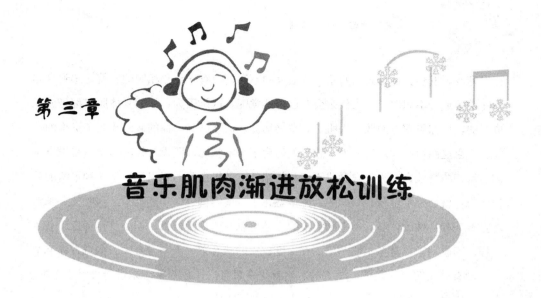

第三章

音乐肌肉渐进放松训练

很多人一听到"音乐治疗"，马上想到的就是音乐能让人放松，以为音乐治疗等同于音乐放松。这个看法当然是一种误解，但是也说明了利用音乐来促进精神和生理的放松是一种常见的方法，这也是音乐的一项重要功能。音乐为什么能够使人放松？对这个问题虽然有很多解释和假设，但目前尚无确切的科学结论。不过大量对人聆听音乐时候的生理反应的研究可以证实，音乐确实可以缓解人的紧张，促进机体的放松。

研究表明，人在听音乐的时候心跳会减慢，血压会降低，肌肉张力和皮肤电位会下降，皮肤电阻值会升高，血管容积会增加，肾上腺素会下降，肠胃活动增加，血液中的内啡肽含量会上升，等等。这些生理的变化都是机体进入放松状态的表现。同时，音乐可以明显地缓解紧张焦虑的情绪，帮助人们放松心情（Hanser，1985）。

音乐放松训练

很多人认为，放松谁不会，还用专门训练？他们以为，只要躺下，四肢伸展便是放松了。其实不然，很多人并不知道真正放松的感觉是什么。由于长期处于不知不觉的紧张状态，有些人即使在睡觉的时候身体的某些部位还保持着一定的、甚至较强的紧张。真正放松的感觉应该是身体失去了重量感——有些人会感到轻飘飘的，有些人感到身体融化了、消失了，但也有些人相反，觉得身体沉甸甸的，还有些人感到身体在发麻或者发热。尽管人们的感觉有很大的不同，但有一点是相同的，就是感到身体不能动了或者不想动了。为什么会有这种感觉呢？这是因为我们的身体肌肉都是成双成对的，例如胳膊上的肱二头肌负责拉的功能，而胳膊另一侧的肱三头肌负责推的功能。如果这两组肌肉同时放松，它们就达到了平衡状态，既没有拉的力量，也没有推的力量，胳膊就会有失去重量或不能动的感觉。如果全身的肌肉都处于这种平衡的放松状态，就会感觉全身轻飘飘的，好像融化了，或沉甸甸，不能动了。这时候，来访者会有一种特殊的体验，即头脑很清醒，还可以与治疗师对话，但是身体却像睡着了一样，不想动了，甚至不能动了。在深度放松的状态下，人甚至会失去痛觉，在麻醉药还没有被发明出来之前，西方的医生就是令患者进入放松状态来进行外科手术的。当然，这里介绍的放松状态远远没有达到那种深度。

用来帮助人们达到真正的放松状态的方法很多，气功、瑜伽、心理学行为学派的肌肉渐进放松训练、催眠治疗、佛教中的禅坐等都可以帮助你达到真正的放松状态。如果你已经掌握了上面提到的任何一种方法，则完全可以利用这种方法让身体达到真正的放松状态。但是如果你的工作是让来访者放松身体，从而达到缓解紧张焦虑的目的，那么最常用的就是被称为"音乐肌肉渐进放松训练"的技术。

进行放松训练时，可以让来访者躺在家里或医院的床上，或坐在办公室的椅子上，或者躺在教室或活动中心的地板或垫子上。

肌肉渐进放松技术可分为两类：一类是被动式肌肉渐进放松技术，另一类被称为主动式肌肉渐进放松技术。在大多数情况下，我们采用的是被动式肌肉渐进放松技术。

被动式肌肉放松技术

准备

在进行放松训练时，首先要让来访者感觉舒适，采用平躺或坐姿都可以。大多数人喜欢采取平躺的姿势，躺在床上或沙发上。如果是在人数较多的团体活动中，没有平躺的条件，采取坐姿会比较方便。

导入语

躺好或坐好之后，治疗师就可以开始进行语言的导入了。导入语各有不同，这里

仅介绍我自己常用的两种导入语：

● 第一种导入语：

　　"请你调整一下姿势，尽量让自己感到放松和舒适。然后闭上眼睛，开始深呼吸。想象一下，当吸气的时候，把你身上的疲劳、紧张以及头脑中一切不愉快的念头和烦恼统统聚集起来；而当呼气的时候，把这些疲劳、紧张和不愉快的念头统统呼出去。"这时候仔细观察来访者的呼吸，当对方吸气的时候就说："聚集起来……"当对方呼气的时候就说："呼出去……"就这样呼吸 3 ～ 5 次，然后说："随着你的呼吸，你的身体变得越来越放松了……"

● 第二种导入语：

　　"闭上眼睛，深呼吸，你的呼吸变得越来越平缓…… 请把注意力集中在你的身体与这张床（或这把椅子）接触的部位，你的头后部、脖子和肩膀、背部、胳膊、腰部、臀部、大腿和小腿与床接触的部位……（间隔 10 秒钟）同时想象一下，你是在把身上所有的重量统统交给这张床（或椅子），而这张床（或椅子）正承受着你身体的所有重量……（间隔 10 秒钟）你的身体变得越来越放松了，越来越放松了……"

开始放松

接下来播放放松用的音乐（音乐的选择将在后面介绍），同时对来访者进行放松的语言指导。放松的指导语多种多样，这里只介绍其中 4 种。

注意力集中

　　"请把全部注意力都集中到你的双脚上，双脚放松了……放松了……越来越放松了……"

　　停顿 10 秒钟，"放松的感觉让你的双脚开始微微发热了……发热了……发热了……"停顿 10 秒钟。

　　"仔细地体会双脚放松和发热的感觉。"停顿 15 秒钟。

　　"请把注意力集中到你的小腿上……小腿放松了……放松了……越来越放松了……"停顿 10 秒钟。

"放松的感觉让你的小腿也感到微微发热了，发热了……发热了……发热了……"停顿 10 秒钟。

"仔细地体会小腿放松和发热的感觉……"停顿 15 秒钟。

按照上面的模式继续进行引导：

"请把注意力集中到你的大腿……"

"请把注意力集中到你的臀部……"

"请把注意力集中到你的腹部……"

"请把注意力集中到你的腰部……"

"请把注意力集中到你的背部……"

"请把注意力集中到你的胸部……"

"请把注意力集中到你的双手……"

"请把注意力集中到你的小臂……"

"请把注意力集中到你的大臂……"

"请把注意力集中到你的肩部……"

"请把注意力集中到你的脖子……"

"请把注意力集中到你的面部……"

"请把注意力集中到你的头部……"

"请把注意力集中到你的全身，全身都放松了……都放松了……更加放松了……"停顿 10 秒钟，"仔细体会全身放松和发热的感觉……"

发光的球体

"想象一下，在你面前有一个旋转发光的球体，球体发出的可以是任何一种你喜欢的、让你感到舒服的颜色的光。"略等一会儿可以问来访者："你看到的光是什么颜色的？"如果对方说是"橘黄色的"，治疗师就可以使用"橘黄色的光"作为下面指导语中的放松信号：

"想象橘黄色的光照在你的额头，额头微微地发热了……发热了……发热了……"停顿 10 秒钟。

"发热的感觉让你的额头放松了……放松了……越来越放松了……"停

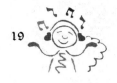

顿 10 秒钟。

"仔细地体验额头发热和放松的感觉。"停顿 15 秒钟。

"想象橘黄色的光照在你的面部，面部微微地发热了……发热了……发热了……"停顿 10 秒钟。

"发热的感觉让你的面部放松了，放松了……放松了……越来越放松了……"停顿 10 秒钟。

"仔细地体验面部放松的感觉。"停顿 15 秒钟。

然后按照上面的模式继续进行引导：

"想象橘黄色的光照在你的脖子和肩膀……"

"想象橘黄色的光照在你的大臂和小臂……"

"想象橘黄色的光照在你的双手……"

"想象橘黄色的光照在你的胸部和腹部……"

"想象橘黄色的光照在你的背部和腰部……"

"想象橘黄色的光照在你的臀部和大腿……"

"想象橘黄色的光照在你的小腿和双脚……"

"想象橘黄色的光照在你的全身，全身都在发热……都发热了……都发热了……"停顿 10 秒钟，"全身都放松了……都放松了……越来越放松了……"停顿 10 秒钟，"仔细体会全身发热和放松的感觉……"

注意：治疗师要说"微微发热了"，而不是"发热了"。有些人受语言暗示性较强，如果不断地说"发热了"，对方可能会感到热得难受。另外，在夏天室内温度较高的时候也要慎用"发热"的指导语。

发麻的感觉

"请把全部注意力都集中在你的脚尖上……慢慢地，脚尖上的皮肤变得越来越敏感了……越来越敏感了……越来越敏感了……渐渐地，脚尖上感到了一种轻微的、麻酥酥的感觉，好像有微弱电流通过的感觉，这是血液在你的脚尖上流动。仔细地体会这种脚尖麻酥酥的血液流动的感觉，然后对自己说："这种麻酥酥的感觉在脚尖上变得越来越明显了……越来越明显了……更加明显了……脚尖发麻了……发麻了……发麻了……"停顿 10 秒钟。"仔细体会脚尖发麻的感觉。"停顿 15 秒钟。

"麻酥酥的、血液流动的感觉蔓延到你的双脚……麻酥酥的、血液流动的感觉在你的双脚变得越来越明显了……越来越明显了……更加明显了……双脚发麻了……发麻了……发麻了……双脚放松了……放松了……越来越放松了……"停顿 10 秒钟。"仔细体会双脚发麻和放松的感觉。"停顿 15 秒钟。

"麻酥酥的、血液流动的感觉扩展到你的小腿……"

"麻酥酥的、血液流动的感觉扩展到你的大腿……"

"麻酥酥的、血液流动的感觉扩展到你的小腹部和臀部……"

"麻酥酥的、血液流动的感觉扩展到你的腰部和背部……"

"麻酥酥的、血液流动的感觉扩展到你的胃部和胸部……"

"麻酥酥的、血液流动的感觉扩展到你的大臂和小臂……"

"麻酥酥的、血液流动的感觉扩展到你的双手……"

"麻酥酥的、血液流动的感觉扩展到你的肩膀和脖子……"

"麻酥酥的、血液流动的感觉扩展到你的面部和头部……"

"麻酥酥的、血液流动的感觉扩展到你的全身……麻酥酥的、血液流动的感觉在你的全身变得越来越明显了……越来越明显了……更加明显了……全身发麻了……发麻了……发麻了……全身都放松了……放松了……越来越放松了……"停顿 10 秒钟。

"仔细体会全身发麻和放松的感觉。"

春天的阳光

"想象一下，你正躺在一片柔软的草地上。感受一下身下柔软的草地，再闻一闻青草和泥土的气息。你的头上是蓝天白云，春天的阳光照在你身上，十分舒服……春天的阳光照在你的额头上，你的额头微微地发热了……发热了……发热了……发热的感觉让你的额头放松了……放松了……越来越

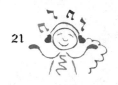

放松了……"

　　"春天的阳光照在你的脸上……"

　　"春天的阳光照在你的脖子和肩膀上……"

　　"春天的阳光照在你的大臂……"

　　"春天的阳光照在你的小臂……"

　　"春天的阳光照在你的双手……"

　　"春天的阳光照在你的胸部……"

　　"春天的阳光照在你的腹部……"

　　"春天的阳光照在你的大腿……"

　　"春天的阳光照在你的小腿……"

　　"春天的阳光照在你的双脚……"

　　"春天的阳光照在你的全身……"

　　经过上面的练习，通常来访者的身体就可以放松了。这些练习在开始的时候可能需要较长的时间，例如 15~30 分钟。但是经过几次练习后，来访者就可以越来越快地进入放松状态，可能仅需要 5 分钟左右的时间，甚至更短。在做身体的放松练习时，一定要尽量让来访者的注意力集中在身体的各种感受上，注意力越集中，放松得越快，效果越好。

导出语

　　放松练习结束的时候要注意不要让来访者突然清醒和睁开眼睛，这样会让他非常不舒服：

　　"好，我们今天的放松练习就到这里。请感觉一下你身下的床（或垫子、椅子、沙发）……呼吸一下新鲜空气……活动一下双手……活动一下双脚……好，清醒了……不要着急，等你感到舒服的时候再慢慢睁开眼睛。"

　　注意：对于进入放松状态较深的来访者，如果过快导出会令人感到很难从前面的状态中回到清醒状态，非常难受，所以要逐步唤醒。特别是当说到"清醒了"的

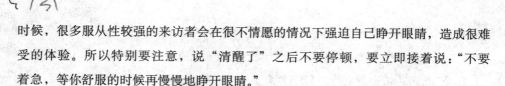

时候，很多服从性较强的来访者会在很不情愿的情况下强迫自己睁开眼睛，造成很难受的体验。所以特别要注意，说"清醒了"之后不要停顿，要立即接着说："不要着急，等你舒服的时候再慢慢地睁开眼睛。"

对于进入放松状态较浅的来访者，治疗师可以简单地说："好，今天的放松练习就到这里，我从 5 数到 1，你就完全清醒了。5，4，3，2，1，清醒了。"

主动式肌肉渐进放松

有时候，当我引导来访者放松的时候，他们会告诉我："我不知道什么叫放松"，"我多少年来都是在紧张中度过的，现在甚至都不知道放松的感觉是什么样的了"。在这种时候，我就会考虑使用主动式肌肉渐进放松技术。这种方法的基本思路是让来访者首先体会紧张的感觉，然后再对比不紧张的感觉，从而找到放松的感觉。

下面是一段典型的主动式肌肉渐进放松训练治疗的指导语：

首先要求来访者躺下或保持舒服的坐姿，然后给出如下指令：

"握紧双拳……保持住，1、2、3、4，放松，尽量放松……仔细体会双手放松的感觉。"重复一遍。

"让胳臂使劲弯曲……保持住，1、2、3、4，放松，尽量放松……仔细体会胳膊放松的感觉。"重复一遍。

"低头，向胸部靠近（坐姿：下巴向下接触到胸部）……保持住，1、2、3、4，放松，尽量放松……仔细体会脖子放松的感觉。"重复一遍。

"双肩向前使劲耸起……保持住，1、2、3、4，放松，尽量放松……仔细体会肩部放松的感觉。"重复一遍。

"双肩向上使劲耸起……保持住，1、2、3、4，放松，尽量放松……仔细体会胸部放松的感觉。"重复一遍。

"上身微微抬起（坐姿：收紧腹肌）……保持住，1、2、3、4，放松，尽量放松……仔细体会腹部放松的感觉。"重复一遍。

"使劲向下蹬腿……保持住1、2、3、4，放松，尽量放松……体会双腿放松的感觉。"重复一遍。

"脚趾使劲向里弯曲（坐姿：脚趾使劲抓地）……保持住，1、2、3、4，

放松，尽量放松……体会双脚放松的感觉。"

　　主动式肌肉渐进放松的方式有时会让来访者感到比较累，所以我通常尽量不使用这种方法。

放松音乐的选择

　　比较适合进行放松的是一种被称做"新世纪"的音乐。这种音乐没有完整的音乐结构和发展，只是一些简单的旋律"碎片"，没有明确和完整的情绪表达，但是让人听了之后感到非常放松，同时又记不住这些旋律。那些有完整的旋律结构和明显节奏感的音乐，特别是使用打击乐的音乐都不适合作为放松音乐使用。需要特别说明的是，很多人都认为，一些很轻松的音乐——例如，雅尼的音乐和班德瑞的音乐——并不适合用来做放松。当然，并不是说凡是新世纪音乐都可以作为放松音乐使用，治疗师应该慎重地选择音乐，进行自我体验是一个值得推荐的办法。

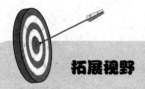

拓展视野

音乐放松训练临床应用的文献与临床目标

　　放松训练是很多医院或心理诊所常用的技术之一。国外对放松训练在临床上的作用和价值有很多研究。这里介绍一些国外有关音乐放松技术在临床上使用的研究报告，读者有兴趣的话可以直接查阅这些报告。

● 减少紧张和焦虑：

Hanser S.《音乐治疗与紧张缓解的相关研究》（*Music therapy and stress reduction research*）. Journal of Music Therapy, 1995, 22（4）：193-206.

Hanser S. 《缓解焦虑、激惹和抑郁的音乐治疗》（*Music therapy to reduce anxiety, agitation, and depression*）. Nursing Home Medicine, 1996, 10：20-22.

Hanser S. 《疼痛和焦虑中放松技术的应用》（*Relaxing through pain and anxiety at the extremities of life*）. In T. Wigram and J. de Backer （eds）. Clinical Aplications of Music Therapy In Psychiatry. London：Jessica Kingsley Publishers, 1999.

Kibler V and Rider M. 《音乐肌肉渐进放松在手指温度的紧张反应上的效果研究》（*Effects of progressive muscle relaxation and music on stress as measured by finger temperature response*）. Journal of Clinical Psychology, 1983, 39（2）：213-215.

Pelletier C. 《音乐对于降低紧张造成的生理唤醒作用的元分析研究》（*The effect of music on decreasing arousal due to stress：a meta-analysis*）. Journal of Music Therapy, 2004, 41（3）：192-214.

● 减少手术前的焦虑：

Metzler R and Berman T. 《镇静音乐对于支气管镜检查焦虑的效果研究》（*Selected effects of sedative music on the anxiety of bronchoscopy patients*）. In Maranto C （ed）. Aplication of Music in Medicine. Washington, D. C.：National Association for Music Therapy, 1991.

Saperston B. 《综合医院中以音乐为基础的个体放松训练》（*Music-based individualized relaxation training in medical settings*）. In Dileo C （ed）. Music Therapy and Medicine：Theoretical and Clinical Aplications. Silver Spring, M. D.：American Music Therapy Association, 1999.

● 缓解疼痛：

Rider M. 《疼痛缓解、肌肉放松和音乐冥想的同步机制》（*Entrainment mechanisms are involved in pain reduction, muscle relaxation and music-mediated imagery*）. Journal of Music Therapy. 1985, 22（1）：46-58.

Barker F.《烧伤病人日常伤口换药过程中的音乐和疼痛缓解技术》(*The use of music and relaxation techniques to reduce pain of burn patients during daily debridement*). In C. Dileo Maranto (ed). Aplications of Music in Medicine. Washington, D.C.: National Association for Music Therapy, 1991.

● 呼吸控制：

Hanser S.《缓解焦虑、激惹和抑郁的音乐治疗》(*Music therapy to reduce anxiety, agitation, and depression*). Nursing Home Medicine, 1996, 10: 20-22.

Hanser S.《疼痛和焦虑中放松技术的应用》(*Relaxing through pain and anxiety at the extremities of life*). In T. Wigram and J. de Backer (eds). Clinical Aplications of Music Therapy In Psychiatry. London: Jessica Kingsley Publishers, 1999.

音乐放松常见的目标

音乐放松在精神科医院的使用目标通常如下 (Grocke, 2007)：

◆ 缓解焦虑、不安和紧张；

◆ 帮助病人把注意力集中在自己的身体和呼吸上

在老年机构的目标：

◆ 缓解老年痴呆症的焦虑不安情绪

◆ 提供平静的体验

◆ 增强聆听音乐的能力

在社区团体的目标：

◆ 在团体中分享平静的体验

◆ 为团体成员提供学习放松能力的体验，以便他们回家使用

◆ 促进保健

音乐放松训练的注意事项

治疗师的语调和语速

我曾经见到有些人在治疗中说指导语的时候故意提高声调，拉长音节；也有人相反，使用非常慢而低沉的语调。他们试图造成一种很特别的、非正常人的声音效果，听起来好像是巫师或者是具有特异功能的人在讲话。其实这些做法是为了营造自己的"权威"形象。而事实上，在心理治疗中，我们恰恰要不遗余力地设法消除治疗师的所谓"权威"形象，这样才能与来访者平等交流，并激发起他们主动的、自救的力量。所以，治疗师应该首先让自己放松，然后以自己在放松状态下自然的语调和语速说话，也就是说，比治疗师平时说话的语调稍低一点，语速稍慢一点就可以了。

指导语的节律

治疗师在使用指导语的时候可以配合来访者的呼吸节律，当发现某些来访者进入放松状态比较困难的时候更应如此。治疗师可在对方呼气的时候说出诸如"放松"、"发热"等指导语，目的是将放松的指令与生理的节律结合起来，减少来访者的阻抗（因为自己的呼吸是不能抗拒的）。当然这样做需要治疗师仔细观察来访者的呼吸情况，会让治疗师感到比较累。我本人通常只有在发现来访者进入放松状态存在困难的时候才会配合对方的呼吸节律使用指导语。

指导语用词的原则

在我的培训班里，常常会有一些曾经受过催眠训练、萨提亚训练或者练习瑜伽的学员，他们喜欢在指导语中使用丰富的、充满诗意的文学语言，描绘美妙的自然环境和精神意境。但是我总是告诉他们："忘掉你的催眠或者瑜伽！我们在这里做的是不同的事情。"指导语应遵循三项原则：简单、重复和可预期。

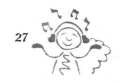

简单原则

语言要尽量简单，这样可以让来访者的注意力从治疗师的语言上转移到对自身躯体的感受上。使用丰富的文学性语言会让来访者的注意力更多地集中在治疗师的语言上，而不是对自身的体验上，导致放松训练变成抒情散文诗欣赏课。

重复原则

反复使用同样的词语，例如针对每一个身体部位都使用同样的"放松"、"发热"或"麻酥酥"的指导语，不要因为嫌单调而使用其他词语，同样的指令至少重复 3 次。一个简单的词语经过反复使用，在来访者的头脑里会变成机械的放松信号，而不必思考这个词的含义。这样他的头脑就停止了理性思考，转而关注自身的躯体体验。我们平时坐火车的时候很容易犯困睡着，就是车轮重复而机械的声音信号不断刺激大脑所导致的。这正是我们追求的效果。

可预期性原则

当我们反复使用简单的指导语时，来访者很快就可以预计到治疗师下一句要说什么话。这样的可预期性会让他们获得很大的安全感。很多人，尤其是女性，躺在一个陌生人，特别是男性治疗师的面前进入放松乃至睡眠状态是很困难的，因为这是一种毫无戒备并接受治疗师控制的状态，而大部分心理诊所的来访者或者医院的病人或多或少可能都受到过他人的伤害，对人的信任度通常是比较低的。他们也许在小说或者电影里看到过被催眠的场面，会在心里嘀咕：这个治疗师接下来会对我做什么事情？他会不会做出伤害我的事情？我会不会因为被他控制而做出违背我意愿的事情？只要来访者心里出现一点这种不安感或怀疑，就会出现阻抗，放松的效果就会大打折扣。

如何确定对方进入了放松状态或者意识转换状态

有些人对语言暗示的接受能力比较强，很容易在治疗师的语言引导下放松；而有些人则对语言暗示的接受能力比较弱，在治疗师的语言引导下进入放松状态就比较困

难。通常在开始的时候来访者的双唇是紧闭的，而经过一段时间的引导，可以发现来访者的双唇微微地张开，呼吸变粗，这就说明他已经充分放松了。如果观察到来访者的眼球在眼皮下不断地移动，手脚出现了轻微的不自主的抽动，就说明他已经睡着了。但是如果来访者有吞咽口水或者手脚的自主活动，例如调整姿势、搔痒等，则说明他还没有进入放松状态。

如果来访者睡着了怎么办

临床上常常有来访者在放松的过程中睡着的情况。人们在睡着的时候身体和精神都不是处在真正的放松状态，相反，身体此时通常保持着一定程度的紧张，如果出现梦境的话，精神更是处于紧张状态。通常处于睡眠状态的时候，人的体温会降低 0.5 ~ 1℃，而在放松状态中，人的体温会升高 0.5 ~ 1℃。进入放松的理想状态是头脑还是清醒的，但身体就像睡着了一样。因为在躯体放松之后，通常还会紧跟着各种音乐想象的干预手段，初学的治疗师看到来访者睡着了往往会不知所措，不知道如何进行下去。其实人在睡眠状态的时候，大脑依然保持着一定程度的警觉，听觉功能也在很大程度上保持着工作状态，如果有人叫来访者的名字，他就会立即醒来。所以，当我看到来访者在放松过程中睡着了，我还会继续进行引导。通常我会在放松音乐与进行音乐想象的音乐播放之间留出约 30 秒左右的沉默时间，然后开始使用音乐想象的引导语，并播放音乐。这样大部分睡着的来访者就会自然地醒过来，顺利地进入音乐想象。当然如果这样做之后对方仍然没有醒过来，我就会轻轻地叫他的名字："×××，能听到我说话吗？"

作为音乐想象的准备阶段的肌肉放松

当肌肉渐进放松训练是音乐想象的预备阶段时，要注意在不同的情况下放松的时间应该是不同的。通常作为音乐想象之前的准备阶段，15 分钟的放松训练是比较理想的。但是如果治疗师观察到来访者的情绪不够稳定，例如在叙述事件的时候无法控制自己的情绪，非常悲伤或非常激动，放松的时间就要缩短。基本的原则是：越是情绪不稳定，放松的时间就要越短，甚至不做放松。在比较极端的情况下，治疗师会要求来访者采用坐姿，甚至在睁开眼睛的状态下进行音乐想象。其原因是当人进入放松状

态后虽然想象力可以变得更为丰富，潜意识的活动得到增强，但是自我控制能力也会相应地大大减弱，情绪容易失去控制，同时一些长期压抑和回避的记忆或情绪很容易突然呈现出来。在没有充分地进行积极资源的强化工作(在创伤治疗中被称为"稳定化"的工作）之前，引发创伤的回忆或联想很容易造成二次心理创伤，我们应该特别注意避免这种情况的发生。

第四章

指导性音乐想象

在音乐治疗的过程中进行音乐想象，通常首先要进行 5～15 分钟的肌肉渐进放松训练。这样做的目的是引导来访者进入一种被称为"意识转换状态"的特别意识状态。在这个意识状态中，当事人能够更为自然、自发地进入自己的潜意识或深层情感世界，创造性地解决自己的问题。所以，在介绍如何进行指导性音乐想象之前，我们首先要了解一下什么是意识转换状态。

意识转换状态

肌肉渐进放松训练在单独使用的情况下可以作为单纯的放松训练。但是在更多的情况下，它是作为音乐想象技术的准备阶段来使用的。在这种情况下，放松训练的目的是引导来访者进入被称为"意识转换状态"（altered states of consioursnes，简称 ASC）的意识状态中去。

国外心理学界对意识转换状态做了大量的研究（Arnold Ludwig，1966）。开始的时候，研究者是通过使用一种被称为麦角酸二乙基酰胺（Lysergic Acid Diethylamide，简称 LSD）的化学致幻剂来制造意识转换状态的。后来更多的人通过肌肉放松训练等非药物方法来制造意识转换状态。接着人们发现其实意识转换状态并不是唯有 LSD 或肌肉渐进放松才可以引发。意识转换状态可以在很多环境和情境下产生：

◆ **运动活动或外界刺激感受的减少。**包括感官接受的信息输入的减少、接受感官

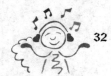

信息模式的改变或持续地暴露在反复单调的刺激下等。另外，运动的严重减少也会造成意识转换状态。研究表明，如下情况可能导致意识转换状态，包括被禁闭关押、海难幸存者在海上漂流期间；还有经历长期的社会性刺激的剥夺，如在北极或在沙漠环境中、在高速公路上，飞行员在高海拔高度作业，极端的单调、催眠、睡眠或梦游状态，在实验室内的感知觉剥夺环境中等。在医学临床上，意识转换状态也会出现在麻醉过程中，由于石膏或捆绑固定导致的活动严重减少，脊髓炎病人处于箱式呼吸机中，由于多发性神经炎导致的瘫痪和感知觉麻痹以及老年白内障，等等。

◆ **外界刺激或运动过多**。与上面的情况恰恰相反，由于轰炸式的感官刺激过载造成的过度精神激活状态、伴随或不伴随强体力活动、强烈的情绪唤醒或精神疲劳也可能造成意识转换状态。例如拷打和刑讯逼供造成的易受暗示性精神状态；被洗脑状态；在暴力团体中受到他人情绪感染而出现的疯狂运动、机能亢奋；在宗教团体中的皈依仪式或治疗性的恍惚体验中；某些仪式活动过程中造成的精神偏差、疯狂或凶残行为；对某种宗教的痴迷状态；由于持续的吼叫或旋转造成的狂喜的恍惚状态；过度手淫造成的恍惚状态；在实验过程中的过度警觉状态等。另外，意识转换状态也可以是由于内部的强烈情绪扰动、矛盾或者外部环境引发的强烈情绪激活，例如神游、遗忘、创伤性神经症、去人格化、惊恐状态、狂怒反应、歇斯底里的变化反应（梦幻或分离性的痴迷状态）或精神分裂样反应。

◆ **警觉性或精神投入增强**。主要是由长时间的高警觉和关注造成的意识转换状态，例如，哨兵的长时间警觉观察、长时间注视雷达屏幕、虔诚地祈祷、还有专心致志地阅读、写作或从事解决问题的工作；全身心地聆听有号召力的演讲；甚至还有当一个人非常关注另一个人的呼吸声音的时候或长时间注意地观看敲鼓、节拍器或频闪仪器等，都可能产生意识转换状态。

◆ **警觉性降低或一些关键能力下降**。这一类情况主要是指一种被动的思维状态，主动有目的的思维能力降低到最小程度。例如在放松训练中，在引领者的引导下通过被动冥想自然出现时；神秘的、幻想的或所谓顿悟的状态（例如很多宗教修炼时的状态）时；做白日梦或自我催眠时；很深地沉迷在审美状态中时；深刻地内省时；在精神分析的治疗过程中，自由联想时；思乡时；陶醉在音乐特别是抒情的摇篮曲中，思想和身体放松时；在水面漂浮或沐浴在阳光下时……在这些情况下，均可能进入意

识转换状态。

◆ **心身状态的呈现**。主要是指生理的、生物化学的和神经生理学的原因造成的意识转换状态。这种情况可能是当事人自己人为造成的，或可能是本人无法控制的状况造成的。例如由于人为的或被迫的禁食；低血糖或高血糖（例如餐后昏睡）；在沙漠或海上遇难时出现的脱水；甲状腺和肾上腺功能紊乱；睡眠被剥夺；先兆性偏头痛或癫痫发作；由于吸食毒品引起的兴奋和狂热，突然戒酒戒毒等。另外，意识转换状态还可以由于麻醉或镇静药物、致幻剂等药物引起。

意识转换状态的一般特点

尽管上述情况导致的意识转换状态的状态和特点会有很大的不同，但是路德维格（Ludwig，1966）还是把意识转换状态的一般性特点归纳为如下几点：

◆ **思维方式改变**。过去习惯性的关注、记忆、判断的方式发生主观性的紊乱、平时主导的基本思维模式被不同程度地弱化，原因与结果之间的区别变得模糊，原来不协调的矛盾情感可能和谐共存。这些现象可能与理性思考意识减弱有关。

◆ **时间感紊乱**。对于时间和年代的感受发生很大的改变。感觉无时间概念、时间静止、时间加快或减慢都是通常的表现。时间有可能被感知为无限长远或无限细微。

◆ **失控感**。当一个人进入意识转换状态，会经常体验到失去对自己的控制感或对现实把握的恐惧。因此有些人可能对进入意识转换状态体验有抗拒，如对睡眠、催眠或麻醉的恐惧。但是也有一些人会主动投入意识转换状态的体验中去，如自我麻醉、吸毒、醉酒或寻找神秘体验等。对"失去控制"的体验是一种复杂的现象。失去对意识的控制可能引发无力和无助的感觉，或者相反，可能通过失去控制而获得更大的能量感和更强的控制感。这种现象可以在经过催眠治疗的来访者身上看到，也可以看到一些来访者被催眠师或煽动者所激发的身体力量感和无所不能感。我们还可以从一些宗教痴迷者或巫师身上体现出来的所谓"通灵"、"灵魂附体"、具有"超自然的能力"、"特异功能"等现象中看到通过失去对自然的、人的控制感而获得超自然的控制感和能力的现象。

◆ **情绪表达的改变**。在意识控制或压抑减弱之后，通常会出现情感表达的明显改变。与平时的理性状态完全不同，更为原始的、强烈的情绪可能突然出现。极端的情感，例如痴迷、狂放、严重的恐惧或忧郁情绪会表现出来。

◆ **身体意象的改变**。一系列的身体意象的变形可能出现在意识转换状态中。很多人都有在意识转换状态中出现去人格化体验的倾向，例如头脑与身体的分离、不现实感，或者自己与他人、世界或宇宙的边界消失。当这些主观体验是由于昏迷或中毒，或由于某些药物作用造成的时候，常常会让当事人感到奇怪或恐惧。但是如果是出现在一些神秘的或宗教的场合中，人们常常会把它解释为超自然的或神秘的体验。此外还有一些经常出现的特点，包括感到一些身体的部位缩小、膨胀、扭曲、沉重、失去重量、分离、陌生或可笑等。眩晕感、视觉模糊、麻木、虚弱、痛觉丧失等体验也可能出现。

◆ **感知觉扭曲**。大部分意识转换状态中常见的一个现象就是出现了感知觉的偏差、包括幻觉和假性幻觉、视觉意象增强、感知觉超精细的主观体验以及丰富的幻想。这些感知觉扭曲的内容取决于文化背景，团体、个体差异或神经生理等方面的因素，表现为愿望被实现、幻想、原始的恐惧或内心矛盾的表达，或简单的光亮、颜色、几何图形。在有些意识转换状态中，这些现象是由致幻剂、大麻或神秘性的冥想造成的，以及由一种感官的体验转化为另一种感官形式的被称为联觉的体验造成的。例如一个人可能报告说他能够看到或感到声音，或者能够尝到视觉画面的味道等。

◆ **意义或含义的改变**。这是意识转换状态令人迷惑的一个特征，了解这一点能够帮助我们理解许多看似没有联系的现象。路德维格列举了自己的一个有趣的经历来说明在主观体验中，思想、感觉中的含义和意义发生变化的现象："有一次我使用 LSD进行试验的时候产生了高峰体验，我记得自己有一种强烈的想要小便的愿望。可是当我站在小便器前的时候注意到上面有一个标牌：用完请冲洗。当时我在脑子里琢磨了一下这句话，突然明白了其中的深层含义。这个发现让我震惊得全身发抖。我转身狂奔向我的同事，与他分享我发现的、其实却是整个世界都知道的真理。遗憾的是，作为一个完全正常的人，他无法欣赏我跟他交流的这个震惊世界的发现，相反将我大大地嘲笑了一番。"路德维格强调这种意义增强的感受与客观的"真理"无关，而主要是一种情绪和情感的体验，但是也常常在这个时候出现一种突然间的"哦，我明白了"的对自我情感的顿悟体验。

◆ **不可言传的感觉**。因为在意识转换状态中感受到的这种独特的主观体验是无法

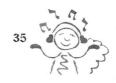

与没有类似体验的人进行交流的。当然也有些是由于在深度的意识转换状态下出现的对体验的记忆缺失（例如催眠后暗示），梦游、使用毒品之后的欢欣和狂喜感等也会造成这种不可名状的感觉。

◆ **重生的感觉**。关于这一点虽然有关意识转换状态的研究报告中涉及不多，但是很多人都报告说自己在意识转换状态中体验到了一种复活、新生的感觉。这种想象在很多与宗教、催眠有关的活动中会经常出现。

◆ **高暗示性**。指一个人无批判地接受他人（如领导者、巫师、煽动者或催眠师）的特定指令，对他人指令自动发生反应或对非特定的暗示（如文化和集体对个人的行为或情感的期望）无条件接受。高暗示性也包括个体受到自己内部的恐惧或愿望的影响而对所接受到的外界刺激做出错误的理解或感受的高倾向性。在意识转换状态中，人的暗示性得到增强。这也就是为什么催眠治疗师必须先让来访者进入意识转换状态后才能进行催眠暗示的治疗干预。

正如前面路德维格介绍的那样，意识转换状态对人的健康可以产生有害的或有益的作用。在一些邪教或狂热的煽动者蛊惑下，人们会失去自己平时的理性辨别能力和控制能力，做出失去理智的行为，甚至犯罪。例如，以理性和哲学修养著称的德国民族就曾在希特勒的蛊惑下疯狂地投身到毁灭世界的战争行为中去。

但是心理学家也发现，在意识转换的状态中，人们可以找到很多平时正常状态中所没有的具有重要适应性功能和自我疗愈功能的能力。在音乐心理治疗过程中的意识转换状态中，人对音乐的感受能力会大大增强，在音乐的刺激下，视觉甚至触觉、动觉、嗅觉和味觉的想象力会变得十分敏感和丰富。来访者进入意识转换状态后，在音乐的影响和治疗师的指导语的引导下会产生丰富的视觉想象，并伴随着丰富的动觉、触觉、嗅觉和味觉的体验，于是对想象中的环境或事物产生一种身临其境的感觉。例如，音乐和治疗师的指导语引导来访者想象自己来到大海边的情景，那么他就可能不仅仅在想象中看到广阔的蓝色大海，而且感到自己呼吸到了海边潮湿清新的空气，感到了海风吹在自己身上，甚至感到自己置身于海水之中，海水冲刷身体等。

意识转换状态是一种令人感到神秘和迷惑的意识状态，它介于意识和潜意识之间、清醒和不清醒之间。我们有时候可以在自己似睡非睡、似醒非醒的时候体验到这种状

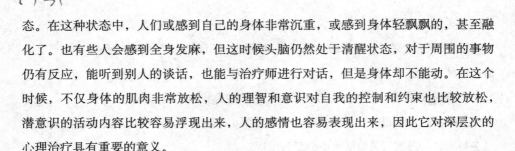

态。在这种状态中，人们或感到自己的身体非常沉重，或感到身体轻飘飘的，甚至融化了。也有些人会感到全身发麻，但这时候头脑仍然处于清醒状态，对于周围的事物仍有反应，能听到别人的谈话，也能与治疗师进行对话，但是身体却不能动。在这个时候，不仅身体的肌肉非常放松，人的理智和意识对自我的控制和约束也比较放松，潜意识的活动内容比较容易浮现出来，人的感情也容易表现出来，因此它对深层次的心理治疗具有重要的意义。

在意识转换状态中，人们也经常出现对自身躯体的扭曲的感受，例如，感到自己变成了一只小鸟，飞翔在天空中，自由自在；有人感到自己变成了一头愤怒的狮子，浑身充满了力量，无所畏惧地对仇恨的客体进行攻击；也有人把自己想象成了一块沉重的石板，深深地埋藏在泥土之下，感到难以忍受的窒息。这些变形的体验其实都是对于现实生活中的感受的一种象征性的表达，人们以这种形式来呈现自己用语言无法表达的体验和感受，同时也对自己的内心情感产生更深刻的觉察和理解。

由于理性和意识对自我的控制减弱，在意识转换状态中潜意识和深层情感世界的活动内容可以比较容易和自由地浮现出来，这就给了以探索潜意识和深层情感世界为目标的心理治疗极大的方便。来访者可通过在意识转换状态下在自己的内心世界漫游，探索在理性状态中无法体验到的深层自我和深层情感，释放长期压抑在潜意识里的情感和情绪，并更深刻地了解自我。

在意识转换状态中，由于时间感和空间感的减弱甚至消失，因而人的想象力和创造力摆脱了束缚，内心的创造力会格外活跃，创造性地理解问题和解决问题的能力大大增强。这时候，人们可以重新体验自己的童年情感经历，也可以幻想未来，甚至有超自然的体验。而对过去和将来的记忆和想象又都是在"现在时态"的体验中进行的，从而使人从中领悟到丰富的人生哲理，并创造性地找到解决问题的途径和方法。

例如，一位女性来访者在意识转换状态中回忆了自己童年受到爸爸粗暴教育而遭受的心理创伤经历。这些经历早已被岁月封存起来了，可是现在却清晰地展现出来，并把她带回到了童年时期的真实体验。在她痛苦地宣泄了自己多年来被压抑的愤怒情绪之后，想到了现在婚姻关系中与丈夫的矛盾冲突，突然领悟到，她现在对丈夫的情绪实际上是来自对父亲的愤怒。

还有一位女性来访者因为与婆婆的激烈矛盾冲突而感到苦恼，内心对婆婆充满了

仇恨。但是在意识转换状态中却看到婆婆含辛茹苦地把儿子拉扯成人的画面，突然理解了过去自己不能接受的婆婆的种种行为，意识到自己应该换一种方式来与婆婆相处，而不是与婆婆争吵。

想象与意象

在意识转换的状态中，人们会产生大量丰富的想象和意象。内心的意象是人们在想象的时候产生的视觉图像，而在日常生活中的典型现象就是我们所谓的"白日梦"。我们通常会认为这些想象出来的东西并不实际存在，所以我们闭上眼睛可以胡思乱想，张开眼睛一切就都烟消云散了，没有任何实际的价值，更不要说有什么治疗的意义了。

但是，实际上无论是弗洛伊德还是荣格，都非常重视想象和意象在心理治疗上的重要价值，他们发现将一些具有情绪色彩的意象提升到意识层面之后，一些神经症症状可以得到缓解，并使个体的内心变得完整。同时他们还发现，仅仅是体验到一些常见的意象也可以使人的情绪得到改善，心理得以成长。心理学家和哲学家都认为视觉形象是思维的基本因素，不管形象是不是外部世界的反映，它首先是内部的直接体验；不管它是不是真实地来自外部世界，其内部的体验都是真实的。例如，当人在做有关性的春梦或白日梦的时候，其身体的体验和情绪的体验都是真实的，与真实的性行为并无实质的区别。同样，如果我们躺在家里的沙发上，沉浸在想象中的大海边的沙滩上，沐浴着海风和清新潮湿的空气，听着阵阵海浪拍打着礁石的声音以及海鸥在空中的鸣叫……这时候，我们的内心体验与真的躺在海边沙滩上的体验是一样的，甚至可能更加美好。因此可以说，只要你能够真切地想象到海边的景色，是否真的去过大海其实并不重要。

美国著名音乐治疗家萨姆（Lisa Summer，1988）这样写道：

我们是我们的想象的产物。虽然外部世界可以作为客观真实的存在，但是实际上没有人能够真正证实它们的存在。物理学、数学和心理学中，都面对着这样的无法解决的困境：我们如何解释观察者对被观察对象的影响是什么？当哲学家面对主观和客观现实之间的矛盾时所感到的困惑实际上与一个婴儿在饥饿的时候在内心去创造满足感的冲动没有区别。一个在

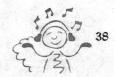

现实中并不存在的乳房形象在体验层面上可以是完全真实的，这个婴儿会看到、闻到、感受到和体验到全部的情绪，包括满足感，这一切与他在真的吃奶的过程中的体验是一样的。孩子不仅仅学习在内心创造他缺乏的东西，而且还能保持与之相关的感受。因此，意象作为内部世界的幻象，实际上可以替代外部世界。

人类内部世界所创造出来的意象往往伴随着真实的体验，不仅可以代替外部世界给我们所带来的体验，而且由于人的想象力可以不受现实世界的限制和束缚，从而可以大大超越外部现实世界所能够为我们带来的体验。例如人类不能像鸟一样在空中自由地飞翔，但是我们绝大部分人都曾经在梦里真切地体验到在空中飞翔，而在音乐想象中，像鸟一样在天空中飞翔也是大部分人都会体验到的感受。

那么，内部世界的幻象在临床心理治疗中具有什么样的价值呢？让我们想一想，很多神经症、恐惧症、疑病症、抑郁症和精神分裂症的病人的症状往往是与消极的内部意象（也就是消极的自我暗示）紧密相关的。也就是说，消极的想象可以导致严重的情绪和症状。1984年我在北京大学进修心理学的时候，有一天某同学兴冲冲地告诉我："河北省出现了一例假孕的案例，老师要带我们去看看，你要不要一起去？"当时，因为我正好有一门课要上而不能去，深感遗憾。我只是在教科书里见到过假孕这种奇特的心身现象，心里也是半信半疑，总觉得太玄。第二天再遇到那位同学，我好奇地问她："假孕是真的吗？"她肯定地说："确实是真的，我们都看到了。"我这才相信竟真的有这等奇怪的事情。

假孕是一种由于强烈的怀孕渴望而产生的特殊现象，通常都发生在偏远的贫穷地区。有些妇女由于婚后长期没有生育，受到家族的歧视，因此非常渴望能够怀孕。她们会非常关注自己身体的变化，一旦月经没有来就会非常兴奋，以为自己怀孕了，接着就会出现各种典型的妊娠反应，例如想吃酸、辣的东西，恶心呕吐等，甚至腹部也会逐渐隆起。由于当地医疗条件不足，她们可能没有机会去医院做妊娠检查，直到感到宫缩的疼痛出现，才被送往离家很远的医院去分娩。但是到了医院，医生检查之后告诉"产妇"，其实她肚子里面什么也没有，她根本就没有怀孕，于是隆起的肚子就像泄了气的皮球一样瘪了下去。可见，心理作用之大其实是超出我们想象的。

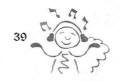

同理，积极的想象也可以造成积极的体验，对人的心理健康起到非常积极的作用。最著名的例子就是一位美国心理学家教癌症患者想象自己身体里的白血球正在不断地杀死癌细胞，肿瘤正在一点点地缩小……数月之后，接受这种想象训练的患者体内的肿瘤体积明显要小于没有接受想象训练的患者。因此，当我们面对众多受到消极的自我暗示和想象影响的来访者时，为什么不使用积极的想象来对抗和改变他们心中的消极想象和自我暗示呢？事实上，利用音乐来诱发各种想象恰恰是音乐治疗时最常用的手段之一。

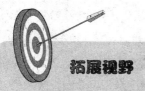

拓展视野

资源取向和问题取向

传统的医学治疗的基本思路就是找到和确定问题（症状或病因），然后针对问题进行工作，消除症状或病因。很久以来，心理治疗的思路也沿用了医学的基本模式。心理治疗的鼻祖弗洛伊德就是医生出身，他所建立的精神分析学派就保留着浓厚的医学思路色彩，即核心焦点是找到导致症状的原因是什么，在精神分析治疗的治疗关系中，治疗师的角色也类似于医生的角色。后来出现的行为主义流派、认知治疗流派、家庭治疗流派、格式塔流派等，尽管思路不同，但它们的共同点也都是针对症状或病因进行工作。

但是，在人本主义心理学流派的治疗中，心理治疗师开始不仅仅关注问题的成因以及临床症状和表现，而且越来越关注来访者自身所具有的积极的自愈力量。人本主义流派认为，每一个人的内部情感世界都是独一无二和无限丰富的，治疗师不可能对来访者的内部情感世界做到完全的了解。而治疗师在不能完全真实地了解来访者的内部世界的情况下，根据自己的经验或知识给予对方的任何建议或指导都可能是无效的，甚至可能是有害的。相反，只有来访者自己才可能对自己

的内部世界有真正的了解，所以只有他自己才是自己最好的治疗师。每一个来访者的身上都有强大的积极资源和自愈的潜能，治疗师需要做的就是帮助来访者找到他们身上的积极资源和自愈的能力，仅此而已。当代最著名的心理治疗学家艾瑞克森有句名言：心理治疗就是"让来访者知道他们已经知道，但是以为自己不知道的东西"。

　　我们不能说这两种心理治疗的取向哪个是对的，哪个是错的。在本书的第一章已经解释了我的基本治疗思路，即把握来访者内心的积极体验与消极体验之间的平衡。用中国人的说法就是"阴阳平衡"。在治疗师确认来访者的内部力量足够强大，内心足够稳定的情况下，治疗师可以尽早尽快针对症状或问题展开工作，例如，探索和挖掘问题的原因（对精神分析治疗而言，就是寻找童年与父母关系中的创伤或缺失；对创伤治疗师而言，就是直接面对创伤事件展开工作）。但是，如果治疗师认为来访者的内部力量不够强大，情绪不够稳定，寻找和强化来访者内部的积极资源就成为首选的心理治疗干预思路和手段。

　　2008 年四川汶川地震后，大量心理咨询工作者奔赴灾区做心理救援的工作。但不幸的是其中绝大多数人没有经过心理创伤干预的专门训练，于是错误地把日常心理咨询中的思路带到了灾后心理救援工作中去。他们热衷于反复地让灾难的幸存者填写各种心理问卷，要求灾民讲述当时的情景，并宣泄失去亲人和家园的悲痛情感（一种问题取向的治疗思路）。这样做的结果是使得这些灾民的心灵再次遭受创伤，甚至导致心理救援工作者在很多地方成为不受欢迎的人。心理创伤治疗工作的一个重要的原则就是：在灾难发生后相当长的一段时间内不能触碰灾难的记忆和体验。这时候应该做的是情绪的稳定化工作，而不是针对创伤的暴露工作，所以，这一阶段的工作就应该是积极资源取向的工作，而不是问题取向的工作。

　　在"5•12"地震发生之后的两周，我带领中央音乐学院音乐治疗专业的团队赴灾区连续工作了 3 个月。在这段时间里，我们大部分的工作都是积极资源取向的工作。我们使用包括表演、聆听和引导灾民参与各种音乐活动的方式工作，取得了非常好的结果，很快就扭转了笼罩在当地的痛苦悲伤气氛，改善了灾民们的

情绪，激发了他们继续生活下去的积极力量，成为灾区最受欢迎的团队之一。我们看到的事实是，灾区中绝大部分人最终是能够自己坚强地从灾难的阴影下走出来的，只有很少一部分人需要进一步的创伤处理工作。

本书的第四章和第五章所介绍的指导性音乐想象和半指导性音乐想象所涉及的方法从本质上讲，都是属于积极资源取向的音乐治疗技术，它们共同的特点就是推动和强化来访者的内部积极资源和积极人生体验，而并不触动问题和消极的人生体验。但是在很多情况下，只要能够唤醒和激发来访者自身的积极力量，他们就可以自己解决问题。就我本人临床的经验而言，在来访者的心理和情绪状态很不稳定的情况下，最好不要贸然采取问题取向的治疗思路，过早地进入探索问题和情绪宣泄层面的工作，而应采取积极资源取向的治疗思路，更多地使用各种积极资源强化的技术手段帮助来访者稳定情绪。等到对方的情绪稳定之后，是否进一步进行问题的探索和处理的工作，还应与来访者探讨后才能最后决定。

指导性音乐想象

指导性音乐想象就是来访者在治疗师的语言引导下进行音乐想象。所有想象的方向和内容都是由治疗师进行控制的。布鲁夏（1989）给指导性音乐想象下的定义是这样的：

来访者在聆听音乐的同时根据治疗师所呈现的内容进行想象，而这个过程通常是在意识的转换状态中进行的。意象可以由治疗师或来访者来决定。意象可以是精神的，也可以是躯体的。意象可以是具体的和个人化的，也可以是共同的。治疗师在引导时给对方的想象空间可以是多种的，想象空间可大可小。

如何进行指导性音乐想象

指导性音乐想象的基本做法是：首先，进行肌肉放松训练，使来访者进入意识转换状态中；然后，在专门选择和编排的音乐背景下，治疗师对来访者用语言进行引导，引导对方按照治疗师所给予的内容进行想象。想象的内容通常是各种美好的大自然景象。通常，治疗师会事先准备好自己的引导语脚本，在治疗过程中念给来访者。下面是我本人常用的几个自然场景的指导语：

小溪

当音乐响起的时候，请想象一下，你现在是站在一片绿色的草地上……草地的中央，有一条蜿蜒的小溪……溪水欢快地向前流去……仔细看看这清澈见底的溪水……把手放在水里，感受一下清凉的溪水流过双手的感觉……再用双手捧起溪水，洗一洗脸，仔细感觉一下清凉的溪水接触面部的皮肤的感觉……再看一看小溪周围的景色……绿色的草地，草地上开满了鲜花……仔细看一看鲜花的颜色和形状……再仔细闻一闻鲜花芳香的气味……再闻一闻青草和泥土的气息……深深地呼吸一下野外清新的空气……沿着小溪，你来到了一片美丽的湖水旁……仔细看一看这片迷人的湖水……看一看湖边美丽的景色……这里非常安静，远离了城市的喧闹……你觉得非常放松和舒服……这里的一切是如此宁静和安详……此刻你的心情无比舒畅和开阔，敞开你全部的心胸，投入这美妙的大自然的怀抱中去……你觉得全身都充满了生命的活力……让你的想象力自由地发挥，去感受你最喜爱的自然景色……感受你生命中最美好的感觉……（音乐结束）音乐已经结束了，再仔细体验一下你置身于美丽的湖水边的感觉……带着这种感觉慢慢地回到现实中来……感觉一下身下的床或者椅子，呼吸一下新鲜空气……活动一下双手……活动一下双脚，好，清醒了，不要着急，等你舒服的时候再慢慢地睁开眼睛。

草原

在音乐开始的时候，请开始想象，你现在来到一片辽阔的大草原……你的周围是一望无际的原野，头上是明媚的阳光和蓝天白云……草原上的清风就像这音乐一样轻轻地吹拂在你的脸上和身上……仔细感受一下草原上凉爽的清风……深深地呼吸草原上清新的空气……感受一下脚下柔软的

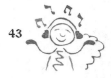

草地……各种各样的鲜花星星点点地布满了草地……弯下腰来，仔细看看这些鲜花的形状和颜色……再仔细地闻一下这些花朵的芬芳气味……此刻你的心情无比舒畅……敞开你全部的心胸，投入这大自然的怀抱……清风带走了你身上所有的疲劳和紧张，你的身体格外放松和舒服……你觉得全身都充满了生命的活力……让你的想象自由地发挥，去感受你最喜爱的自然景色，感受你生命中最美妙的时刻……（音乐结束）音乐已经结束了，再仔细地体验一下你置身于大草原上的感觉……带着这种感觉慢慢地回到现实中来……感觉一下身下的床或者椅子，呼吸一下新鲜空气……活动一下双手……活动一下双脚，好，清醒了，不要着急，等你舒服的时候再慢慢地睁开眼睛。

高山

当音乐响起的时候，请开始想象一下，你现在是走在一条山间的小路上……这条小路一直通向高山的顶峰……仔细看一看小路两边的景色……茂密的树林，阳光从树叶的缝隙中照进来，照在你的身上，暖洋洋的，非常舒服……地上铺满了金黄色的树叶……仔细地感受一下走在柔软的树叶上的感觉……深深地呼吸一下山中清新的空气……再仔细地体会一下清风吹在你身上的舒服感觉……你越走越高，越走越高……空气也变得越来越清新了……抬头看一看，你已经离山顶不远了……你感到自己信心百倍，身体充满了力量……你更加努力地向山顶走去……现在你已经登上了高山之巅，你的头顶是灿烂的阳光，脚下是朵朵白云……极目远望，视野无限开阔，整个大地都在你的脚下……此刻你的心情无比舒畅……展开你全部的身心，投入这美妙的大自然中去……让你的想象力自由发挥，去感受你最喜爱的自然景色，去感受你生命中最美好的时刻……（音乐结束）音乐已经结束了，再仔细地体验一下你站在高山之巅的感觉……带着这种感觉慢慢地回到现实中来……感觉一下身下的床或者椅子，呼吸一下新鲜空气……活动一下双手……活动一下双脚，好，清醒了，不要着急，等你舒服的时候再慢慢地睁开眼睛。

大海

当音乐响起的时候，请开始想象一下，你来到了大海边……你的面前是一望无际的蓝色海洋……你可以看到海浪不断地冲刷着海岸……放眼望去，远处蓝天白云……海鸥在自由地飞翔……一艘艘海轮正在起锚远航……深深地呼吸一下海边潮湿而清新的空气……敞开你的胸怀，仔细地体验海风吹在皮肤上的感觉……再仔细地体验一下，你的脚踩在柔软的沙滩上的感觉……把你的脚放到海水里，仔细地感觉一下清凉的海水冲刷着你的脚面的感觉……此刻你的心情无比开阔……用你全部的身心去体验这大自然的气息……阵阵海风带走了你身体上所有的疲劳和紧张……也带走了你心中所有的烦恼……让自己全身心地投入这大自然的怀抱，感受着大自然的力量……想象一下，此刻你登上了一艘巨大的海轮……海轮乘风破浪向前航行，带着你奔向远方，奔向你所向往的地方，奔向你人生的理想……你站在船头上的甲板上，你要迎接人生所有的挑战……让你的想象力自由地发挥，去体验这最美好的景色，体验生命中最美妙的时刻……（音乐结束）音乐已经结束了，再仔细地体验一下你面对大海的感觉……带着这种感觉慢慢地回到现实中来……感觉一下身下的床或者椅子，呼吸一下新鲜空气……活动一下双手……活动一下双脚，好，清醒了，不要着急，等你舒服的时候再慢慢地睁开眼睛。

力量

当音乐响起的时候，请你开始想象，在你的头顶上方，有一束明亮而又柔和的光，光的颜色可以是任何一种你喜爱的颜色……这束光慢慢地向下移动，照到了你的头顶……然后照着你的面部、脖子、肩膀、你的整个上身……然后又照到了你的腹部、大腿、小腿和双脚……仔细地体验柔和的光照在你全身的感觉……想象一下，明亮而柔和的光开始在你的体内流动……仔细地体验柔和的光在你的体内流动时温暖和舒服的感觉……再想象一下，柔和的光开始在你体内消灭病毒（细菌或癌细胞）……同时

柔和的光在你体内开始消除所有不舒服的感觉……仔细想象柔和的光在你体内消灭病毒（细菌或癌细胞）的样子和过程……柔和的光在不断地流动，不断地消灭病毒（细菌或癌细胞）……越来越多的病毒（细菌或癌细胞）被消灭了……柔和的光变得越来越强烈了……它充满了你的身体，使你的身体变得也越来越有力量了……越来越多的病毒（细菌或癌细胞）被消灭了……仔细地想象柔和的光消灭病毒（细菌或癌细胞）的过程……你的身体变得越来越有力量了……仔细地体验柔和的光在你体内流动的感觉，力量流动的感觉……你的身体变得越来越有力量了，越来越有力量了……病毒（细菌或癌细胞）慢慢地全都被消灭了，你的身体变得轻松了，越来越健康了……你的内心充满了阳光……你的力量足以战胜任何疾病……你的身体越来越轻松了，越来越轻松了……越来越健康了，越来越健康了……（音乐结束）音乐已经结束了，再仔细地体验一下柔和的光在你身体内流动的感觉，体验力量在你体内流动的感觉……带着这些美好的感觉，慢慢地回到现实中来。我从5数到1你就清醒了。5、4、3、2、1，清醒了，不要着急，等你感到舒服的时候再慢慢地睁开眼睛。

用指导性音乐想象进行音乐减压和音乐催眠

音乐减压

现代都市生活无处不给人带来巨大的有形或无形的压力。学习、考试、升学、升职、人际关系矛盾、家庭矛盾、工作压力、空气污染、噪音污染、经济压力、交通堵塞等，都在日常生活中随时随地刺激我们的神经，给我们带来压力。这些压力在不知不觉中让我们体内的肾上腺素保持在一个很高的水平上，使我们的血压升高，心动加速，肌肉张力增强，免疫功能下降……消耗掉了我们身体和心理的大量能量。久而久之，我们就要开始出现躯体症状：高血压、心脏病、失眠、头痛、胃溃疡、哮喘、神经性皮炎、糖尿病乃至一些致命的疾病，如癌症。

现在整个社会都在谈论如何精神减压，例如体育锻炼、郊游度假、练习瑜伽，等等。但是更多的人会想到音乐。音乐可以让人精神放松，这已经是生活常识。几乎每个人都有在听音乐的时候感到心情愉悦、身体放松的体验，但是自己在家里听听音乐虽然可以在一定程度上缓解紧张，但是这不是音乐治疗。用音乐治疗的方法进行减压放松可以达到更深度的躯体放松和精神放松。

音乐精神减压放松的方法实际上就是前面所介绍的方法的应用。通常，时间设定为 30 分钟为宜，其中包括 15 分钟的肌肉放松训练（以达到躯体放松的目的），和 15 分钟的指导性音乐想象（以达到精神放松的目的）。减压放松治疗的形式可以是个体的，也可以是团体的，而在机构和公司环境中，减压放松治疗更多的时候是团体形式的。团体形式通常不具备躺在床上的条件，往往是坐在椅子上。在这种情况下，一定要考虑到座椅是否舒适，因为如果坐姿不舒服，身体可能就无法放松。

音乐催眠

如果指导性音乐想象的方法被用来帮助那些晚上受到失眠困扰的人改善睡眠，则工作程序就要变化。由于失眠的人通常是因为入睡前精神不能放松，担心当晚又要失眠而感到焦虑，所以治疗师首先要进行音乐想象（即想象美好的大自然景色），让来访者的精神得到放松。在指导性的音乐想象中，治疗师帮助来访者把注意力集中在对美好大自然景色的想象和体验上，从而缓解和避免了睡前的焦虑。然后治疗师开始引导来访者把注意力集中在自己的身体上，进而进行肌肉渐进放松训练，帮助来访者一部分一部分地放松身体，直至进入睡眠。

音乐催眠的引导词与前面介绍的稍有不同，在全身的放松都完成了之后，还要加入一些引导睡眠的指导语，例如：

好，现在你的全身都放松了，放松了，放松了……

你的全身都没劲了，没劲了，没劲了……

你感到累了，累了，累了……

你的身体变得越来越沉重了，沉重了，沉重了……

你的身体在往下沉，沉下去了，沉下去了，沉下去了……

越沉越深了，越沉越深了，越沉越深了……

你的周围越来越暗了，越来越暗了，越来越暗了……

瞌睡了，瞌睡了，瞌睡了……

想睡了，想睡了，想睡了……

睡着了，睡着了，睡着了……

越睡越深了，越睡越深了，越睡越深了……

你会睡得很深很香，很深很香。一个小时后（或30分钟后），你会自动地醒来。醒来之后你会感觉非常轻松，非常愉悦。睡吧，睡吧，一个小时后你会自动醒来。醒来之后你会感觉非常轻松，非常愉悦……

以上指导语是我在诊所里经常使用的。当然，等经验更多一些的时候，你完全可以发展出自己的指导语。有些学员曾经问我是否可以在晚上到来访者的家里为对方进行催眠，因为这样就可以让对方好好地睡觉而不用在一小时或半小时后将对方唤醒。他们还担心如果来访者在诊所里睡了一觉，到晚上会更加睡不着了。

我的意见是这样的：首先，职业伦理道德禁止治疗师与来访者发生或建立治疗关系以外的任何其他关系。而治疗师夜晚到来访者的家里对其进行催眠，很容易使双方的关系变得模糊不清，有可能逐渐发展出治疗以外的关系，尤其如果治疗师是年轻女性，也可能产生不安全的隐患。所以从技术上讲，晚上到来访者家里进行催眠可能效果会好一点，但是实际上并不被提倡。第二，绝大部分失眠患者都经过了较长时间睡眠问题的困扰，早已疲惫不堪。他们越是疲惫就越是焦虑，越焦虑就越睡不着觉，这样就形成了恶性循环。如果能够在诊所好好地睡一觉，他们的焦虑就会明显缓解，回到家之后睡眠往往会变得容易一些。

第五章

半指导性音乐想象

半指导性音乐想象的技术是我在近些年的临床实践中逐渐发展出来的一种方法。这种方法的基本目标是强化和发展来访者的内部积极资源和积极体验，所以，它也是属于积极资源取向的音乐治疗方法。在这种方法中，治疗师使用积极美好的音乐以及语言干预的技巧，引发和推动来访者产生积极美好的体验，以达到改善情绪、增强自我力量和自己解决问题能力的目的。

半指导性音乐想象与指导性音乐想象的区别在于，治疗师并不对来访者的想象内容和意象进行全面的指导和控制，而是跟随来访者的想象内容并推动其发展。但是，这种推动和发展是有方向性的，或者说是有界限的。当来访者产生和体验积极的意象或回忆的时候，治疗师的任务仅仅是推动和放大他们的积极体验；但是，如果来访者的想象中出现了消极负性的记忆或意象的时候，治疗师的任务就是尽快和尽可能地改变或消除这些消极负性的体验。所以说，半指导性音乐想象的方法本质上是激发来访者的积极体验和资源，排除或回避消极想象和体验的出现。

半指导性音乐想象包括如下技术：

◆ 安全岛

◆ 非针对性积极资源强化

◆ 针对性积极资源强化

◆ 金鱼的故事

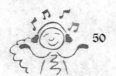

以上所有半指导性音乐想象技术都是属于积极资源取向的音乐心理治疗干预方法。当来访者的情绪很不稳定，或者曾经遭受了严重的心理创伤的时候，问题取向的心理治疗干预方法很容易造成二次心理伤害。所以在观察到来访者的情绪很不稳定的情况下，积极资源取向的半指导性音乐想象方法就是治疗师的首选。

安全岛

内心的安全感是一个人能够正常生活的首要条件之一，而生活中的创伤或伤害事件一旦发生，首先就破坏了当事人的安全感。这种创伤或伤害事件包括地震、洪水、火灾、交通事故等意外事件，或者暴力、虐待、抢劫、强奸、恐吓在内的人为性的伤害事件。当事人可能长时间，甚至终身生活在恐惧、紧张、焦虑和痛苦的情绪当中不能自拔，即使明明知道伤害或危险已经过去，自己已经处于安全的环境之中，但是依然感到危险随时都会再次降临到自己的头上。所以建立内在的安全感是心理治疗的一个非常重要的目标。

具体做法是：首先进行 10～15 分钟肌肉放松训练(但是如果来访者的情绪不稳定，可以考虑减少放松训练的时间至 3～5 分钟，甚至可以不做放松训练)。然后播放预先选择好的音乐，同时给来访者如下的指导语：

"现在，让我们想象一下，在这个世界上，有一个你心目中最安全、最舒服和最美好的地方。它可以是地球上的任何一个地方，也可以在一个陌生的星球上。这个地方只属于你一个人，没有任何其他人可以进入。如果你在这个地方感到孤独的话，可以带去一些你喜欢的东西或小动物陪伴你。"

(静默 10 秒钟) 开始询问来访者："请告诉我，你心中的这个安全美好的地方是什么样子的？"

当来访者开始描述一个场景之后，治疗师询问："这个地方的气温是不是很舒服？"如果不是，就建议对方调整一下气温。如果对方说有点冷，治疗师可以说："想象一下，太阳出来了，照在你的身上，你的身体越来越暖和了"。如果对方说有些热，治疗师可以说："想象一下，现在一阵阵清凉的风吹过来，吹在你的身上……怎么样，舒服了吗？"直到来访者真的

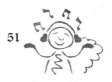

感到很舒服为止。

后面的工作就是询问来访者：

你看见了什么？

你听见了什么？

你闻到了什么？

你的皮肤感到了什么？

你的肌肉有什么感觉？

呼吸怎么样？

……

VSEB 工作模式

在美好音乐的引导下，来访者通常能产生美好积极的想象，而治疗师的工作就是跟随对方的想象推动和放大积极体验。推动和放大的干预在一般情况下可以遵循如下模式：

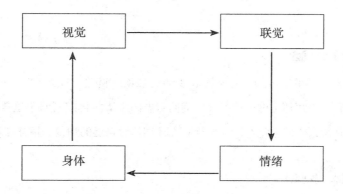

我把这个模式称为"视觉－联觉－情绪－身体"模式，简称"VSEB"模式（Visualization-Synesthesia-Emotion-Body）。这个模式的顺序不是固定的，有时候会反向进行，或者在两个阶段间反复多次。但是在大多数情况下，是按照上面的顺序来进行的。VSED 工作模式不仅仅适用于安全岛技术，而且适用于包括指导性音乐想象、半指导性音乐想象和非指导性音乐想象在内的任何音乐想象。

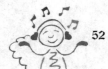

推动视觉画面

询问来访者心目中最安全、最美好、最舒服的地方应该是什么样子。当来访者开始初步想象出一个场景的时候，治疗师可询问："看看你的周围，还能看到什么？"并通过询问景色的一些细节来促使对方的视觉画面越来越清晰和丰富。来访者描述景色的细节越多、越具体，他的视觉画面就越丰富和真实。

推动联觉体验

当治疗师认为画面构建得差不多的时候，就可以开始推动联觉体验，例如"这个地方的空气新鲜吗？""这个地方的温度怎样，舒服吗？"如果来访者看到鲜花，治疗师可以问："闻一闻鲜花有没有什么香味呢？"如果来访者说这里有一把躺椅，治疗师就可以问："你躺在这把躺椅上是什么感觉呢？"在这里，治疗师的工作是把单纯的视觉形象扩展到其他的感官体验上去，例如触觉的、嗅觉的、温度感觉的、听觉的或者味觉的体验。这样做的结果是帮助来访者产生"身临其境"的感觉，而不是单纯的观看。

放大情绪体验

当来访者产生了丰富的视觉画面和生动的触觉、嗅觉、听觉、味觉的体验，"身临其境"之后，治疗师可以视情况开始询问对方的情绪体验："置身于这美丽的景色之中，你心里有什么样的感觉？"并引导对方仔细体验自己的愉悦心情并加以放大。

放大躯体体验

当来访者描述了自己的内心情绪体验之后，治疗师可以询问："当你的心情非常愉快的时候，你的身体又有什么样的感觉呢？"并引导对方仔细地体验自己躯体上舒服的感受。在积极的情绪状态下，来访者通常都会有较为明显的舒服的身体体验，如感觉身体很轻松、有力量、呼吸很通畅等。治疗师应引导对方强化和放大这些积极的躯体体验。

放大情绪体验和躯体体验的方法有两种：现实放大和意象放大。

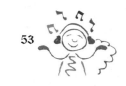

◆ **现实放大**。直接对来访者的情绪和躯体体验进行放大。例如来访者说"现在我感觉非常开心",治疗师会说:"仔细体会这种开心的感觉……随着你的呼吸,你的内心感到越来越开心,更加开心了。你能告诉我,在你感到越来越开心的时候,你的身体有什么感觉吗?"对方如果说:"我的身体感到很有力量。"治疗师可以问:"这种力量的感觉在你身体的什么部位?"对方说:"在胸部。"治疗师可以说:"仔细地体会你胸部有力量的感觉……随着你的呼吸,胸部的力量扩展到你身体的其他部位,传到你的胳膊和双手,你的胳膊和双手也变得越来越有力量……力量传到你的双腿和双脚,你的双腿和双脚也变得越来越有力量。"

◆ **意象放大**。利用象征性的意象对来访者的情绪和躯体体验进行放大。如果来访者说"我现在感觉很开心",治疗师可以问:"请你形容一下你是怎么开心的,这种开心的感觉像什么?"或者问:"你觉得这种开心的感觉有没有颜色和形状?"对方可能说"我开心的感觉好像骏马自由地奔驰在草原上。"治疗师可以问:"这匹马是什么样子?"对方说:"是一匹枣红色的骏马。"治疗师可以说:"想象这匹枣红色的骏马奔驰在草原上,你可以看到什么?"对方说:"我看到天上的朵朵白云,面前是广阔的原野。"治疗师可以说:"自由地奔驰在草原上,看到天上朵朵白云、面前广阔的原野,你的心情是什么样的?"对方说:"我的心情豁然开朗。"治疗师说:"体会你心情豁然开朗的感觉……自由地奔驰在草原上,你的身体是什么感觉?"对方说:"我的身体非常轻松和有力。"治疗师说:"仔细体验你奔驰在草原上时身体非常轻松的感觉,你的身体变得越来越轻松,越来越轻松,越来越有力,更加有力……"

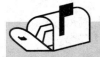

案　例

　　一位中年女性来访者受到家庭暴力的伤害,严重缺乏安全感。治疗师首先为她进行15分钟的肌肉放松训练,然后进入音乐想象。

　　治疗师:"当音乐响起的时候,请你想象一个在你心目中最安全、最美好、最舒服的地方。"(治疗师开始播放专门为安全岛编制

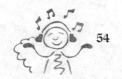

的音乐。这段音乐抒情美好，并伴有流水声、鸟叫声等自然的声音）。

来访者："我觉得这个世界上没有安全的地方。"

治疗师："是的，我理解你的感受，但是如果说这个世界上还有一个安全的地方的话，这个地方应该是什么样子的？"

来访者："应该是一片绿色的草地，有小溪和树林，树林里有很多小鸟。"

治疗师："这个草地上还应该有什么？"

来访者："草地上应该有星星点点的野花。"

治疗师："野花是什么形状和颜色的？"

来访者："有各种颜色。"

治疗师："随手摘一朵看一看是什么颜色和形状的？"

来访者："是黄颜色的，像小菊花一样。"

治疗师："请你再闻一闻这朵黄色的小花有没有什么味道？"

来访者："有一种淡淡的香味。"

治疗师："深深地闻一闻这朵黄色小花的淡淡香味，让这种香味充满你的肺部和身体。"

来访者做深呼吸。

治疗师："再请你看看草地的周围还有什么？"

来访者："不远处还有一片树林，树林里有小溪。"

治疗师："让我们到树林中的小溪那里去看看……你看到了什么？"

来访者："溪水很清澈，里面有小鱼。"

治疗师："如果你喜欢的话，可以把你的双手放到溪水里，用溪水洗一把脸……怎么样，你有什么感觉？"

来访者："溪水很清凉，我的脸感到很舒服。"

治疗师："这里的温度怎么样，是冷还是热？"

来访者："稍微有一点冷。"

治疗师："想象一下，太阳光慢慢地照到了你的身上，你的身体变得暖和起来了。"

来访者："嗯，现在暖和了。"

治疗师："你再看看，在树林里还能看到什么？"

来访者："树林里还有一间小木屋。"

治疗师："小木屋是什么样子的？"

来访者："是尖顶、用圆木盖起来的那种。"

治疗师："你想把小木屋的外面布置成什么样子？"

来访者："我想建一圈栅栏，栅栏里面放一把躺椅。"

治疗师："非常好，那么你躺在躺椅上是什么感觉？"

来访者："轻轻地摇晃着，很放松。"

治疗师："仔细地体会你躺在躺椅上轻轻摇晃，非常轻松的感觉……让我们看看屋里面是什么样子。"

来访者："屋里面很简单，有一张床、一张桌子、一把椅子。"

治疗师："床上的床单是什么花色？"

来访者："是淡淡的小蓝花。"

治疗师："你躺在床上会是什么样的感觉？"

来访者："床很软，非常舒服。"

治疗师："好极了，再仔细地体验一下躺在这张柔软的床上的感觉，你的身体更加舒服了……你还希望给这间小木屋里添置些什么东西让自己感到更加舒服？"

来访者："我想摆一些鲜花。"

治疗师："摆一些什么样的呢？"

来访者："我喜欢郁金香。我把它摆在窗台上。"

治疗师："闻一闻郁金香的香味，你喜欢吗？"

来访者："很喜欢。"

治疗师："你还想添置些什么样的东西，会让你感到更加舒服？"

来访者："我想要一只狗陪伴我。"

治疗师："什么样的狗？"

来访者："一只牧羊犬，黄白相间的那种。"

治疗师："好极了，黄白相间的牧羊犬正温顺地卧在你的身边，看着这只可爱的牧羊犬，你心里是什么感觉呢？"

来访者："我觉得心里很温暖，很踏实。"

治疗师："仔细感受有牧羊犬陪伴时你心中这种温暖和踏实的感觉……还有什么你喜欢的东西想带进来吗？"

来访者："没有了。"

治疗师："非常好。再看看这间屋里有没有什么你不喜欢，或让你感觉不舒服的东西？"

来访者："有一面墙有点黑黑的，让我不舒服。"

治疗师："没关系，你看我们在那面墙上装上一盏壁灯如何？"

来访者："嗯，好多了。"

治疗师："在这个属于你自己的温馨的小屋里，你现在的心情怎样？"

来访者："心里感到很平静，很安全。"

治疗师："在这个小屋里，心里感到平静和安全的时候，你的身体又是什么样的感觉呢？"

来访者："身体感觉很放松。"

（音乐结束）

治疗师："好极了，再次看看你的温馨的小木屋和陪伴你的牧羊犬，仔细体会你心中平静和安全的感觉以及身体的放松的感觉……随着呼吸，你心中感到更加平静和安全，你的身体更加放松……你感觉越来越平静和安全，越来越放松……这是你的体验，不是别人的体验，这种体验会牢牢地留在你的内心深处，就像一个最忠实的朋友一样永远伴随着你，任何时候当你需要它的时候，它就会出来帮助你。好，让我们最后

再看看眼前这个温馨的小木屋，体验这种平静和安全的感觉以及身体放松的感觉。现在我从 5 数到 1，你就带着这些美好的体验回到现实生活中来了。5、4、3、2、1，清醒了，不要着急，等你感到舒服的时候再慢慢地睁开眼睛。"

安全岛的功能

安全岛的方法可以帮助那些遭受过心理创伤并伴随着情绪低落、紧张、焦虑和恐惧不安等症状的人稳定情绪，并在一定程度上缓解焦虑，增加内心的安全感。我曾经有一段时间把安全岛的方法作为心理创伤干预的预备阶段，也就是先使用安全岛技术使来访者的情绪得到稳定，内心的力量得到一定的加强，从而为后面使用我所创立的音乐同步脱敏再加工技术（具体细节将在第十二章中介绍）进行心理创伤的暴露和处理做准备。但是在一些个案中，来访者经过几次治疗终于能够顺利地想象出一个安全美好的地方之后，我正准备下一次治疗就可以开始进行创伤的暴露和处理了，来访者却从此不再来了，让我非常失望，也不知道他们的情况如何了。我称他们为"流失的来访者"。过了几个月甚至数年之后，有些新的来访者告诉我，他是我前面所提到的"流失的来访者"介绍来的。我忙打听那位来访者后来的情况如何，新的来访者告诉我说："他在你这里治疗之后就好了，效果特别好，所以才介绍我来。"我大为意外，因为我认为针对问题的工作还没有开始，怎么会就好了呢？这种事情发生得多了，我才逐渐认识到，安全岛不仅仅能为后面的创伤处理工作做准备，它本身就有很好的治疗作用。

在临床上，我还把安全岛技术作为一个非常有用的评估工具。当来访者初次来访的时候，我在大致了解了来访者的问题之后，就会使用安全岛对他进行一个初步的评估，以确定其情绪稳定程度。如果来访者可以在音乐想象中顺利地构建一个安全美好的地方，加上我的现场观察印象（如她在表述自己问题的时候情绪相对比较稳定），如果她在日常生活和工作中也能够基本保持正常的功能，就可判断这位来访者具有足够的稳定情绪的能力，可以直接进入对问题的探索工作。相反，如果来访者不能顺利地在音乐想象的过程中构建出一个安全美好的地方，而是不断涌现消极的想象，我就会判断来访者目前的情绪稳定能力比较差，不适于进行对问题的探索工作。在这种情况下，我就集中使用积极资源强化的干预手段，直到她具有了足够的自我力量和情绪稳定能力。

如果出现消极的想象怎么办

当来访者的情绪不够稳定，内心有较多消极情绪时，在进行安全岛的过程中有可能出现消极的想象。例如开始的时候在音乐的影响下想象到绿色的草原，阳光明媚，但是随后就想象到"天阴了，乌云上来了，暴风雨过来了，我找不到回家的路了，我感到好害怕"，然后开始哭泣。

通常，处理这种情况有两种技术：魔棒技术和遥控器技术。

◆ **魔棒技术**。治疗师引导来访者想象自己手中有一支神奇的魔棒，只要一挥手中这神奇的魔棒，乌云就散去了，太阳又露了出来，天又晴了。

◆ **遥控器技术**。如果魔棒技术没有起作用（例如，来访者说"但是很快乌云又上来了"），可以引导来访者想象自己手中有一个像电视遥控器一样的东西，只要一按这个遥控器，眼前的画面就像电视机换频道一样，又回到原来的那个美好景象了。

如果这些技术都不能成功地引导来访者消除消极想象，就要考虑立即停止音乐想象：停止播放音乐，要求来访者睁开眼睛。然后治疗师可以在来访者睁着眼睛的状态下与其讨论安全岛的景象，就像两个朋友在讨论准备如何装修房屋一样。

安全岛技术中音乐的选择

安全岛技术使用的音乐应该美好、平静、温暖，能够描绘景色特点。音乐结构要简单，不要有明显的情绪起伏和乐思的发展，不要选用现代轻音乐常用的带有打击乐节奏的音乐。另外，不要选择有歌词的曲子，也不要采用大家比较熟悉的乐曲，因为这样的音乐会极大地限制来访者的想象空间，并很容易引发对与这些歌曲或乐曲相关的生活经历的回忆。我倾向于使用西方古典音乐中比较适宜的片断，而不是一首完整的乐曲。可以通过计算机的音频编辑软件把不同的乐曲编辑在一起，并配上一些自然音效，例如流水声、鸟叫声等。音乐不宜过长，15~20 分钟为宜，如果时间过长容易让消极的想象浮现出来。

注意事项

1. 安全岛是属于来访者的私人空间，在想象中不要有任何其他人进入，即使是亲人或朋友也不例外，因为即使是亲人或朋友也可能给来访者带来压力或不愉快的经历。有时候来访者会说："我希望我的父母也到这里来，因为只有跟父母在一起我才感到安全。"治疗师应该告诉来访者："这是属于你的私人空间，只有你自己才能进来。你父母就在隔壁的屋子里，任何时候你想见到他们，都可以马上过去见到他们。"如果来访者坚持要让亲人和自己在一起，治疗师可以做出妥协。但是这说明了来访者需要依赖他人才能获得安全感，而自身并不能建立安全感。所以安全岛的工作尚没有结束。

2. 安全岛技术的焦点是把一个场景构建得足够安全。治疗师不要引导来访者做任何探索性的"漫游"。例如来访者开始的时候想象自己是在一个草地上，但是过了一会儿也许会说："我觉得这个地方有点荒凉，我想到河对岸去，那边看起来比较好。"这时候治疗师应该坚持引导来访者把这个"有点荒凉的地方"构建、改造得更好，而不是对来访者说："好吧，到河对岸去看看。"否则很容易形成"漫游"式的想象，到结束时也不能把一个地方构建完美。同时需要强调的是，安全岛技术的目的是建立和恢复当事人内心的安全感，而不是对深层情感世界和潜意识进行探索。"漫游"式的想象的目的在于探索和发现，不适于安全岛技术。

3. 如果来访者想象到了房屋的室内场景，当治疗师问对方："你还看到什么？"而对方说："我看到墙上有一幅画（或照片）。"治疗师一定不要问："看看这幅画画的是什么。"因为一幅画或照片很可能引发出消极的意象或回忆。同样的道理，如果来访者说"我看到有一个人站在海滩上"，治疗师一定不要问："这个人是什么样子？"治疗师应该尽快地把来访者的注意力从图画、照片或人身上转移开来："再看看你的周围，还能看到什么？"

4. 要避免在安全岛的想象中发展出任何故事性的情节，应把音乐想象固定成为一个静止的场景。因为故事情节一旦展开就可能难以控制，有可能引发出消极的想象。

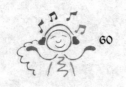

非针对性积极资源强化

从理论上讲，无论一个人的生活多么糟糕或不幸，他都一定会有很多积极的生活体验和经历，否则他就不可能生存下来。但是人的记忆功能具有强烈的选择性，当一个人陷入消极情绪而不能自拔的时候，往往会让那些对消极生活经历的记忆占据自己的头脑，而有意或无意地忽视或忘记那些积极的生活经历记忆。所以帮助来访者寻找、发现和强化积极的生活经历和体验就是增强其自我力量、改善情绪状态的有效途径。

在访谈中，治疗师在简单地了解来访者的问题或所经历的消极生活事件之后，可以开始了解来访者的积极的生活经历：

"请你告诉我，在你从小到大的生活经历中，有哪些经历让你想起来感到有成就感，感到骄傲，或者想起来感到开心、愉快或幸福？"

如果来访者能够告诉治疗师一些积极的生活经历，如在学校考试获得较好名次、参加体育比赛或者文艺表演获得名次、受到老师的表扬、拿到大学的录取通知书、学会骑自行车或开汽车、一次愉快的旅游经历、一次开心的同学聚会、与父母在一起的温馨生活情景等，那么治疗师可以在这些积极的生活经历中选择一个令当事人感到最为开心和快乐的事件作为这次积极资源强化的起始点。首先进行肌肉渐进放松，然后开始播放积极快乐的音乐（音乐的情绪应与确定的积极生活事件相匹配），同时治疗师开始引导来访者进入已经确定的积极生活事件场景。

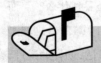 案　　例

一位 30 岁的女性来访者告诉治疗师，让自己至今想起来还很激动的经历是在初中二年级的元旦晚会上，她成功地表演了钢琴独奏，而当时老师和同学们的反应都非常热烈，她感到了强烈的成就感。于是治疗师就把这次演出的经历作为她的积极资源强化的出发点。治疗师在引导来访者进行了 15 分钟的肌肉渐进放松之后，播放热烈欢快的音乐，并开始引入

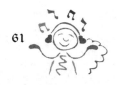

这次成功的演出经历的场景：

治疗师："在音乐开始的时候，请你开始想象，在初中二年级元旦晚会的舞台上，你表演钢琴独奏。你演奏得特别成功，台下响起雷鸣般的掌声，你可以看到老师和同学们为你喝彩时兴奋的面孔……"

沉默20秒钟左右后，治疗师开始询问："请告诉我，你现在看到的是什么样的情景？"

来访者："我看到同学们高声地呼喊着我的名字，有个男生跑上台为我献上了一束鲜花。我从后台出来的时候，同学们把我围了起来，我们的班主任老师也过来把我紧紧地抱在怀里，说我为全班同学挣了光。我开心极了。"

治疗师："老师是什么样子？"

来访者："老师有30多岁，有点胖，皮肤很白，很慈祥，像妈妈一样。"

治疗师："你在老师的怀里是什么感觉？"

来访者："我感觉非常温暖，我好像感到有一种力量从老师的身上传到了我的身上。"

治疗师："这种力量传到了你身体的什么部位？"

来访者："在我的胸部和背部。"

治疗师："仔细地体会你的胸部和背部的感觉……随着你的呼吸，这种力量在你的身体里变得越来越强大，并从你的胸部和背部扩展到你的四肢和全身……你的全身都充满了力量……你的身体现在有什么感觉？"

来访者："我觉得我的呼吸特别通畅，头也扬得高了，我开心极了。"

治疗师："你能形容一下你开心的感觉好像什么？"

来访者想了想："好像一只小鸟，第一次飞上了天空。"

治疗师："这只小鸟是什么样子？"

来访者："是一只五颜六色的可爱的小鸟。"

治疗师："这只五颜六色的可爱的小鸟飞上了天空，你能够看到什么？"

来访者："看到辽阔的大地、绿色的原野、村庄，还有蓝色的海洋。"

治疗师："当你看到这些美好的景色时是什么心情？"

来访者："我的心情豁然开朗，心里的烦恼一扫而光。"

治疗师："飞翔在空中，你觉得空气怎么样？"

来访者："空气清新极了。"

治疗师："深深地呼吸一下空中清新的空气，让清新的空气通过你的肺部传遍你的全身……仔细地体验在空中自由飞翔的感觉，体验心情豁然开朗的感觉……这时候你的身体又有什么样的感觉？"

来访者："我觉得我的双臂特别有力量。"

治疗师："再次仔细地体会你的身体，特别是双臂有力量的感觉……这种有力量的感觉就是你自己的感觉，它是你的自我的一部分，它就是你，它不是别人，它就是你。你的身体越来越有力量，现在请你把这种有力量的感觉带回现实生活中来。我从5数到1，你就带着这种有力量的感觉回来了。5、4、3、2、1，好，清醒了，不要着急，等你感到舒服了再慢慢地睁开眼睛。"

在半指导性的积极资源强化音乐想象中，治疗师的主要任务是：

1. 帮助来访者寻找和挖掘生活中的积极经历。

2. 按照VSEB工作模式充分地共情，跟随并推动积极想象的发展。

3. 强化和放大来访者的积极体验，而不是引导对方的想象内容和方向。

4. 确保整个音乐想象保留在积极的体验之中。如果消极的记忆、想象或体验出现的话，治疗师应该及时地加以排除。具体方法包括注意力转移、遥控器技术和魔棒技术等。

在非针对性积极资源强化的音乐想象中，经常出现的有两种情况：一种是来访者聚焦在一个事件上，从头到尾详细地描述这个事件；另一种情况是来访者呈现跳跃性

思维的特点，如同扫描一样，相继出现各种不同的积极生活事件。无论哪种情况，治疗师都要注意让治疗结束在积极体验较为强烈的时候，所谓"见好就收"，这样才能让来访者带着较为强烈的积极情绪和体验回到现实生活中来。

在第二种情况中，即在"扫描"式的各种积极想象和回忆的情况中，常常会有一些被当事人忽视的、平时看起来微不足道的生活琐事变成强烈的积极体验。例如，我有一位患有严重社交恐惧的女性来访者。在我们的第一次访谈中，我问她是否有过与人交往的时候比较放松和不紧张的时候，她断然否定，说自己从小就与人交往有困难，基本上不与人来往。但是在后来的音乐想象中，她想到一个情景：在初中的时候，她早上与一个同班女同学一起骑着自行车去上学。早上的空气很好，清风拂面，一路上两个人聊得很开心……这位来访者突然很激动地说："我都忘了，原来在我过去的生活中也有过这样无拘无束、轻松愉快地和别人聊天的时候！"于是早上与同学一起骑自行车上学的这一幕就成为后面治疗中一个重要的积极资源。所以，治疗师需要注意，不应该根据自己的价值标准或常规的价值标准来确定一个事件是否属于积极生活经历。

针对性积极资源强化

针对性积极资源强化的做法与非针对性积极资源强化很相似，它们之间最大的区别是针对性积极资源强化的方法中所采用的积极资源（人生经历）直接针对来访者所带来的问题；而非针对性积极资源强化采用的积极资源则是广泛的、一般意义上的积极资源，并不直接针对来访者所带来的问题，所以只要是积极的生活经历都可以加以利用。

非针对性积极资源强化技术可以明显地改善来访者的情绪，增强其对困难和挫折的应对力量；而针对性积极资源强化的技术除了上述功能外，还具有较为明显的解决问题的作用，具体做法就是根据来访者的问题寻找具有针对性的积极资源。例如针对来访者的自卑感，寻找她在人生中成功的、值得骄傲的生活经历，并通过 VSEB 工作模式技术在音乐的渲染和治疗师的语言引导下进行强化和放大，从而增加来访者的自信心和自我价值感。

要找到直接针对来访者的问题的积极资源，首先就要明确他的问题是什么。有时候来访者会直接明确地告诉治疗师自己的问题是什么，例如"我很胆小，没有安全感"，"我很自卑，总是觉得自己什么都不如别人"等。但是也有很多时候，来访者只是不断地叙述消极生活事件的经过或表达自己消极的内心体验，并不清楚自己的问题是什么，这时候就需要治疗师帮助来访者确定问题的实质与核心。如果当事人的自我评价系统因此受到损害，就可能造成实质性的和较为深层的心理伤害。

自我评价系统

在考虑到来访者所带来的问题的核心实质的时候，我们首先要想到的是来访者的自我评价体系是否受到伤害。当一个人遭遇到了生活中的消极事件甚至伤害事件之后，如果这个事件尽管造成了当事人强烈的情绪反应，但是并没有伤害到当事人的自我评价系统，那么这个事件所造成的消极影响通常会随着时间的流逝而自动消退。但是如果这个事件伤害到了当事人的自我评价系统的话，其消极影响就会进入当事人的深层心理结构，并泛化到生活的其他领域，造成持久甚至是终生的影响。例如一个女性被强奸之后，如果她产生了自责和自卑的心理："都是我的错，我太笨了"，"是我自己不检点，才招来了这种事情"，"我不干净了，没脸见人了"，"我不完整了"等，那么这起事件就可能影响她的一生而使她无法从阴影中走出来。在这种情况下，当事人的愤怒情绪不是指向施暴者，而是指向自己。相反，如果当事人不是自责自卑，而是把愤怒指向施暴者，她就可能积极地利用法律的武器为自己讨回公道，让施暴者受到法律的惩罚，这样随着时间的流逝她就可能逐渐从事件的阴影下走出来，回到正常生活的轨道上来，也就是说她就有可能在没有专业人员的帮助下自行恢复。所以当我们评估一个消极的生活事件对一个人造成的影响的时候，不但要考虑这个事件的严重程度，更要评估这个事件对当事人的自我评价系统造成的损害程度。在我多年的临床实践中，经常看到大事件可能只引起小伤害，而小事件有时可能引起大伤害，这样的情况屡见不鲜。所以当来访者不断地向你叙述他所遭遇的不幸事件的时候，治疗师脑子里应该不断地思考，这件事对他的自我评价系统的损害可能是什么？

通常在初次访谈时，我要求来访者只是简单地介绍一下所经历的事情的梗概，不要过多叙述细节，以防止来访者过多地陷入消极的情绪之中，而影响后面积极资源强

化的工作（因为我们说过人的记忆功能具有明显的选择性特点，当人处于强烈的消极情绪的时候，是很难找到有关积极生活经历的记忆的）。这时我会及时阻止她进入事件的细节，而是询问她当时有什么情绪或内心感受，身体有什么感觉，接着就会问："你现在怎么看待当时的自己？""回想这件事情，你会自责吗？""你现在怎么评价这个事件中的自己？"通常这时候来访者会说出一个有关自我评价的陈述，例如："我很笨"，"我是一个没有价值的人"，"我是一个坏人"等。但是有时候来访者会极力回避直接陈述消极的自我评价，我就会要求他们完成下面这样的句子："我是一个_____的人。"

　一位来访者讲述了自己在公司里面受到同事的羞辱，但是却什么话也说不出来的事。治疗师问来访者："你怎么看待在这个事件中的自己？"来访者说："我受到了侮辱。"这样的表述显然只是对事情的描述，而不是自我评价，于是治疗师与他讨论如何改变他的陈述，例如确定为"我在受到同事侮辱的时候无法保护自己"。来访者表示非常认可这样的陈述。

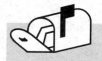

案　例

　　一位母亲经常与女儿有矛盾，她很痛苦地向我讲述她与女儿的一次激烈冲突，女儿愤怒地对她说："妈妈我恨你！"这句话深深地伤害了母亲，她久久不能释怀。讲到这里，这位母亲开始哭泣。

　　治疗师："你如何看待与女儿关系中的自己？"

　　来访者反复地说："我辛辛苦苦地养了她这么多年，最后落了一个被她恨！这孩子太没有良心了！"这句话显然不属于她的自我评价，

　　于是治疗师启发她："你觉得我下面的一句话是不是符合你对自己的评价？'我是一个失败的母亲。'"

　　来访者："对，我就是这个感觉。"

治疗师："现在让我们换一个话题，在与女儿的相处中有没有什么事情让你想起来感到开心和让自己骄傲的？"

来访者想了想说："我女儿在初中的时候学习成绩不是很好，初三时我每天晚上都帮孩子做功课到深夜，后来女儿终于考上了重点中学。拿到录取通知书的时候我们都高兴坏了……"

治疗师："还有其他让你们都感到开心的生活经历吗？"

来访者："女儿上小学五年级的时候把腿摔断了，我请了一个月的假，每天在家照顾她。有一天她抱着我说：'妈妈，你真好！'当时我开心极了。"

治疗师："你能描述一下当时你心里的感觉吗？"

来访者："我感到心里特别温暖，感觉和女儿的心贴得特别近。"

治疗师："这时候你的身体有什么感觉吗？"

来访者："我可以感觉到女儿的身体很柔软，就和她小时候在我怀里的感觉一样。"

针对性积极资源的放大和强化

治疗师找到了具有针对性的积极资源之后，就可以进入音乐想象的程序，使用 VSEB 工作模式对具有针对性的积极资源进行放大和强化。以上面的案例为例，治疗师使用了两个积极资源（女儿考上大学和孩子依偎在母亲的怀里），对来访者认为自己是一个"失败的母亲"的问题进行了有针对性的积极资源强化工作。

具体做法是：首先进行 15 分钟的肌肉渐进放松训练，然后播放事先选择好的、富于柔情的音乐，同时治疗师要求来访者仔细回忆女儿抱着自己说"妈妈你真好"的时候她心里温暖的感觉和女儿小时候身体的感觉，并使用 VSEB 的工作模式对这种感觉进行强化和放大，然后再针对女儿经过努力终于考上理想的重点中学的情景进行 VSEB 模式的加工。这时可能会出现两种可能：一是此次针对性的积极资源强化工作在重新体验和强化了这两个生活经历之后结束；另一种是来访者的头脑中又出现了更多的母女之间富于亲情的生活情景的记忆，而治疗师也跟随来访者进行了更多的积极

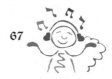

记忆和体验的加工和强化工作。经过这样的干预治疗之后，来访者常常会对自己带来的问题有新的思考和理解，同时情绪状态得到明显改善。

总结一下针对性的积极资源强化工作的程序：首先简单了解来访者带来的问题(不可深入细节，以免引发强烈的负性情绪)，然后与来访者讨论这件事情对其自我评价系统有什么样的影响。如果有消极的影响，是什么样的影响，要求来访者用一句简单的话来表达。治疗师针对消极生活事件的影响，引导来访者寻找自己的生活经历中与这次事件相反的积极的生活经历和体验，在音乐想象中按照 VSEB 工作模式针对积极生活经历的体验进行放大和强化。最后的结果是促使来访者对消极的生活事件产生新的理解和认知，并增强其应对消极事件的影响的能力。表 5.1 列出了一些常见的消极自我评价和可能的针对性积极资源的列表。

表 5.1　消极的自我评价和可能的针对性积极资源

分类	消极的自我评价	可能的针对性积极资源 （可以包括但不局限于此）
自信心	我不能相信自己的判断 我总是不被别人信任 我很失败 我不敢表达自己的想法	曾经做出过的正确的判断和选择 生活中信任自己的亲人、朋友、老师、同学 成功和有成就感的生活经历 成功的自我表达的经历
安全感	我的生活是不安全的 我不能保护自己 我很弱小	与能够给自己提供安全感的人在一起的体验 曾经以直接或间接的方式成功地自我保护的经历 让自己感到自己有力量的过往经历
内疚感	这件事情都是我的错 我总是做错事情	在事件中自己所做过的努力 曾经做过的正确的或有成就感的抉择

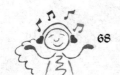

分类	消极的自我评价	可能的针对性积极资源 （可以包括但不局限于此）
价值感	我是个坏人	自己曾经做过的受到他人或社会肯定的、有价值的事情，或能够真正理解自己的人
	我是个坏妈妈（爸爸）	在亲子关系中成功的事情或经历
	我真没用处	曾经的成功经历或让自己有成就感的经历
	我很可耻	自己曾经受到肯定或值得骄傲的事情，曾经受到的赞扬
	我不够好	自己曾经受到肯定或值得骄傲的事情，曾经受到的赞扬
	我不可爱	生活中关心、爱护和爱恋自己的人以及他们对自己的评价
	我不配得到别人的爱	生活中关心、爱护和爱恋自己的人以及他们对自己的评价
价值感	我很丑	他人对自己的外貌的肯定的评价，或自己除外貌之外其他方面的优势和长处
	我很愚蠢	自己的特长和具有优势的方面
	我是个笨蛋	自己的特长和具有优势的方面
	我处处不如人	自己的特长和具有优势的方面
	我天生就是倒霉蛋	过去生活经历中开心和美好的时光
控制感	我无能为力	过去成功处理问题或人际矛盾的经历
	我无法控制生活或环境	过去成功解决生活或人际问题的经历
	我很无助	能够给自己提供帮助的亲人和朋友
	我一定会失败	过去成功的经历
	我无法成功	过去成功的经历
	我总是得不到我想要的	过去成功的经历
	我不能相信任何人	值得相信的亲人和朋友
	我没有能力	过去成功的经历或自己擅长的事情
	我无法让大家对我满意	能够理解和支持自己的亲人或朋友

来访者说"我没有积极资源"怎么办

当治疗师试图帮助来访者找到过往生活经历中的积极资源的时候，有的来访者会

说："我的生活中没有积极资源"，"我印象中没有什么愉快的时候"，"在我的生活中没有人能够支持和帮助我"等，让治疗师感到一筹莫展。

其实一个人的生活无论多么不幸或者悲惨，都会有愉快的时光、开心的时刻或让自己感到自豪的经历……如果一个人的生命中只有消极的体验而没有积极的体验，这个人是不能够生存下来的。所以我们认为在一个人的生活经历中或多或少都会有一些积极的生活体验，但是由于人的记忆功能总是受到情绪的巨大影响，所以当人情绪消极的时候，能够想起来的大多是消极的生活记忆，而积极的生活记忆都会被压抑或忽略掉了。

对于认为自己"没有积极资源"或"没有开心的记忆"的来访者，治疗师可以询问他是否有崇拜的明星或者小说、电影、动画片中的角色？在生活中，有没有喜爱的同学、老师、长辈，等等。如果有，可以让来访者想象自己成为那些被崇拜的或喜爱的人或角色的时候的感受，或者想象这些人或角色陪伴自己、支持自己时的感受。

例如治疗师引导一个非常软弱胆小的 12 岁男孩想象自己成为像成龙那样的武功高手，于是他的身体充满了力量，头也抬得高了，胸也挺得直了。治疗师在强有力的音乐背景下强化和放大他的这种感受，让他体验到了自信的感觉。虽然他在现实生活中并不是武功高手，但是他的这些身体感受和心理感受却是真实的。

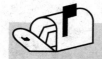

案　例

一位年轻女性为自己不敢拒绝别人、不敢说"不"感到非常困扰，经常会因为为别人做了自己不情愿做的事情而懊恼。例如她的女老板总是要她下班后陪自己逛街，因为怕得罪老板，她不敢不去，但是常常搞得很晚才回家，让男朋友非常不满意。她对这件事情非常苦恼。

治疗师："当老板让你陪她逛街，而你想到你的男朋友在等你回家，你回去晚了他又要生气时，你心里是什么感觉？"

来访者："我心里很紧张，胸口像堵了一团棉花一样。"

治疗师："在你的生活经历中有没有曾经对别人说'不'的时候？"

来访者："不记得了。我这个人总是看别人的脸色，生怕别人不喜欢我。从小就不敢对别人说'不'。这可能跟我妈对我的教育有关，她总是说要多为别人着想才是好孩子。"

治疗师："你认识的人中有没有在这个问题上做得比较好、让你羡慕的人？"

来访者（想了一会儿）："我认识一位叔叔，是我妈的同事。他非常绅士，总是彬彬有礼，笑容可掬。有一次我妈的另一位同事向他借钱，我看到他微笑着用非常幽默的方式巧妙地拒绝了这个人的要求，让我非常钦佩。"

治疗师："你猜想这位叔叔在用幽默的方式拒绝这个人的时候，他的心里会是什么感觉，身体会是什么感觉？"

来访者："我想他心里一定很轻松，身体也很放松。"

治疗师："你怎么知道他心里一定很轻松，身体也很放松？"

来访者："因为我看到他在微笑，一只手的指头在沙发上像弹钢琴一样敲动，很潇洒。"

于是治疗师就在轻快诙谐的音乐背景下，让她想象自己就是那位叔叔，微笑着，手指头像弹钢琴一样地轻轻地敲动，一边开着玩笑一边拒绝了女老板的无理要求。来访者在音乐想象中笑了，她想象出了自己用有趣的玩笑拒绝对方要求的场面，非常放松。

另外，如果来访者有宗教信仰，那么宗教也是一个很好的积极资源，可以让来访者想象有宗教中的神灵或教友在支持和保护自己。

金鱼的故事

当治疗师在帮助来访者寻找积极资源的时候遇到困难，即来访者坚持说在自己的

过往生活经历中没有任何积极的资源（积极美好的回忆）时,治疗师可以考虑使用"金鱼的故事"的技术。前面几项技术都是针对来访者过去生活中的积极因素的，而"金鱼的故事"则针对来访者未来可能的积极因素。

治疗师可以使用一个众所周知的童话故事来引发积极想象：一个渔夫在打鱼的时候无意中捕到了一条金鱼。金鱼对渔夫说：老爷爷，如果你把我放了，我可以答应你三个要求，让你得到你想要的任何东西……治疗师可以问来访者："如果你是这个渔夫，你将向金鱼要求什么？"当来访者想象出自己的要求或想要的东西后，治疗师即可借用这个意象开始积极的音乐想象，例如考上名牌大学、拥有漂亮的房子、认识一位心目中的"白马王子"、拥有亿万资产等。治疗师利用这些对未来积极的想象进行工作。经过前面的肌肉放松训练，在美妙欢快的音乐背景下，来访者通常很容易产生生动的想象力，畅想有一个美好的未来。无论这种对未来的美好畅想是多么不真实、多么不可能实现，都会在来访者的内心留下积极快乐的情绪体验。应该认识到，尽管想象是不真实的，但是来访者的内心体验却是真实的。有了真实的内心体验，治疗的目的就已经达到了，而现实生活中是否真的能够实现自己的理想或拥有想要的物质并不重要。

记得我当年在美国留学的时候生活非常艰苦，需要努力打工赚钱来支付昂贵的学费和日常生活的花销。那时候不但很难有积蓄，还常常收不抵出，不得不向别人借钱度日。因为要花很多时间和精力去打工赚钱，我的学习很受影响，因此我完成学业的时间不断延长。我陷入了一个恶性循环的状态中。我一度情绪非常低落，产生了苦海无涯、暗无天日的感觉，现在想起来应该是陷入了一种抑郁状态。有一天我想到了一个办法：每周买两美元的彩票。每次买了彩票后，我都会不由自主地开始想象：如果这次中了大奖我要做什么？我可以想得海阔天空，天花乱坠。于是每周都有一个美好的想象,也就换来了一周的好心情。开奖的时候每每不中奖，其实也是意料之中的事情，所以并不感到失落，我会想："没关系，继续买，还有机会。"就这样，我发现自己的心情变得好多了，总觉得美好的生活就在不远处等着我。

很多心理学家都喜欢说一句话："你想什么，你就得到什么"。如果一个人总是想着消极的事情，那么他的情绪和行为都是消极的，最终就不得不面对消极的结果。如果一个人总是想着积极的事情，他的情绪和行为也就一定是积极的，最终也就会得到积极的结果。关于"金鱼的故事"的工作细节，可以参照下面"被污染的资源"一部分。

积极资源强化技术中音乐的选择

无论是针对性的还是非针对性的积极资源强化，音乐选择的范围是极大的。从温柔抒情到明朗欢快，从激情澎湃、激昂有力到圣洁飘渺，等等。各种风格的音乐都可能被用到。它们可以与安全岛使用的音乐有些类似（抒情美好，同时曲式结构相对简单），也可以使用更为复杂的音乐，选择余地更加广阔。应该避免使用歌曲或大家很熟悉的乐曲，以免限制来访者的想象空间。我更多的是使用西方古典音乐中的作品。但是要注意不使用有打击乐节奏的轻音乐和结构比较复杂的古典音乐（例如，三部曲式和奏鸣曲式的作品通常都不合适）。治疗师应该为自己建立一个音乐曲库，并对曲库中的音乐尽可能熟悉以根据来访者所提供的积极生活经历的特点，选择与对方的生活经历最为契合的音乐。音乐的顺序组合应该是按照积极体验逐渐升级的模式，但也要注意根据来访者所讲的"故事"的内容做出调整。

被污染的资源

所谓"被污染的资源"，是指那些与消极生活经历或情感体验相联系的积极生活经历或情感体验。例如一个离了婚的女性来访者告诉治疗师，她一生中最美好的时光是当年与前夫热恋的生活经历。这就给治疗师出了一个难题：这段生活经历是否能作为积极资源来使用？如果把它作为积极资源使用，很可能会引发对离婚事件的回忆和痛苦体验，但是来访者又坚持认为这段生活经历是自己人生中最令人怀念和幸福的时光。

通常我们建议治疗师尽量不要使用这种被污染的积极资源，因为它非常容易引发消极甚至痛苦的记忆和情感体验，这样与资源取向的治疗策略就发生了矛盾，更重要的是有可能造成来访者的情绪失控，引发二次心理创伤。但是在某些特殊的情况下，除了这种被污染的积极资源可能也别无选择，例如来访者最爱的亲人去世，给来访者带来了巨大的痛苦。此时来访者所有美好的记忆都与这个亲人联系在一起，无法回避。这就需要治疗师采用技巧，谨慎而又巧妙地使用这类逝去的亲人的积极资源。这时候

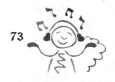

工作的原则是尽可能地挖掘和放大其中的积极的因素和方面，淡化消极痛苦的因素和方面。

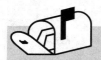

案　例

一位 15 岁的男性中学生是 2008 年四川汶川地震的受害者，他的母亲在地震中不幸遇难。治疗师在为他进行心理创伤处理的过程中，采用了资源取向的治疗策略，努力不去触碰他的痛苦创伤。

治疗师："告诉我，在你的记忆中有哪些事情让你想起来会感到幸福、开心或为自己感到骄傲？"

来访者："跟妈妈在一起的时候是我最幸福的时刻。"

治疗师："除了跟妈妈在一起的时候让你感到幸福之外，还有其他的事情让你想起来是开心和幸福的吗？"

来访者（想了一会儿）："没有了，没有妈妈就没有幸福了。"

治疗师（意识到母亲是一个无法回避的资源）："你能告诉我，在你的记忆中，什么情景是你和妈妈在一起最幸福的时候？"

来访者："每天早上我一醒来，就看到妈妈在忙着给我准备早饭。"

治疗师："看到妈妈正忙着给你准备早饭，你心里是什么感觉？"

来访者："心里暖洋洋的，特别幸福。"

治疗师（开始播放抒情温暖的音乐）："闭上眼睛，想象一下早上起来，看到妈妈正忙着给你准备早饭……告诉我，你现在想到了什么情景？"

来访者："妈妈正给我做早饭，喊我赶快起床，不然要迟到了。"

治疗师："妈妈穿的是什么样的衣服？"

来访者："妈妈穿的是一件很旧的蓝布衣服。为了给我攒学费，妈妈省吃俭用，从来都不舍得买新衣服。这件衣服还是几年前邻

居不喜欢穿了给她的。妈妈为了我，吃了太多的苦，我一直梦想长大了要好好报答妈妈的……"（他开始抽泣）

治疗师："妈妈为你吃了太多的苦，她非常爱你，是吗？"

来访者："是的。"

治疗师："妈妈有没有说过希望你长大了做什么？"

来访者："妈妈说我只要平安长大就好，并不指望我挣大钱。"

治疗师："那你想长大了怎么报答妈妈呢？"

来访者："我想我一定要考上大学，将来有一份好工作，把妈妈接到城里去住。"

治疗师："你有想过要考哪一所大学吗？"

来访者："我想考上清华大学。"

治疗师（开始使用一段轻松愉快而又明朗的音乐）："好，让我们想象一下，你考上了清华大学，正在教室里上课。告诉我，清华大学的教室应该是什么样子？"

来访者："我在一个明亮的大教室里，教室的窗户很大，阳光可以照进来。"

治疗师："看看你的周围，能看到什么样的景象？"

来访者："同学们都非常认真地听讲、做笔记。"

治疗师："那你在做什么？"

来访者："我也在非常认真地做笔记。"

治疗师："老师是什么样子？"

来访者："是个男老师，50多岁的样子，他看起来很慈祥。"

治疗师（开始播放一首坚定而又热烈的乐曲）："现在你又想到什么？"

来访者："我想到我毕业了，经过艰苦奋斗，终于有了自己的公司。我正坐在自己的办公室里工作。"

治疗师："你的办公室是什么样子？"

来访者："很宽敞，很明亮。从我的办公室可以看到外面的员工们正

在忙碌地工作。"

治疗师："从你的宽敞的办公室里看到员工们正在忙碌地工作，你的
心里是什么感觉？"

来访者："我感到非常骄傲，很有成就感，心中充满了自信。我相信
妈妈在天有灵，看到我这个样子一定会非常开心。我可以骄
傲地告诉妈妈，儿子没有辜负她的养育之恩。"

治疗师（采用了一段非常宽广并气势磅礴的音乐）："非常好，仔细
地体会你心中的骄傲、成就感和自信……这时候你的身体有
什么样的感觉？"

来访者："我觉得自己的腰挺得更直了，呼吸格外通畅，全身都很有
力量。"

治疗师："非常好，仔细地体会，你的腰挺得更直了、呼吸通畅了、
全身充满了力量的感觉……随着你的呼吸，你的腰杆挺得更
直了，呼吸更加通畅，身体更加有力量……这些都是你的
体验，是你自己的体验，它们是你生命的一部分，就是你自
己，这种体验会永远驻留在你的内心和你的身体里，成为你
的一部分。（音乐完）我现在从5数到1，你就带着这种自
信和骄傲的感觉、身体有力量的感觉、腰杆挺直的感觉和呼
吸通畅的感觉回到现实生活中来。5、4、3、2、1，请你在
感到舒服的时候慢慢地睁开眼睛。"

来访者慢慢地睁开眼睛，眼中盈满了泪花，说："我一定要好好学习，
考上大学，努力工作，让妈妈为我感到骄傲。"

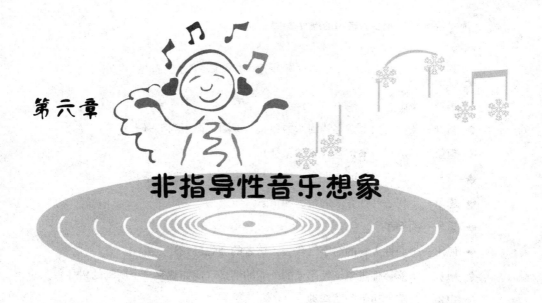

第六章

非指导性音乐想象

布鲁夏（Bruscia，1989）给非指导性音乐想象所下的定义如下：

在非指导性音乐想象中，来访者在意识转换状态中聆听音乐，同时自由地想象。在这个过程中没有来自治疗师的引导或与治疗师的对话。音乐想象可以有焦点，也可以没有焦点。

非指导性音乐想象是指治疗师在音乐想象的过程中并不对来访者想象的方向和具体内容加以引导，而是让对方完全自由地、创造性地、自发地想象。与指导性和半指导性音乐想象不同，非指导性音乐想象技术在临床上通常都是为了探索内心深层的、潜意识的材料或记忆，寻找症状或问题的根源。所以说，非指导性音乐想象是属于"问题取向"治疗思路的技术。

荣格非常强调一种被称做"主动想象"的方法，他通过这种方法让来访者更加深层次和详细地表述自己的情感，"给自己的内部意象或现实一个形式，也给予外部现实世界一个表达"。荣格鼓励来访者探索意象的含义，以确证自己的分析；同时他也很重视来访者在梦境里出现的意象，以帮助来访者理解自己的内部心理世界（Grocke，2007）。

洛伊纳（Hans Carl Leuner，1969）发展出了一个被称为"引导情绪意象"（guided affective imagery，简称 GAI）的方法，他使用了一组包括 10 个场景的意象来对来访者进行诊断。这 10 个场景的意象是：

◆ 放松地在草地上

◆ 攀登一座山

◆ 顺着一条小河向上游寻找河水的源头，或顺流而下到大海

◆ 想象一座房子（来访者人格的象征）

◆ 想象一个关系很近的亲戚（来访者与亲人的实质情感关系）

◆ 想象一个代表与性有关的行为和情景

◆ 想象一头狮子

◆ 说出一个同性人物的名字（代表来访者的理想自我）

◆ 想象一个能够促进象征性形象的外貌的情景（例如观察一个阴暗的树林）

◆ 想象一片草地边上的沼泽地

这 10 个场景的意象后来为很多心理治疗师在临床上使用，著名的音乐治疗家邦尼（Helen Bonny）所创立的被称为"音乐引导想象"的方法也采用其中的 6 个场景作为最常用的情景设定主题。在非指导性音乐想象中，治疗师选择与这些场景相配合的音乐，激发来访者的丰富想象。

想象的类型

在音乐中产生的意象可以分为两大类：幻想和记忆。

幻想类意象

有时候来访者会想象到现实生活中从未发生过或不可能发生的事情，而这些意象都是具有特别的象征性含义的。

例如，在对一位看起来有些柔弱的、年轻漂亮的职业女性的治疗中，我引导她想象自己走进了一片森林。稍等片刻，我问她："你在树林里看到了什么？"来访者说："我看到了一头狼。"我问："这头狼是什么样子的，它在做什么？"来访者说："它受伤了，正在舔自己的伤口。"接着，这位来访者开始流泪……

这头受伤的狼代表着来访者自己。而值得思索的是这样一个瘦弱漂亮的女孩子

为什么把自己想象成为一头受伤的狼。经过几次治疗，我找到了答案：这位外表柔弱的女孩实际上内心深处隐藏着巨大的愤怒和仇恨，而这头受伤的狼就代表着她人格中的愤怒和仇恨，并具有攻击性。常见的幻想类的意象有：来访者想象自己是一只鸟飞翔在天空，或是一匹马奔驰在草原，或是一只梅花鹿被野兽追赶，或是一棵孤伶伶的树，或者生活在中世纪的欧洲的古堡、古代的小镇、美丽的天堂中……意象有无穷的可能性。而这些意象都具有很强烈的象征性或隐喻性，都是人们通过某种特定的形象呈现出的潜意识内容。但是我并不主张治疗师过多地对这些意象进行分析、挖掘其中的含义。其实，这种分析通常在临床上的治疗价值非常有限，而我们更强调的是强化来访者在这些意象中的体验。只要来访者在音乐想象中获得了强烈的体验，是否能够理解其中的含义倒在其次。我更反对给意象赋予固定的意义，例如弗洛伊德和荣格都认为蛇是男性生殖器的象征，但是在我的一个案例中，来访者想象到了吐着火的蛇，这条蛇却是象征着自己丈夫的情人，因为在中国的文化中，常有"化装成美女的毒蛇"的说法。所以我坚持这样一个观点：每一个幻想的意象都可能具有其独一无二的内涵。因为每一个人的人生经历和情感世界都是独有的，同样的意象对于不同的人可能具有完全不同的意义。当然弗洛伊德与荣格对意象含义的解释可以作为治疗师尝试理解来访者意象时的参考，但决不能把它们作为"字典"来对来访者的意象进行"翻译"。

我要再次强调，在音乐的想象中，体验是第一位的，而对想象内容的解释则是第二位的，是可有可无的。如果没有体验层面上的改变，即使治疗师的解释是正确的也毫无意义。我们在临床上经常会听到来访者说："你分析得可能是对的，但我还是控制不了情绪，一切还是老样子，怎么办呢？"下面是一个不经过分析，体验却成功地发生了改变的案例：

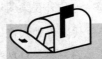

案　例

　　一位中年男子有严重的焦虑症。经过一段时间的治疗，我考虑可能问题出在他的童年经历。于是在后面的治疗中我诱导他进行对自己童年经历的回忆。但是实际上发生的却不是我所设计的路线，他进入了幻想层面的意象中去。

　　我诱导他回到了小时候住过的地方。他看到了自己家的房子。我引导他环视这个小时候生活的地方，看到过去熟悉的各种家具。然而当他看到一个大柜子的时候突然惊了一下，我立即问他感到了什么。他说他看到这个大柜子时感到了一种恐惧。我的大脑立即兴奋了起来，以为找到了什么童年的重要事件。我鼓励他打开这个柜子，他回答说："我不敢"。紧接着他说这个柜子的门自己打开了，我问：你看到了什么？他用颤抖的声音说："我看到了一个魔鬼。"我要求他描述这个魔鬼的样子，他告诉我：穿着一件黑色的斗篷，没有头……（他显然已经离开记忆层面，进入了幻想层面。）

　　在后来连续的治疗中，他都会看到这个魔鬼藏在家里的各个角落，心中充满了恐惧。我努力与他讨论，试图找到这个魔鬼形象的象征意义，但是都归于失败。

　　在一次关键性的治疗中，我试图使用强烈的音乐来推动来访者去与这个魔鬼搏斗，最终战胜这个魔鬼。音乐一开始，他就说："我又看到了。"我握着他的手说："勇敢一点，我和你在一起，让咱们走近一点，看看它到底是谁。"

　　但是他惊叫道："它走过来了！！"我问他感觉怎么样？他回答："我还好。"然后他叫道："它越走越近了！越走越近了！！"

　　正当我不知所措的时候，他突然叫道："它和我合在一起了，我们俩合二为一了！"我连忙问："你们俩合二为一了，你是什么感觉？"

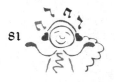

没想到他竟然说："我感觉很好，我穿着黑色的斗篷，身体变得越来越高，越来越高……现在我变得顶天立地，浑身充满了力量，我站在高山之巅，俯瞰着大地，心中充满了自豪与喜悦……我现在感到生活是如此的美好！"

治疗在这种典型的"高峰体验"中结束，我们皆大欢喜。这次治疗后他的焦虑症状基本得到缓解，他本人对治疗的效果非常满意。

但是这个魔鬼究竟象征着什么，我们始终没有搞清楚。当然我们可以抽象地把魔鬼理解为来访者压抑在内心深处的阴暗面和令自己都害怕的一种冲动，但是具体是什么样的阴暗面或冲动，仍然不得而知。然而我们的治疗却获得了成功。成功的原因是来访者内部的体验在想象中得到了改变，而不是由于对这个魔鬼的意象的理解。

记忆类意象

在我的治疗中，有时候来访者在音乐想象中回忆起了过去生活中曾经真实发生过的事件，这些事件有些甚至是早已经忘却了的早期童年经历。在临床治疗中，我经常借助非指导性想象的技术来帮助来访者寻找早已忘却的童年经历，有一个案例给我留下了很深刻的印象：

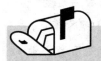

案　例

这是一个近乎完美的女孩子：年轻且非常漂亮，而且是一家很大的公司的老板。然而她给我的第一印象却是强烈的忧郁的神情。根据她介绍的情况来看，她患有严重的抑郁症。当时进入我头脑的第一个想法就是：她一定是在生活中遇到了严重的创伤事件。

但是当我在访谈中问她生活中是否有什么创伤经历时，她明确地否认

了："我的生活一直很顺利，没有遇到过什么严重的不顺心的事情。"那么我的第二个想法就是：可能她童年时代缺乏母爱或者父爱，然而也被她否认了："没有呀，我的父母都非常疼爱我，视我为掌上明珠。"

一时间我茫然了，问题出在哪里呢？我决定使用非指导性想象的方法引导她回忆童年，也许能够寻找到某些早已被忘记的创伤记忆。

经过三次治疗，她开始慢慢地能够较为深入地进入意识转换状态了。第四次治疗的时候，在一段孤独忧伤的音乐背景下，我开始引导她回到童年。

她在音乐中逐渐回忆起很多小时候的生活琐事，直到一段故事引起了我的注意：她想到自己还没有满月的时候，躺在妈妈的怀里，而妈妈正在流泪，因为叔叔家的儿子过满月，屋外来了很多人，很热闹。

她妈妈为什么哭？她说妈妈把她生下来后一看是女孩子，全家都很失望。小时候她长得很弱小，丑丑的，全家都商量把她送人算了。

我请她仔细看看妈妈的样子。她可以详细地描述妈妈的穿戴，甚至妈妈戴了一顶帽子，帽子上的花纹都看得清清楚楚。

音乐想象结束之后，我问她，这些想象是幻想，还是真实的回忆，她说：应该是幻想，因为未满月的情景应该是想不起来的，可能是长大后妈妈曾经告诉过她当时不想要她的事情，于是她就幻想出了这一幕。

我告诉她，其实是不是真实的回忆并不重要，只要体验是真实的就可以了。但是当她在飞机场候机准备回家的时候，忍不住给妈妈打了个电话，告诉妈妈她想象到的内容。电话那头的妈妈震惊了，说：这个音乐治疗是不是太恐怖了？因为所有的情景都是真实发生过的！甚至母亲的穿戴和帽子上的图案都是真实的……

至此，这样一位看起来生活条件和个人条件近乎完美的女孩子为什么会患上严重的抑郁症，答案已经清楚了：当一个孩子一出生就成为不受欢迎的人，这个世界对她来说就是一个不友好的外部环境。尽管她的父母及其他亲人后来逐渐改变了对她的态度，但是人生中最初一段时间（准确地

> 说，一岁半之前）的人生经历已经奠定了她与外部世界的最基本的关系：
> 我是一个不受欢迎的人，而这个世界是一个冷漠的世界。

从上面这个案例可以看到，人的记忆能力其实是惊人的，在特定的条件下（即在意识转换状态的条件下），即使刚出生的记忆都是可能被挖掘出来的。当然，不是每一个人都可以找到早期童年的记忆，但是事实上，在我的临床实践中成功地回忆起早期童年的经历的来访者却并不罕见。这时候，通常更多的是音乐起到了非常重要的作用。寻找早期童年发生过的创伤事件或消极事件的记忆对于治疗早期创伤和由于不良的成长环境所造成的人格扭曲等问题有着重要的意义。如果我们能够找到真实的童年创伤经历的记忆，就可以针对它工作，消除这些事件所带来的消极影响。音乐同步脱敏再加工技术就是专门针对各种心理创伤进行工作的方法，具有非常好的疗效。具体关于音乐同步脱敏再加工技术将在第十二章介绍。

格罗克（Grocke，2007）对于由音乐引起的意象有更详细的分类，见表 6.1：

表 6.1 意象体验的类型

意象体验的类型	举　　例
视觉体验	颜色、形状、部分的场景、全部的场景、人形、人物、野兽、鸟、水（湖、小河、海洋、水池）
记忆	童年记忆、重要的事件、重要的人物、情感以及往事
情绪和情感	全部情绪、情感的范围，包括悲伤、快乐、愉悦、忧虑、恐惧、愤怒、惊奇等
身体感觉	身体部位可能感到紧张或沉重；部分身体可能变得麻木或感到与身体分离；感到身体飘浮起来或沉下去；感到针刺；感到身体变形等
身体运动	与意象的体验有关的表达性身体动作，例如双手做出一个形状、胳膊举起或愤怒的时候紧握双拳

续表

意象体验的类型	举　例
躯体感觉	可能感到躯体内部感觉的改变，例如胸部或心口感到疼痛、看到内脏的颜色或形状、感到全身能量的流动等
听觉感受改变	音乐听起来是从遥远的地方传过来的或感到音乐非常贴近自己，某一件乐器变得非常突出（这可能是一种音乐的移情）
单纯的音乐移情	来访者完全为音乐所吸引
音乐想象和移情	关于最后一次听到某一段音乐的记忆（例如婚礼、葬礼），对自己演奏某一段音乐的回忆或听到这一段音乐为自己演奏的回忆
抽象的意象	雾、几何图形、云团
宗教的意象和体验	被一束光吸走、走进天堂、身处一个大教堂里、一个宗教人物、僧人、神父、一个穿着法袍的女人等
超个人体验	身体变小或变大了；感受到身体深层的改变（例如细胞的改变或身体形状的改变）；或者人变成另外的形状，例如人变成飞翔的鸟或者变成一个重要事件中的人物
原形形象	神话故事或电影中的形象，例如《圣经》中的亚瑟王、罗宾汉、海盗、土著人、巫婆或法师；电影形象例如超人、外星人、飞人、唐老鸭、米老鼠等
对话	来访者生活中重要的人物出现在意象中，往往会带来某种信息，因此可能出现对话的情景。自我的几个方面象征性地变成人的形象（一个躯体或成年人的形象）或者具有某种意义的伴侣（例如一只大鸟，比如老鹰），而这些不同的自我方面之间可能出现对话
自我的阴暗面	出现一个自己直觉上反感的同性人物形象，发现来访者反感这个人物形象代表着自己的什么方面是很重要的，因为这可能正是来访者不喜欢的或者拒绝承认的一部分自我。
象征性形象	一个很长的隧道、一个黑洞、一粒开口的种子等，这些形象或想象可以象征着一个重要的转变时刻；还有一些具有象征性意义的物体，例如一本古书或一个三叉路口，对当事人通常都具有特殊的意义

非指导性音乐想象过程的操作

关于非指导性音乐想象的操作流程，格罗克（Grocke，2007）有详细的介绍。她提出了7个步骤：(1) 使来访者感到舒服；(2) 确定本次治疗的焦点；(3) 选择适当的音乐（由治疗师决定或由双方共同决定）；(4) 提供放松指导语；(5) 观察来访者是否进入音乐；(6) 使音乐想象的体验进行到结束；(7) 促进对来访者的体验的讨论。

具体的做法如下：

◆ **第一步，使来访者感到舒服**。来访者是否舒服取决于治疗室的环境。来访者可以躺在医院的病床上，或坐在椅子上，或者躺在有垫子的地板上。治疗环境应该有利于音乐想象体验的产生，例如一个安静的地方。如果可以的话，在门外挂一个"请勿打扰"的牌子，室内的灯光应该比较暗（这一点在医院的病房里可能无法做到）。要为来访者准备一条毯子，以防止放松之后体温下降，同时提供心理上的保护，以减少他的不安全感。如果对方是躺在床上或地板上，枕头通常也是需要的。

◆ **第二步，确定本次治疗的焦点**。治疗师与来访者讨论治疗中可能使用的焦点（指在音乐开始播放的时候治疗师所设定的情景），这有助于为音乐想象发展出一个类似主题的思路。如果让这个主题成为开放性的（例如"让我们看看会发生什么"），这种抽象的焦点通常会使来访者比较难进入想象的状态，对治疗师来说也比较难于观察来访者可能正经历着什么。相反，确定一个主题（或称焦点），诸如"缓解疼痛"、"身体部位得到愈合"或"我自己的时间"，可能让治疗师比较容易采取适当的放松引导，和选择与主题相配合的音乐。治疗师可以使用这样的问题来与来访者讨论："你今天想把想象的焦点确定为什么？"在与来访者的讨论中，治疗师要首先找到一个感觉：什么东西对这个来访者来说是重要的？然后确定今天的主题（焦点）应该是什么。

◆ **第三步，选择适当的音乐（可由治疗师决定，或由双方共同决定）**。治疗师还可以询问来访者希望为今天的音乐想象选择哪种类型的音乐，例如缓慢的还是中速的，明亮的还是柔和的，古典音乐还是背景音乐？或者由治疗师在自己的音乐库里选择乐曲，可以与来访者商量，也可以不与他商量。

◆ **第四步，提供放松指导语**。选择合适的肌肉渐进放松训练的指导语，放松的时间通常根据音乐想象的时间长短决定。如果音乐想象的时间较短，放松的时间也可以短一些；如果音乐想象的时间较长，放松的时间也可以适当长一些。指导语的一些主要特点，例如正确的语音语调、语言的流畅和柔和、指导语的反复等都是为了确保来访者尽可能地感到舒服。在肌肉渐进放松的指导语末尾，治疗师引入焦点的意象，例如"现在感受你的身体需要治愈的那一部分，让治愈的力量随着音乐进入你的身体"，或者"现在想象一个属于你自己的空间，这个地方可以是你最喜欢的地方或者对你有特殊意义的地方。花一点时间等待这个地方的场景出现在你的脑海里，并且让音乐为你带来这个地方的感觉"。

◆ **第五步，观察来访者是否进入音乐**。通过观察来访者的身体动作和面部表情的变化来掌握他的音乐想象的体验。治疗师可以通过观察对方的身体是紧张还是放松，是在皱眉头还是面部表情非常放松和平静，来感受来访者可能经历或体验着什么。在音乐结束后，治疗师可以就自己所观察到的现象与来访者讨论。

◆ **第六步，使音乐想象的体验进行到结束**。为了让来访者有一个完整的音乐想象的体验，在音乐结束后，治疗师应该等待大约30秒，或者等到最后一个音符完全消失后，说："音乐已经结束了，让自己保持刚才的想象（这促使来访者更加注意到自己的意象和体验），然后逐渐让这些意象消失"，然后治疗师将来访者带出这种深度的放松状态，可以说："想一想我们现在所在的房子，感受一下身下的床（或垫子、椅子），活动一下你的双脚和双手，伸伸懒腰，在你准备好了的时候可以睁开你的眼睛。"

◆ **第七步，促进对来访者的体验的讨论**。与来访者在讨论中对想象体验进行总结。在询问来访者问题之前应该给他留出几分钟以便从放松状态中恢复过来。在放松状态下，大脑的分析能力会降低，所以来访者在寻找词汇来表达自己的体验的时候会感到困难。当来访者看起来恢复正常时，治疗师可以使用开放式的问话："你感觉怎么样？"稍后治疗师还可以问："音乐给你的感觉如何？"这样的问题非常有助于治疗师了解来访者对音乐的偏好，以及他对特定类型的音乐的反应如何，有助于在今后的治疗中对音乐的使用。治疗师还可以让来访者通过绘画把自己的音乐想象呈现出来，可以是自由绘画，也可以采用一种被称为"曼陀罗绘画"（在一张纸上画出一个圆圈，来访者可以在圆圈内绘画，也可以把这个圆圈作为一个参照点来绘画）的方法。

从操作过程来看，似乎非指导性音乐想象比指导性和半指导性音乐想象要简单容易一些：让来访者躺下来，先做放松，然后播放音乐，让来访者自由想象，治疗师并不施加任何干预，直到音乐结束之后，唤醒来访者，然后对其想象的内容和体验进行讨论。但是由于这种方法会引发来访者的负性想象和体验，很多压抑下来的消极情绪会释放出来，所以要求治疗师受较好的训练，有较多的临床经验以及一定的心理治疗理论知识。

注意事项

1. 非指导性音乐想象的方法并不适合所有的人。首先对患有精神分裂症的病人绝对禁止非指导性音乐想象。幻觉和妄想是精神分裂症的常见症状，而音乐想象很容易诱发他们的这些症状，使病情加重。他们无法区分想象与现实的区别，很容易将在音乐中想象到的消极甚至怪诞的内容带回日常生活中去，并坚信它们都真实地发生过。

2. 另外，对经历了严重的创伤事件后不久，情绪和心理都还没有稳定下来，处于应激反应期的来访者也禁止使用非指导性音乐想象。他们通常在理性状态中还能够自行控制情绪，但是一旦进入意识转换状态就很可能情绪失控，并很容易对其造成二次伤害。

3. 最后，有些人呈现高度理性思维的特点，形象思维能力很差，对他们很难使用象征性意象。有些人阅读小说的时候只看情节过程，从来不产生画面想象，例如当阅读《红楼梦》的时候，脑子里从来不会想象林黛玉是什么样子。这样的人的音乐想象会显得格外困难，总是报告说"什么都看不见"。当然，还需要注意区分形象思维能力差与由于心理阻抗而不能产生想象之间的区别。有些人由于强烈的自我保护意识，害怕面对内心深处的伤痛或核心问题，也会出现"什么都看不见"的情况，但是这些人在进行积极音乐想象的时候并没有明显的困难。对于这样的来访者，"什么都看不见"就是一个重要的信号：他还没有准备好。这时候治疗师应该把重点先放在积极音乐想象，即积极资源取向的治疗思路上。

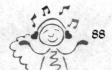

4. 前面阶段的放松要注意根据来访者的具体情况掌握时间。控制放松时间长短的基本原则就是：来访者的情况越不稳定，症状越严重，放松的时间就要越短，甚至可以不做放松。更严重的甚至应该避免躺下，而应坐在椅子上进行治疗。相反，来访者的情绪状态稳定，就可以延长放松的时间，以便对方更深地进入意识转换状态，获得更丰富和更深刻的体验。

5. 音乐的选择和使用要注意根据治疗的目标和来访者的具体情况。如果治疗目标是健康人群的个人成长和自我的内心探索，可以考虑使用结构较为复杂、情绪性较强的音乐，例如西方古典音乐中的交响乐作品。但如果是针对精神病院的病人（例如抑郁症、神经症病人，但是不包括精神分裂症病人）则要注意选择情绪表现的变化单一或较小、音乐结构简单的音乐，例如某些舞剧的选曲，禁止使用完整的交响乐作品，如贝多芬的《第五交响乐》等。记得我刚回国的时候访问过一些精神病院的音乐治疗，看到一些医护人员认为包括精神分裂症病人在内的精神病人情绪都比较低落，生活动力性不强，于是就给病人集体播放贝多芬的《第五交响曲》，认为这样可以"鼓励病人战胜疾病的意志"。我当即警告他们说，这样的音乐结构复杂，动力性很强，很容易引发病人的妄想与幻觉，而他们带着这些妄想和幻觉回到病房，医护人员却完全不能察觉，这是很危险的。

6. 在来访者进入意识转换状态中进行音乐自由想象的时候，治疗师要注意随时观察来访者的表情与身体反应。如果发现有过于强烈的反应时要及时停止播放音乐，立即将来访者唤醒，并起来到室外活动一段时间。一定不要不加干预地由着对方继续沉浸在想象的世界之中，这样会给来访者带来很大的心理伤害。

7. 非指导性音乐想象的时间通常以 15 分钟左右为宜，不宜过长，最多不超过 20 分钟。与对放松时间的掌握一样，来访者的情绪状态或症状越严重，时间就要越短。相反，针对正常人群的自我成长和内心世界的探索的时间则可以适当长一些。

8. 在音乐想象过程结束后的讨论和总结部分，治疗师一定注意不要过度分析，更不要以一个专家的身份对音乐想象的内容进行权威分析。记住，音乐治疗师不是"算命先生"，也不是"解梦者"。每一个来访者的内心世界都是独一无二的，

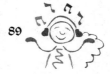

潜意识里的东西异常丰富和复杂，永远没有一个"标准答案"。千万不要认定某种意象就一定代表着什么意思或者说明什么问题，而是要跟来访者探讨，看看对方认为这些意象可能象征着什么或说明什么问题。治疗师可以这样问来访者："你觉得哪些想象引起了你的注意？""哪些想象让你感到了明显的情绪反应？""你认为这些想象以及情绪反应与你的现实生活有什么联系？"当然，有经验的治疗师会根据自己的经验或理论知识对来访者的意象产生一些理解或分析的假设，但是这些理解或假设一定要在与来访者进行讨论中进行验证。如果病人不同意治疗师的分析和理解，治疗师就应该放弃自己的观点。对意象的象征性意义的最终解释权永远在来访者手里，因为他们比治疗师更了解自己。我的信条始终是：体验是第一位的，分析是第二位的。在音乐治疗中，我们可以没有分析，但是不能没有体验。

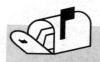

案　例

　　一位中年女性心理咨询师参加了音乐治疗工作坊。在一系列的理论介绍之后，音乐治疗师要请大家体验非指导性音乐想象。治疗师在引导大家进行了 5 分钟的放松训练之后，播放了一段略带忧伤的乐曲。这首乐曲选自一个芭蕾舞剧的片段。治疗师开始引导大家："想象一下，你现在是坐在一只小船上。小船顺流而下，一直漂到一个你想去的地方……你坐着小船顺流而下，看看小船会把你带到什么地方？"

　　在音乐播放完毕之后，治疗师唤醒了大家，然后引导大家分享自己刚才所想象到的内容和体验。这位女性心理咨询师这样描述自己的音乐想象的意象："小船漂到了一个港湾……看到很多人都向一座很大的建筑走去。那是一个剧院。我也走了进去。里面正在上演着一场芭蕾舞剧……我看到舞台上一个女孩在跳舞，好像是个公主……她的舞姿很优美，但是又很悲伤，好像刚刚经历过什么痛苦……她好像受伤了，倒在了地上，她要死了……一个王子上来了，他伸出手要帮助公主，公主也伸出手，可是王子又把手缩了回去，他们就这样反复了好几次……最后王子终于转身离开了，公主留下了绝望的泪水，然后就倒在地上死了。大幕合上了。"

治疗师说："这个王子想帮助公主，但是最后又没有帮助。看起来这个王子既是一个好王子，又是一个坏王子。你在想象这个芭蕾舞剧的时候，是什么情绪感受？"

女心理咨询师回答道："我感到很能理解公主的内心感受，也感到很悲伤。"

治疗师继续问道："你觉得公主的这种悲伤，以及对好王子和坏王子的矛盾感受，与你的现实生活有什么联系吗？"

女心理治疗师想了想，留下了眼泪，说："我丈夫在外面有了第三者，我很痛苦，几次都想到了自杀。我打算离婚，但是心理很矛盾。我很恨他，但又仍然爱着他。他也是这样的，对我还是有感情的，但是心里又爱着那个女人。他几次都对我说要回心转意，跟我好好过日子，可最终还是提出了离婚。现在我完全绝望了……"

第七章

音乐引导想象

音乐引导想象（guided imagery and music，简称 GIM），是由美国著名音乐治疗家邦尼（Helen Bonny）创立的。按照美国音乐与想象协会（Association for Music and Imagery，简称 AMI）的定义：音乐引导想象是"以音乐为中心的对意识进行探索的，用特定排列组合的古典音乐来持续地刺激和保持内心体验的动力的一种方法"（AMI，2000）。音乐引导想象的理念基于人本主义和超个人心理学的理论，强调个体的自我意识和音乐对自我的发展的影响。音乐引导想象使用西方古典音乐组合来帮助来访者进入自我的内部体验，继而关注内部体验，最终达到治疗的目的。音乐在这里为体验提供了结构和方向，促进情绪、情感的释放，并促进高峰体验（Bonny & Pahnke，1972）。音乐的使用以治疗为目的，起到作为促进潜意识活动释放的刺激物的作用。而这些潜意识的活动包括与被治疗对象的现在和过去经历有关的想象、情绪、思想活动。音乐的各种因素，如乐曲的形式、音量、音色和节奏为体验提供了可预知的结构，因此为来访者提供了安全感，而这种可预知性和安全感反过来又促进来访者面对自己的情绪困扰和潜意识的活动，而面对潜意识的矛盾又进一步促进了情绪的释放和对自我内心的理解，最终导致行为的改变（Burn & Woolrich，2004）。

音乐引导想象的历史和发展

在 20 世纪 70 年代，美国马里兰州精神病研究中心进行了一项研究，研究者试图

通过使用一种被称为"LSD"的药物在毒品依赖者身上制造出类似毒品所带来的高峰体验，以便用来代替毒品。音乐治疗家邦尼博士从自己演奏小提琴时的高峰体验获得了灵感，尝试用音乐与放松相结合的方法来增强 LSD 所造成的高峰体验，因此，她在用 LSD 的治疗过程中开始使用音乐。音乐所带来的好处很快就被实验者们注意到了：音乐可以促进注意力集中，使来访者的注意力更加集中在自己的体验上。

后来，LSD 的实验被美国政府禁止了，于是研究者的研究焦点集中在了对音乐作用的探索上。他们研究音乐本身是否就可以引导来访者达到高峰体验。研究的结果果然证实了音乐可以引导来访者进入较深层的意识层次，并引发高峰体验。到 1974 年，音乐引导想象治疗所使用的音乐组合和治疗程序就基本形成了（Burn & Woolrich，2004）。

现在，在美国成立了音乐引导想象的行业协会，即美国音乐与想象协会，负责音乐引导想象治疗师的资格认证和培训项目。每一个希望成为音乐引导想象治疗师的人都必须完成初、中、高级的培训课程，并完成大量的文献阅读，然后接受由有资格的音乐引导想象治疗师进行的 25 次治疗，以及 25 次具有培训师资格的音乐引导想象治疗师的现场督导，再完成 60 次临床治疗实践，最后经过考核，才能获得音乐引导想象治疗师的资格。所以这是一个非常严格的培训过程，通常需要花费 3 ~ 4 年的时间才能完成。

音乐引导想象的心理学理论基础

音乐引导想象从本质上来讲，也是属于非指导性音乐想象的技术，不过它的治疗思路包含了积极资源取向和问题取向。音乐引导想象的心理学理论基础包括人本主义心理学、超个人心理学，精神分析理论取向的治疗也可以用来探索和发现童年的问题。

音乐引导想象方法是根植于人本主义心理学和超个人心理学理论基础之上的。这些心理学方法的目的在于增强个体对自我的体验和了解。人本主义心理学的早期理论基于著名心理学家马斯洛所提出的被称为"自我实现的金字塔"的理论。这个理论认为，每个人的需要是从基础的生理需要逐步发展到复杂的自我实现的高层次需要的。自我

实现是一种试图达到最大的人类潜能的自发的动机体系。人本主义心理治疗试图帮助个体在体验中完成这一过程（Maslow，1968）。"在意识转换状态中聆听音乐可以引发内省式的高峰体验，进而帮助来访者达到自我实现的目的"（AMI，2003）。

超个人心理学是人本主义心理学的一个延伸，它的目标在于帮助来访者获得对自我的更广阔的感知。在超个人心理学的治疗过程的体验中，来访者被鼓励实现自己的基本需要以及情绪的、心理的和精神的需要。通过这些需要被满足，来访者能够把自己作为一个完整的个体来理解，以达到对自我的最佳认同和获得自我的实现。在治疗中的体验促进了来访者对自我内部的体验，并更好地理解自我的内部世界，以及增强其在包括超个体领域中的自我认同。这种对自我内部的探索过程可以使来访者更加智慧或变得更完整和优秀（Vaughan，1979）。

超个人心理学的一个主要目的就是促使来访者释放自己内部的资源。超个人心理学认为，所有来访者都具有自然的自愈能力和独立成长的潜力。因此治疗师不是试图解决来访者的问题，而仅仅是帮助他们通过内省来获得对自我的了解和认识。通过超个体心理治疗，来访者能够超越自我水平上的意识局限性，通过想象和梦境来体验到对自我更加完整的了解。这些想象包括神化的、原形的和象征的内部体验形式。通过这些想象，来访者体验现实中的自己。他们能够看到自己被分割的不同人格部分，并解决内部的矛盾，然后通过重新整合的过程进行加工，并超越自我的界限（Vaughan，1979）。

超个人心理学的体验的最终目的是超越自我，让来访者认识到自己并不是"完全孤立的，而是作为某些更大的、先天固有的联系在一起的、相互关联的事物的一部分"（Vaughan，1979）。来访者首先要理解自己是如何通过关系成为紧紧纠缠在一起的这个世界的一部分的，然后他必须接受自己在这个世界中的目的和责任。一旦他们理解了自己和这个世界，他们就获得了个体的自由感觉、内心的方向感和责任感（Vaughan，1979）。

当然，也有一些治疗师通过音乐引导想象的途径帮助来访者追溯和退行到童年时代，寻找童年时期的创伤经历。这种取向就是精神分析的取向。精神分析学派的创始人弗洛伊德认为，成年期的很多精神症状都是由于童年的经历以及早期性心理发育受阻形成的，而后来的精神分析学派延伸出很多其他的流派，例如客体关系的精神分析流派，他们认为成年期的大部分心理和精神问题是由于早期儿童与父母的关系（被称为客体关系）受挫造成的。但是音乐治疗师并不如同精神分析师那样将对潜意识意象的分析作为工作的目标，音乐治疗师并不注重分析，而是注重体验的改变。

想象代表着由心理内部的矛盾所引发的各种形式的情绪情感反应（Burns & Woolrich, 2004）。高德伯格（Goldberg, 1992）提出了一个理论，她认为在音乐引导想象治疗中所产生的情感情绪活动是自主神经系统的唤醒造成的，而这个唤醒形成了想象。随着音乐情绪的变化，人的情绪也会发生变化，进而影响到意象的运动变化。神经系统的刺激来源于听觉神经所传送的音乐刺激，由外耳到达耳蜗核[*]，然后上传到下丘脑部位，最后到达网状神经系统。网状神经系统从大部分脑干一直延伸到丘脑，最后到达下丘脑。下丘脑是边缘系统的一部分，与人的免疫系统的反应有关。关于边缘系统对音乐信息在大脑中的加工过程的作用目前还知之甚少，但是我们已经知道在聆听一段音乐的时候所感受到的情绪是在边缘系统进行加工的。

当音乐唤醒了神经系统时，就可能引发和支配来访者的某些情绪，而这些情绪可能是在意识中或潜意识中的。如果这些情绪是没有被意识到的或不能承受的，它就可能以想象的形式出现。在这个过程中，音乐始终构成一个环境，当来访者沉浸在自己的想象中的时候，音乐就会退后成为背景而不被意识到。而当想象的内容模糊的时候，来访者对音乐的意识就会增强。如果音乐不支持想象的内容，情绪的表达就可能失当。当来访者的情绪发展，想象也会随之发展（Burns & Woolrish, 2004）。

音乐引导想象的工作程序

邦尼（Bonny, 1978）提出了音乐引导想象的四个基本部分：预备性会谈、导入、音乐聆听和后期整合。这些过程与非引导性音乐想象看起来很类似，其主要的区别在于在音乐引导想象的音乐聆听中，治疗师与来访者一直保持着对话。

---

[*] 耳蜗核是听觉通路的组成部分，是听觉中枢的最低级核团，是整个中枢神经系统对听觉信息处理的起始。耳蜗核来自第八对脑神经：前庭耳蜗神经的耳蜗神经部的所有神经纤维抵达同侧的耳蜗核，并在耳蜗核内的神经元形成突触。因此，所有的听觉信息都必须经过耳蜗核的中继和处理。不过，虽然耳蜗核是耳蜗神经的唯一目的地，但是耳蜗核却同时接受其他来自非听神经，甚至非听觉的神经传入。

预备性会谈

在预备性会谈中，治疗师询问来访者来访的动机和原因，以及现在和过去所经历的困扰或消极、伤害的事件，当然还会了解来访者的家庭背景、职业情况、成长经历等可能与来访者当前所面临的问题有关的所有信息。第一次会谈的时间可能会稍微长一点，而以后每次会谈时间不应该超过 30 分钟。除了让治疗师更多地了解来访者之外，会谈还有一个重要的目的就是激活来访者的情绪。所以在会谈过程中，治疗师并不试图通过谈话解决任何问题，而只是呈现问题和激活情绪。当治疗师看到来访者在讲述自己的问题的时候出现了明显的情绪反应，例如悲伤、哭泣、焦虑或愤怒等，就可以进入下面的程序了。

导　入

导入也就是我们前面所说的肌肉渐进放松训练。其目的与所有的音乐想象一样，是帮助来访者进入意识转换状态。

音乐聆听

音乐聆听是音乐引导想象过程中的核心部分。在肌肉放松之后，治疗师开始播放预先选择好的音乐组合，并为来访者呈现焦点：用语言暗示某个场景。例如："当音乐响起的时候，请开始想象，你来到了一个森林，到处都是茂密的树木，阳光通过树叶星星点点地照在地面。你走在柔软的落叶上，很舒服。请你看看周围的景象……请告诉我，你看到了什么？"来访者可能按照治疗师指示的方向进行自由想象，在想象中进行一次森林里的探险。但是有时候来访者并不按照治疗师指示的方向进行想象，例如治疗师暗示走在树林里，但是来访者却想象走在海边的沙滩上。在这种情况下，治疗师会跟随来访者的想象方向，而并不强求来访者按照自己设定的方向进行想象。来访者不断报告自己想象到的内容，而治疗师的任务就是按照来访者想象的内容和治疗目标来深化和推动来访者的想象。治疗师询问来访者想象到的细节，细节越丰富，则意味着来访者进入想象的世界中越深入。治疗师还会询问来访者内心的情绪感受和躯体感受。总的来说，这时候语言干预的方法也是按照 VSEB 的模式来进行的。

音乐组合中的乐曲都是从西方古典音乐作品中节选出来的，并且按照治疗的需要进行排列组合。音乐通常持续 30 ～ 40 分钟左右。

后期整合

后期整合是指在音乐结束后，治疗师唤醒来访者，然后与来访者针对想象的内容和与之相关的情绪、躯体体验进行讨论。讨论的焦点应集中在：

1. 有哪些意象引起了你的注意或兴趣？
2. 有哪些意象引起了你的情绪和身体反应？
3. 你认为这些意象与现实生活有什么联系？
4. 你认为这些意象有什么象征意义？通常音乐引导想象治疗师并不热衷于分析来访者在治疗中所呈现出来的意象的意义，而更关注来访者在治疗过程中经历了什么样的体验，这些体验在持续的治疗过程中产生了什么样的变化。

林克（Rinker，1991）在她的一个案例中描述了来访者的想象是如何从消极和荒凉转变为积极和痊愈的。这个来访者的第一个想象是火辣辣的沙子在喉咙里。她认为这个想象与自己的家庭有关。她所受到的家庭教育之一就是不要表达自己的情感和内心矛盾，所以每次当她想表达自己的时候，这种喉咙里有沙子的感觉就会出现。因此沙子象征着她对自己情绪的压抑。在治疗过程中，她的想象开始改变，在痛苦的情感经历中，她像一个孩子在逐渐成长。这意味着她的自我意识变得越来越强。在一次关键的治疗中，她开始哭泣，而她的眼泪被想象成为"被蓝色和紫色的彩虹环绕着的金色的眼泪"。沉默一段时间后，美丽的笑容出现在她的脸上。该来访者报告说：沐浴在阳光下，想着自己所经历的一切，感觉真好。

因此，音乐引导想象的治疗更强调头脑中的意象的改变，以及由于头脑中意象的改变所引起的体验和情绪改变。这与精神分析治疗的思路和认知治疗的思路有很大的不同。精神分析认为，个体现在的问题和困扰是由于过去的、常常是童年时期的有害经历造成的，只有消除了过去经历中的有害影响才能改变个体今天的问题；认知治疗认为来访者的情绪障碍是由于头脑中存在的认知误区或者对生活环境和事件的错误认知造成的，必须改变来访者头脑中的错误认知和价值体系，才能最终改变来访者的情

绪问题。但我们在心理的临床治疗上常常看到的情况是：我们找到了引起情绪困扰的原因，即早期消极经历或头脑中的错误认知，但来访者的症状或情绪困扰依然存在。音乐引导想象治疗师相信只要人的体验改变了，人的情绪自然也就被改变了，而这些改变是通过在音乐自由联想中所产生的意象的改变来完成的。当头脑中的意象改变了，情绪自然会发生改变，这时候是否找到了造成问题的原因（包括过去的有害的经历或者错误的认知体系）就变得不重要了。

音乐引导想象的音乐

邦尼及她的追随者在 20 世纪 70 年代创立音乐引导想象之后的 20 年中，从经典的西方古典和浪漫主义音乐作品中选择符合治疗需要的音乐片段，然后按照治疗目标进行重新组合，至 80 年代逐渐形成了一整套音乐引导想象音乐组合。这套音乐组合共 17 盘磁带，其中 13 盘是邦尼亲自编辑的，其余 4 盘由其他同事完成。1989 年在制作金属母带的时候又增加了 3 盘，于是就有了 20 盘磁带为一套的音乐引导想象音乐。这套音乐在当时的音乐引导想象培训中被广泛使用。

但是在 1992 年美国国会通过了一个有关音像制品版权的法律，邦尼的这套音乐引导想象音乐便成了违反版权法的产品。为了解决这一问题，布鲁夏决定购买所有音乐作品的版权，并制作成 CD 光盘。但是在购买版权的过程中发现，很多音乐作品的版本已经从市场上消失，无法买到版权了。即使同样的乐曲，不同的版本、不同乐团的演奏、不同指挥家的指挥，风格和效果也非常不一样，无法继续使用。于是布鲁夏又开始寻找能够替代原来乐曲的新的音乐作品。如此一来就形成了与原来邦尼的音乐引导想象音乐有很大不同的、新的布鲁夏版本的音乐引导想象音乐组合。经过大量艰苦的工作，这一套音乐引导想象音乐 CD，《想象音乐》（*Music for the imagination*）于 1996 年正式出版发行，包括 10 张 CD，共 25 个音乐组合。这个版本的音乐引导想象音乐 CD 从此便成为音乐引导想象治疗师最常用的工具。

音乐引导想象治疗师的培训

音乐引导想象的培训是一个极为严格和漫长的过程。通常，音乐引导想象的培训课程分为三期。第一期 7 天左右时间，第二期和第三期均为 15 天左右的时间（不同培训师的时间设置会有一定不同）。每一期之间通常间隔至少半年到一年。在间隔的期间，学员需要完成大量的实践和督导，并阅读大量的有关文献、报告案例。总的要求是完成所规定的文献阅读，完成 60 个案例报告，其中 25 个案例必须有具有资格的音乐引导想象督导师的临场督导。此外，学员还必须完成 25 次个人体验性治疗，即由有资格的音乐引导想象治疗师对学员进行深入的系统治疗。学员不但可以从中深入地了解音乐引导想象治疗的完整过程，从来访者的角度体验音乐和音乐引导想象的深层次内部体验，更重要的是首先通过这种体验性的自我治疗解决治疗师自身所存在的问题。每个人都或多或少存在着不同的心理问题和障碍，而治疗师只有解决了自己的问题之后，才能真正地帮助来访者解决他们的问题。如果一个治疗师连自己的问题都不敢触碰，不能解决，他是不可能帮助来访者解决问题的，否则不但会损害来访者的利益，造成新的问题，而且在治疗过程中，来访者所带来的各种经历和问题迟早会引发治疗师自身的问题，从而造成治疗师的最终崩溃。所以通常音乐引导想象的学习过程是一个充满艰辛体验的过程，学员需要在这个过程中充分地打开自我的内心，深入探索自我内心深层情感世界，勇敢地直面自己不愿意面对的阴暗面和伤痛，最后获得新生。很多学员恰恰就是过不了这一关而中途退出。他们只想学习音乐引导想象的技术，只想治疗别人，却不敢面对自己的问题，最终无法完成学习，中途败下阵来。所以能够最后完成音乐引导想象训练的人并不是很多。

需要说明的是，音乐引导想象是音乐治疗中的一个专门技术，并不是音乐治疗师必须掌握的技术。在美国的近 5 千名国家注册音乐治疗师中，仅有不到 200 人同时具有音乐引导想象治疗师的资格。相反，在现有的音乐引导想象治疗师中，有一部分是有心理学和医学背景的人士，但他们并不具有音乐治疗师的资格。

以上仅仅是极为简单地介绍了音乐引导想象方法，帮助读者大致地了解音乐引导想象。如果想要真正掌握音乐引导想象的方法，还需要进行深入长期的学习和培训。

音乐引导想象培训过程中所需要花费的金钱和时间以及面对和开放自我的勇气，都是需要事先认真考虑的因素。

案 例

A女士，34岁，已婚，大学毕业，现为外企职员。她身材消瘦，愁云笼罩着一张苍白的脸，美丽的眼睛黯淡无光。她在述说情况时面部始终没有表情，但我仍然可以从她的眼睛深处看到一种深深的悲哀。她告诉我，她从上初中时就有了抑郁状况，情绪总是很低落，尽管学习成绩很好，但仍然很自卑，觉得自己不如别人。"我总是记得小时候别人说我丑陋、猥琐、脏，像个农村来的孩子。"虽然并没有做过什么坏事，但她心中总是充满了深深的罪恶感，总觉得自己"恬不知耻"地活在世上。特别是当她刚毕业后到一家公司求职，受到总经理的欣赏，做了总经理秘书，可是才几天就莫名其妙地被下放去当营业员，从此"恬不知耻"这几个字便深深地印在了她的脑子里，在工作中总是恨不得有一个地缝能钻进去。一次在公共汽车上，她脑海里突然跳出了"罪孽深重"几个字，觉得这几个字准确地描绘了自己，于是就再也摆不脱这个阴影了。她7岁时曾自杀未遂，现在也常有自杀的念头，但没有胆量实施，所以很羡慕那些已经自杀的人，觉得他们很勇敢。

根据以上情况，我诊断她患了抑郁症。根据精神分析的客体关系理论，抑郁症的问题起源应在幼年时期，因此我又询问了关于她母亲的情况。她说，母亲在她出生不久就患了精神分裂症，在她年仅7岁时就去世了。现在母亲是什么样子她已经不记得了，跟母亲在一起的那段生活也不记得了。

我决定把对童年经历的探索作为治疗的重点。治疗方法是先在缓慢放松的音乐背景下对A女士进行放松训练，在她进入意识转换状态后开始播放音乐引导想象音乐组合。在播放音乐的同时，引导她对童年生活场景的回忆。治疗每周一次。

第一阶段

第 1 次治疗，我使用了一组带有明显忧伤情调的音乐，并引导她产生对童年住过的房子的回忆。A 女士表现出了明显的本能抗拒，没有出现明显的关于童年的创伤经历的回忆或联想，但是出现了对一些生活琐事的联想，都带有沉闷压抑的情绪。她在治疗中途自动清醒过来，治疗中断。但有一个情景引起了我的注意：A 女士在 4 岁时曾在街上走失，被一个老太太收留，并在老太太家中住了一周。这一周时间不但没有让她着急害怕，反而成为她一段愉快的回忆。这种反常的体验告诉我，问题出在幼年经历的猜想可能是对的。为了不给她太大的压力，后来两次治疗我选用了一些曲调优美、较为平和的音乐。这两次出现的回忆联想以三四岁时沉闷单调的生活琐事为主，但第 2 次结束前 A 女士感到头疼，并开始流泪，连说："不想回到过去了！"第 3 次的后半部分终于出现了关于母亲的回忆，但她看不清妈妈的面容："妈妈跟爸爸吵了架，跑出去了……天黑了，邻居把妈妈架了回来。不想看到妈妈，觉得她好像从来没有存在过，不记得她了，不想看见她了。"A 女士清醒过来后，我们进行了讨论。她告诉我："上初中时常有人问我，还记不记得妈妈？我最恨别人问我这个问题了。从小就觉得妈妈活在世上是不应该的，以至于后来觉得自己活在世上也是不应该的。"A 女士对母亲的这种态度让我感到震惊，同时也知道，我想寻找的东西就要浮出水面了。

经过三次治疗后，A 女士感到情绪更加压抑，心里烦躁而不安。我告诉她，这是因为她的潜意识感到了对回到童年的强烈不安，说明我们已经在接近实质问题了。A 女士对此半信半疑。

第二阶段

第 4 次治疗我仍使用优美平和的音乐，但特别加入了一些具有母性特

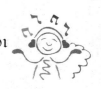

点的女声片段,试图强化她对母亲的回忆。她的回忆是这样的:(2岁时)"我一个人孤孤单单地睡在小床上,时间好像凝固了。我看着墙,慢慢地看到好多狰狞的鬼。我不敢哭,也不敢大声出气,一动也不敢动……不知过了多长时间,听见门外有妈妈的声音,可我觉得心如死灰,根本不告诉她刚才墙上有鬼,他们根本不关心我,告诉他们也没用。下次他们还会把我一个人丢在家里,不管我在家里会怎么样。他们为什么把我带到这个世界?好想哭,可是哭不出来……"等她醒过来后,告诉我:"今天的感受很真实,这种感觉从小一直延续至今。"我知道,治疗开始进入实质性的阶段了。这次治疗后,A女士明显感到了轻松。

第5、6、7次治疗中使用的音乐越来越充满了忧愁悲伤的情调,出现的回忆联想内容则主要以她在2～4岁左右痛苦、孤独、压抑的生活为主:母亲由于患有精神分裂症,已经没有能力照看自己的孩子了。可怜的孩子每天只能望着墙上幻想中的魔鬼,"我知道它们不会伤害我,这个世界上没有人和我玩,只有它们才和我玩。爸爸妈妈才伤害我,他们回来就吵架,也不管我。我宁可和这些墙上的鬼做伴。""我从床上掉下来,想爬上床去,可是床太高了,怎么都爬不上去。我哭了,可是妈妈听不见……""妈妈总是呆呆地坐在窗前,眼睛空洞地望着窗外。她看不见我,我们生活在两个不同的世界里。我饿了,可是我不哭,哭也没用,她根本听不见。对我来说她不存在。我真希望自己没有出生。"

A女士的这几次治疗一直是伴随着泪水进行的。随着她的哭诉,我的脑海里出现了一个悲惨的图景:可怜的孩子从出生就没有得到她应得的爱护和温暖。很明显,A女士的抑郁症源于早期情感剥夺的生存环境,这给她的心灵留下了深深的烙印。当一个婴儿来到这个世界时,没有任何生活能力,全依靠抚养人,特别是母亲的爱护才得以生存,孩子与母亲的关系是婴儿与外部世界建立起来的第一个关系,也是第一个人际关系,这一关系将影响他一生的人际关系模式和与外部世界的关系模式以及基本生活态度。我甚至很惊讶她顽强的生命力,因为在这种恶劣的生存环境中的孩子

即使能够活下来，也很可能成为孤独症患者，而她却完成了高等教育，成为一个有知识、有能力的人才。

第三阶段

　　经过前面的治疗，A女士的情绪状况有了明显的好转，她感到轻松多了。我决定加大对其早期经历探索的力度，因此从第8次治疗开始，我使用了痛苦和充满激烈情感矛盾冲突的音乐。令我意外的场面出现了：

　　在意识转换状态下，A女士回到了不到1岁的时候。"那是一个恐怖的夜晚，我躺在床上，家里的气氛很紧张很恐怖，好像要发生什么事情，大人们都特别恐惧，没有人睡觉……院子里来了很多人，他们好像在威胁我们。我有一种很难受的感觉……看见地上有什么东西，像是破衣服，大家都围着看。地上的东西在动，是个人，他站了起来，又倒下了。地上全是血，那人身上也全是血……爸爸很悲愤的样子，但又不敢说话。妈妈紧紧地抱着我，她的身体在抖……大人们都很沮丧地坐着，谁都不说话，都在等待着什么。我们好像被这个世界抛弃了……天亮了，地被冲干净了。我不知道发生了什么，但知道一定是一件很大的事，以后我再也没法摆脱它，那件事深深地印在我的脑子里，我再也不能摆脱它了。我头痛欲裂，不能想了……"

　　A女士清醒后，依然惊魂未定，并且仍然无法回忆起当时到底发生了什么事情。在后来的治疗中，我再三试图帮助她继续回忆这个恐怖事件，但只是出现了更多的细节，而仍然没有搞清到底发生了什么事情。最后A女士按照我的建议，回家向爸爸询问了究竟。最初，她父亲对此讳莫如深，后来告诉她，那是在"文革"中她的姥姥姥爷在院子里被红卫兵活活打死时的情景。她的母亲精神受到极大刺激，不久后就疯了，这个家从此就毁了。我的心灵被深深地震撼了，为这个不幸的家庭感到悲哀，也为这个不幸的母亲感到悲哀。我默默地等待着A女士对自己母亲的理

解和同情。

第四阶段

在这一阶段中，我使用的音乐仍然以痛苦和矛盾冲突的音乐为主。从第 15 次治疗开始，A 女士的精神状态发生了明显的变化，抑郁的情绪得到很大缓解，对待生活和工作的态度也积极多了。在这一阶段的治疗中，她的回忆虽然仍以童年压抑痛苦的生活往事为主，并表达出悲观绝望的情感，如在第 13 次治疗中她表示："我觉得我所受的一切惩罚都是应该的，一切痛苦都是应当的。我这样的人就不应该活在世界上。"但是我注意到一些积极的因素开始出现了。例如在第 14 次治疗中她说："我不相信生活就是这样，总有一种理由让我活下去……我想等我长大了一定不能再过这样的生活，等我有力量了，一定要过一种新的生活。"在第 15 次治疗中她说："我心里一直有一层光明不曾毁灭，有时我能看见它。为了它我才能活下去……我一定要走出这个世界，即使只有万分之一的希望也要走下去，不能死，死了就毫无希望了。希望是那么渺小，但是真的不能放弃。谁来给我这种勇气和力量？"

我一直期待的那次终于来到了：（第 16 次）"还是那座房子，水泥的台阶、窗台，墙皮剥落了，门打开了，妈妈坐在床上，她一句话也不说，眼睛空洞地向外看着……这是我的妈妈，和别人的妈妈太不一样。我觉得她的内心其实也很苦，她连自己都照顾不了，所以我没有期望她能给我爱……看见一些人把她揪起来，一人拉着一条胳膊，她毫无反抗能力。其实她和我一样，在这个世界上都是异类。她经常去冲撞这个世界，但最终是个失败者……没有人理解和同情她，婆婆老说她是"以疯撒邪"。其实我也对不起她……妈妈死了。她死时我都没有哭。大家都说她不好，我也觉得她不好。（痛哭）我对不起妈妈！"

我为她感到高兴，不仅仅因为她终于理解了自己的妈妈，更因为在她的内心深处，长期冰冻着的、人类最基本和深厚的对母亲的情感终于解冻

了，她童年的创伤也就要痊愈了。

A女士的精神状况越来越好，很少有低落或焦虑的情况出现了，工作态度也越来越积极。她告诉我，有一天，从来不愿意主动与生人说话的她居然与街上一位修自行车的师傅聊了20分钟，她心里特别高兴，也很惊奇自己的变化。在那次治疗结束前，她突然说："我回去要做一件事——改变领导对我的看法。"

最后一次治疗是第19次，我引导她在优美恬静的音乐中来到一片湖水旁，看看水中自己的倒影，因为这样可以反映出她对自己的认识和接受程度。

"我看到了草地上的一片湖水，有点犹豫，想过去看看。（流泪）看到了自己在湖水里，白白的、挺文静的样子，为什么别人会不喜欢我？为什么从小他们就告诉我，说我丑、说我坏？我觉得不管别人怎么说，我都要爱护自己。我下了决心，任何人说什么也阻止不了我。我要活得对得起自己……我向草地走去，心里很宁静，但是有点害怕。（我问：怕什么？）可能是怕别人。他们不许我爱自己，他们都说我是不重要的，他们总是用各种方法摧残我……我下定决心，不接受别人对我的侵犯，我要对自己好一点，为自己做些事情（流泪）……"

一个月后，A女士高兴地在电话中告诉我："昨天早上我出门，看到天空那么晴朗，阳光那么温暖，听到小鸟在歌唱，我心中突然出现了一句话：'生活这么美好！'我真的好感动，因为我从小到大从没有过这种感觉。"从一个觉得自己"罪孽深重"、活在世上"恬不知耻"的人，成为接受自己、热爱生活的人，这是一个多么令人高兴的变化。我深深地为她祝福。

第八章

音乐系统脱敏

音乐系统脱敏是从行为主义心理学的方法技术中引申出来的，通常可以有效地消除或缓解焦虑和恐惧，特别是对于非伤害或威胁的物体或环境产生恐惧的过敏反应有较好的疗效。行为主义认为，人类的行为，包括变态的行为和症状都是后天习得的。例如，恐惧症通常是由于个人经历中曾经有过被某种动物或物体所伤害或恐吓的经验，然后将这种恐惧逐渐泛化到更多的场所或物体上面。在行为主义心理学的创始人约翰·华生（John Watson）的一个著名实验中，让一个婴儿面对一只小白鼠，起初婴儿对白鼠毫无恐惧，并与白鼠玩耍，但是后来当婴儿试图触摸白鼠的时候，实验者突然在他的身后发出一个很大的声响，使婴儿受到惊吓。很快婴儿就对白鼠产生了恐惧。而在后来的日子里，婴儿不仅仅对白鼠有恐惧反应，而且逐渐对小狗、兔子甚至戴皮毛的衣服都产生了恐惧。所以，行为主义认为，变态的行为和一些疾病的症状都是可以通过后天学习而习得的，因而也会通过后天的学习而消退。

对生活环境中的非伤害性物体或场景产生恐惧或过敏反应，这种现象在现实生活中非常常见。例如很多人怕老鼠、蟑螂、小猫、小狗甚至带毛的玩具等，也有些人害怕考试、在公众场合演讲、与陌生人说话，某些演员害怕舞台，运动员害怕比赛，等等。其中较为严重的可能发展成为恐惧症，例如，广场恐惧、社交恐惧、幽闭恐惧、黑暗恐惧、不洁恐惧（洁癖）、恐水、恐血、恐注射、恐高、恐惧各种动物，等等。这些恐惧的基本特点就是当事人在理智中明明知道那些物体或情景其实对自己并没有伤害，恐惧是没有道理的，但是却无法控制自己的心理和躯体反应。特别是当某些特

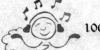

定的恐惧对象在日常生活中不可避免地经常出现时，正常的生活和工作就会受到很大的影响。例如，当事人明明知道在现实环境里细菌无处不在，这完全是正常的，但是却无法控制自己反复洗手或洗澡的冲动。

心理学将紧张焦虑分为特质性焦虑和状态性焦虑两种类型：

◆ **特质性焦虑**，是指紧张焦虑的反应与人格特质有关，也就是说当事人的人格特质中有比较容易紧张焦虑的特点，会对生活中的很多事物产生紧张反应，因而能够引发焦虑的刺激源是多重的，生活中能够引起当事人紧张焦虑反应的事物和情境很多。

◆ **状态性焦虑**，是指引发焦虑的刺激源是单一的，可能与某次生活经历有关，而与人格的特点无关。也就是说，当事人仅仅对生活中的某一个场景或物体产生焦虑反应，并无泛化的现象。另外，与其他的心理学流派的治疗思路有一个很大的不同，行为主义流派的治疗师通常不关心造成症状或障碍的原因是什么，他们只关心如何消除可观察到的症状。他们认为，如果一个人的所有症状都消除了，就不能说他有病了。所以，系统脱敏方法的焦点直接集中在消除紧张焦虑或恐惧这些可以观察到的症状上，而不去追究和探索引发问题的原因。

行为主义心理学中有一个"交互抑制"理论，该理论认为一个人在同一时间内不可能同时存在两种矛盾或对立的情绪和生理状态，不可能同时既放松又紧张。如果紧张了就不可能同时放松，如果放松了就不可能同时又是紧张的。如果一个人对某些情境或物体有过度的紧张反应，他可以通过学习如何放松身体来消除这些不正常的过度紧张反应。

系统脱敏就是建立在这种理论基础上的一种技术。它的基本思路是让来访者首先面对相对较为轻微的紧张刺激源，引发出轻微的紧张反应，然后通过肌肉渐进放松的方法消除这些轻微的紧张反应；再让来访者面对相对较为强烈的紧张刺激源，继续通过肌肉渐进放松技术来消除这些紧张反应。如此周而复始，一步一步地接近治疗的靶目标（通常是最为恐惧的情境或事物），最后消除最困扰来访者的对特定对象或场景的恐惧反应。通过这种渐进的方式让来访者逐渐熟练地掌握身体放松的方法，于是来访者就在很大程度上具有了对紧张焦虑的自我控制能力，从而缓解其对非伤害性场景

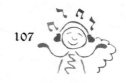

或物体的过度反应。

针对有特质性焦虑的来访者的工作程序

对有特质性焦虑的来访者的工作程序如下：

第一步，评估访谈。来访者主诉当前困扰自己的问题和自己希望能够达到的治疗目标。例如张小姐报告自己对当众讲话感到非常紧张恐惧，而她却是一个公司的经理，面对员工讲话是她的日常工作，所以她感到无法工作下去了。治疗师先了解除了在公司里当众讲话让她感到紧张之外，生活中还有哪些场景或东西也会让她感到紧张或不舒服。于是张小姐仔细回想，并告诉治疗师，她平日里比较害怕晚上在街上走，害怕跟异性说话，害怕狗和猫，害怕老鼠、蛇。治疗师追问，还有什么东西或场景会让她有哪怕一点点的不舒服？张小姐想了想说，还害怕毛毛虫、蟑螂、飞蛾。治疗师将这10个容易引起紧张的情景和物体都写在一张纸上，然后交给张小姐，请她按照自己害怕或感到不舒服的程度给这些事物或情境排序，相对紧张反应最大的事物打10分，相对紧张反应最小的打1分。于是我们就得到了如表8.1所示的来访者过敏紧张反应的等级表：

表 8.1 过敏紧张反应等级

评分	情境
10 分	在公司当众讲话
9 分	与陌生异性讲话
8 分	晚上一个人在街上走
7 分	蛇
6 分	老鼠
5 分	狗
4 分	猫
3 分	蟑螂
2 分	飞蛾
1 分	毛毛虫

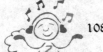

第二步，放松训练。让来访者躺在床上或坐在舒适的沙发上，闭上眼睛，开始进行肌肉渐进放松训练。时间控制在 8 ~ 10 分钟即可。肌肉放松的时候播放放松的音乐。音乐的选择如我们在第三章中提到的，以新世纪音乐为宜。

第三步，停止播放音乐。然后治疗师用平静的语气对来访者说："你现在全身都非常放松，请保持这种放松的状态，进入我们今天第一个想象的场景：你的面前有一只毛毛虫。"静默 15 秒钟后治疗师问："你现在感觉怎么样？"如果对方说"有一点紧张"，治疗师就说："没关系，深呼吸，现在请你把注意力集中在你的身体上。"然后播放音乐，进行新一轮的肌肉渐进放松训练。由于是从紧张等级列表上最低的事物开始，比起刚才的放松的状态，此时来访者仅仅有一点紧张，所以不需要像第一轮那么长时间的放松，可以简单地放松一下，只需要 3 ~ 5 分钟的放松即可。

第四步，音乐停，治疗师对来访者说："请你保持这种放松的状态，再次回到刚才一模一样的场景，你的面前有一只毛毛虫。"静默 15 秒钟后再问："你现在感觉怎么样？"如果对方说"还是有点紧张"，治疗师就再重复前面的肌肉放松过程。如果对方说"不紧张了"，即可进入第二个想象场景：飞蛾。

第五步，因为这个时候来访者并没有出现紧张反应，所以可以不用再做放松训练，直接进入第二个想象场景："非常好，请你保持放松的状态，然后让我们进入下一个想象的场景：你的面前有一只飞蛾。"静默 20 秒钟后，治疗师问来访者："请告诉我，现在你感觉怎样？"

第六步，以上的步骤不断重复，直到最后一个场景——在公司里当众讲话——也没有引起焦虑反应。这时候就可以宣告治疗结束了。

针对有状态性焦虑的来访者的工作程序

针对状态性焦虑的干预方法与针对特质性焦虑的做法有所不同。由于引起焦虑的刺激源是单一的事物或情境（如考试情境），因此不能排列出一个紧张反应的等级列表，所以对于引起来访者紧张焦虑或恐惧的特定场景或物体的脱敏过程是从时间和距离两个维度上逐渐接近刺激源。

刘小姐是音乐学院钢琴系的学生，来访的原因是因为在两年前的一次期末考试

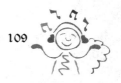

时，她突然出现了重大失误，演奏中断在舞台上了，从此以后每次钢琴期末考试她都感到非常紧张和焦虑，会出现呼吸急促、心跳加快、双手发抖等症状，而且越是紧张，演奏就越容易出现失误，平时在台下练习的水平完全发挥不出来。刘小姐为此感到非常苦恼，甚至萌生了退学改行的念头。

治疗师详细地询问了刘小姐除舞台紧张外还有没有其他让她感到紧张或不舒服的场景或物体。刘小姐说，自己平时在生活中都很开朗乐观，没有什么东西或场景会让她感到紧张的。由此治疗师判断刘小姐为状态性焦虑的舞台恐惧。治疗师进一步问刘小姐，通常会在期末考试前的多少天就开始感到紧张焦虑。刘小姐回答说：通常大约考试前一周就开始焦虑了。

治疗师开始在放松音乐的背景下为刘小姐做肌肉渐进放松训练。10分钟之后，音乐停止，治疗师开始进行情景想象的步骤：

> 治疗师（音乐停）："好，现在你的身体放松了，让你的身体再放松一点……仔细体验全身放松的感觉……非常好，请你保持这个放松的状态，带着这种放松的感觉，开始想象一下，你是在自己的宿舍里。你想到一周后就要期末考试了……"（静默15秒钟）"你现在感觉怎么样？"
>
> 刘小姐："有点紧张。"（音乐开始）治疗师："没关系，深呼吸，请你再把注意力集中在你的身体上。你的头部和面部放松了……"（进行大约5分钟的肌肉放松训练。）
>
> 治疗师（重复前一轮的做法，音乐停）："好，现在你的身体放松了，让你的身体再放松一点……仔细体验全身放松的感觉……非常好，请你保持这个放松的状态，带着这种放松的感觉，开始想象一下与刚才一模一样的场景，你现在是在自己的宿舍里，你想到一周后就要有期末考试了……"（静默15秒钟）"你现在感觉怎么样？"
>
> 刘小姐："感觉不紧张了。"治疗师："非常好，让你的身体再放松一点……好，让我们开始想象一下，你现在是在自己的宿舍里，

你想到三天以后就是期末考试了……"（静默 15 秒钟），"你
现在感觉怎么样？"

后面的场景想象是这样继续的：

◆ 明天就是期末考试了。

◆ 早上起来，想想过一会儿就要考试了。

◆ 现在开始向考试的地点——音乐厅——走去。

◆ 你来到了音乐厅的门口。

◆ 你来到后台，等候上场。

◆ 到你上场了，你来到台口等候。

◆ 你走到舞台中央，坐在了钢琴前。

◆ 你开始演奏了。

通常我在为音乐、舞蹈专业人员的舞台紧张或艺术体操运动员的赛场紧张做音乐
系统脱敏的时候，还会在最后一个场景——舞台或赛场——的想象中额外加上音乐想
象的内容。例如在这个例子中，我就请刘小姐带上自己将要在期末考试中演奏的乐曲
的录音，可以是自己演奏的，也可以是著名钢琴家演奏的。刘小姐带来一张由世界著
名钢琴家演奏的同一曲目的 CD。在系统脱敏进行到最后阶段，想象自己开始演奏的
时候，我就播放这首乐曲的 CD，并让刘小姐想象这段乐曲就是她自己演奏的。刘小
姐在想象中陶醉在自己出色的演奏中，产生了高峰体验。本次治疗在高峰体验中结束。
我在接下来的治疗中又引导刘小姐再次体会了高峰体验，全部治疗就此结束。刘小姐
就像真的刚刚经历了一场成功的演出一样，非常开心。此时距离期末考试还有近三周
的时间，而刘小姐却已经按捺不住兴奋的心情，盼望考试这一天早点来到。这次考试
正如我们所期待的，刘小姐发挥得格外成功。

注意事项

1. 肌肉渐进放松训练的时间要逐渐缩短，例如第一轮 10 ~ 15 分钟，第二轮 4 ~

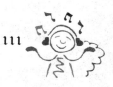

8 分钟，第三轮 2 ～ 3 分钟，第四轮就可以只有 1 ～ 2 分钟，第五轮也可能只有 30 ～ 40 秒钟了。

2. 治疗师在引导来访者开始想象场景的时候，要使用平静和中性的语调和态度，不要绘声绘色，不要有任何情绪的刻意渲染。当治疗师询问"你现在感觉怎么样"时，语气也是如此。不要问："你现在紧张吗？"因为这样会给对方造成紧张的暗示。

3. 每次重复想象上一个场景的时候，都要提醒来访者"让我们想象与上一次一模一样的场景，你看到了一个……"这样做的原因是有时候来访者会发现上一次想象到的那个场景自己已经不觉得紧张了，就会自己再换一个同类的其他场景。例如一位社交恐惧的来访者想象看到一只小狗的场景，第一次稍有紧张，到第二次再次想象同样的小狗的时候已经不感到紧张了，于是她就马上自行换了另一只狗的形象，于是就又开始有些焦虑了。于是就出现了不断变换想象画面的情况，结果这个场景就没完没了地反复。除了最后一个场景或物体之外，之前所有的场景和物体其实都只是过渡的桥梁而已，是要通过这些情景或物体学习和掌握使身体放松的能力，以最终达到在面对最令自己困扰的情境或物体时能够控制自己的紧张和焦虑反应的目的。

4. 与音乐想象不同，在系统脱敏中想象的场景（特别是在特质性焦虑的情况下）应该是相对比较静止和稳定的场景，不要让这一情境可能引发的紧张程度有任何变化。我的学生们在课堂上做两人练习的时候，对方想象到一只蟑螂，大约在 10 米之外。经过一轮脱敏之后对方不觉得紧张了，这位学生就让对方开始想象这只蟑螂爬过来了，距离想象者 5 米远、2 米远、1 米远，最后这只蟑螂爬到想象者脚上来了……对方被吓得惊叫起来。这样可能会造成来访者的恐惧，使问题变得更严重。注意也不要在想象的过程中引申出任何故事情节。

5. 在针对特质性焦虑的工作中，要注意确定所有计划中的场景或物体都必须是实际上对人无害的。有些可能对人真实存在危险和伤害的场景或物体一定不要选用。我的一个学生在课堂练习中给对方做恐高焦虑系统脱敏的时候，先是让对方想象站在高楼的阳台上，等对方不紧张后就要求他从阳台上往下看，然后又

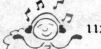

让对方把身子探出去向下看……我及时地制止了他的做法。人类对有真实的生命威胁的情境和物体的焦虑恐惧是必要的自我保护机制，不要让这种自我保护机制有任何弱化和破坏，否则将会置来访者于危险之中。所以除非有特殊需要，我通常不对恐高（除非来访者是高空作业执业人员）、害怕夜晚的室外情景、害怕有威胁的动物（如蛇、有攻击性的狗）等场景和物体进行脱敏。治疗师在制订刺激源列表的时候应该根据生活常识来确定某一刺激源是否应该进行脱敏处理。

6. 如果发现经过三次以上的脱敏工作，某个场景或物体还是不能脱敏，就应该停下来，仔细询问来访者内心发生了什么，是不是画面发生了改变，这种情况我们在注意事项的第 3 条解释过了。还有一种情况会导致某一场景和物体经过多次工作仍不能脱敏，即两个等级之间跨度太大。例如前面例子中第 8 级（晚上在街上走）与第 9 级（与陌生异性讲话）之间紧张焦虑的程度跨度太大，以至于当进入第 9 级的情境想象时紧张焦虑水平突然大幅度提高。在这种情况下，治疗师就需要与来访者进行讨论，看看在第 8 级和第 9 级之间是否还存在着一个中间强度的刺激源被遗漏了，或者是不是整个刺激源列表上的排序不正确，需要调整。

7. 切记只能在肌肉放松训练的时候播放音乐，而在想象刺激场景或物体的时候一定要停止音乐的播放。音乐在系统脱敏过程中的功能一方面是促进躯体的放松，另一方面就是把音乐作为躯体放松的一个条件反射的信号，让来访者一听到音乐就自然进入放松状态。如果在想象刺激场景或物体的时候忘记了停止音乐，就会把前面刚刚建立起来的条件反射作用消除掉，使音乐既成为放松的信号，也成为紧张焦虑的信号。

8. 在过去传统的系统脱敏过程中，治疗师会陪同来访者到引发紧张焦虑的真实生活场景中去进行治疗，例如治疗师陪伴患有社交恐惧的来访者到商场去购物。当时，治疗师认为在真实的生活场景中的脱敏才有切实的效果。后来心理治疗行业的职业伦理禁止治疗师与来访者建立治疗关系以外的任何其他关系（双重关系），治疗师与来访者的接触应该仅限于专业机构之内，不应该出现在治疗机构之外的生活场所。我们可以理解，如果一个治疗师陪同来访者在商场购物，

在餐馆吃饭，在咖啡屋喝咖啡……很难说他们的关系还能很好地保持在单纯的治疗工作关系上，而不会跨越职业伦理的界线。在临床实践中我们也发现，仅仅通过在治疗室里对刺激场景或物体的想象进行的脱敏工作的效果会很自然地泛化到实际的日常生活中去，因为一个无害的场景或物体之所以能够让来访者产生紧张焦虑反应，正是因为来访者的头脑中产生了消极的想象。所以我们完全可以通过想象来消除过敏反应。

9. 如果系统脱敏的过程能够顺利完成，但是在实际生活中效果却并不理想，也许我们就要考虑转换治疗思路，尝试通过精神分析的治疗思路来寻找来访者是否在早期经历中受到过创伤或伤害，而目前所有这些引发紧张焦虑的刺激源都是早期创伤经历的"扳机"或"导火索"。我本人曾经治疗过一位中年男性音乐家的舞台紧张。系统脱敏治疗之后，他的紧张焦虑反应虽然有一定的缓解，但是并无根本性的改变。后来我用精神分析的治疗思路，开始通过音乐引导想象治疗寻找他的童年创伤经历。经过几次治疗，果然找到了一件童年住在全托幼儿园时发生的创伤经历：当时4岁的他经常尿床，让幼儿园的阿姨非常恼火。一天晚上阿姨来查铺，发现他又尿床了。阿姨很愤怒地揪起了他的耳朵，一边骂一边给他换衣服。等阿姨走了之后，他发现耳朵竟然被阿姨撕开了一个大口子。后来他是用手捂着耳朵，哭着睡着的。在后来的讨论中我们发现，当时的情境竟然在来访者的内心产生了某种类似的体验：他一个人孤零零地站在舞台上，与当年一个人在黑暗中被阿姨揪起来的情景联系在了一起。后来我们针对这个事件进行了脱敏处理，他的舞台紧张问题也就随之消失了。所以一个治疗师应该掌握多种流派的多种方法，而不应该把自己局限在某一个流派或方法里面。当一种方法无效的时候就要及时地转变思路，转换方法。

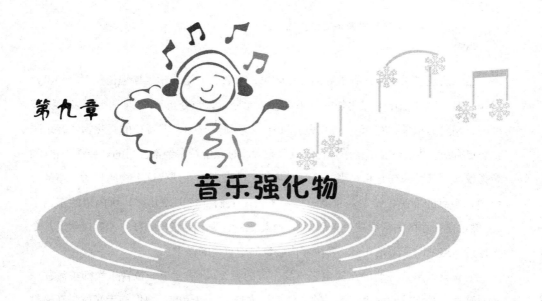

第九章

音乐强化物

行为强化是行为主义方法技术中最主要的理念，其出发点是众所周知的巴甫洛夫的条件反射学说，后来斯金纳（Skinner）的操作性条件反射学说更是对行为主义心理学流派的发展起到了重要的推动作用。斯金纳通过给实验室里的鸽子使用食物强化的方式让鸽子学会了操纵杠杆的行为，为后来的行为矫正技术提供了实验依据。行为主义者认为，使用积极强化的方式可以增加正确行为发生的频率，而使用消极强化的方式可以减少或消除不好的行为的发生频率。

积极强化

积极强化是指以奖励的方式（例如社会认同、实惠的物品或喜爱的活动等）来促进期待的行为的操作反应技术。积极强化是在一个好的或期待的行为反应出现之后给予奖励，以增加这一行为反应再次出现的可能性。人们的概念中使用的强化物通常是好吃的糖果、饮料、有一定价值的商品、钱币或代用币或者语言的褒奖等。把音乐作为强化物来使用是否有效，我本人在学习的时候曾经心存疑虑。但是后来经过多年的临床实践，我确实认识到音乐作为强化物的效果明显好于实惠的物品，特别在儿童和青少年人群中更是这样。有关使用音乐作为奖励的研究很多。有研究证明音乐比其他常用的强化物更为有效，例如萨珀斯顿等人（Saperston，1980）在针对 16 位有严重智力发展障碍的儿童进行的实验中，对比了使用果汁和音乐作为积极强化物的效

果，结果发现音乐比果汁有更好的强化效果。著名音乐治疗学家斯坦德利（Standly,
1996）对于以音乐作为强化物的效果进行了元分析。她分析了98项研究，发现了高
度的正相关的结果。在98项研究中，只有12项研究显示，非音乐的强化物较音乐强
化物更有效。结果还显示音乐强化的效果大大超过在学校中经常使用的社会性强化（如
表扬或获得某种荣誉）和实惠的物品强化。我的理解是在现代这个物质相对丰富的社
会中，实惠的物品，特别是食物，已经不再是人们（特别是儿童）所渴望的东西了
（当然，贫困地区的情况就另当别论），而儿童、青少年对音乐的狂热和痴迷程度却令
人惊讶，这说明音乐是儿童、青少年内心世界中重要的需求。

荣获奥斯卡金像奖的法国电影《放牛班的春天》，描写了一位音乐教师被派往一
所问题青少年学校的经历。这里的学生被认为是不可救药的，他们的未来就是在监狱
里。但是这位音乐教师通过组织学生参加合唱团的活动，很快改变了这些孩子的行为，
并进而改变了他们的一生，使他们最终成为对社会有用的、受到尊重的人才。这部电
影虽然不是一部关于音乐治疗的影片，但是却揭示了很多音乐治疗的基本理念，包括
音乐作为强化物的理念。

研究文献表明，以音乐为奖励的方法被用来矫正行为的范围很广。斯坦德利
（2004）为我们介绍了其中的一些研究：例如用来提高学习成绩（Madsen & Forsythe,
1973；Miller, Dorow, & Greer, 1974；Yarbrough, Charboneau, & Wapnick, 1977），
发展语言功能（Talkington & Hall, 1970；Walker, 1972），提高注意力能力（Madsen
& Alley, 1979）。另外，还有使用音乐来增强婴儿的爬行能力（Holliday, 1987）；增
强早产儿的吸奶能力和摄食能力（Standley, 2003）；帮助脑偏瘫幼儿矫正头部姿态
（Wolfe, 1980），减少刻板行为（Jorgenson, 1971）；用音乐指导超常儿童的阅读（Steele,
1977）；用音乐训练听觉分辨能力（Madsen & Geringer, 1976）；用音乐强化康复病
人在物理治疗中的踏自行车训练（Kendelhardt, 2003）；训练用脚尖行走的孤独症儿
童正确的行走姿态（Roberts, 2002）；用音乐减少患有疝气的婴儿的哭叫（Etscheidt,
1989）；用音乐降低患有慢性头痛的病人的肌肉张力水平（Epstein, Hersen, &
Hemphill, 1974）；用音乐强化老年痴呆症病人坐在椅子里的行为，减少病人的徘徊行
为（Scruggs, 1991）；用音乐增强深度残疾儿童的血管收缩（Falb, 1982），等等。当然，
在上面的这些研究中，研究者不仅采用了接受式音乐治疗方法，还采用了各种主动参

与的音乐治疗技术。

皮墨克原则

皮墨克原则是使用高呈现率的刺激来对低呈现率的行为进行强化，换句话说，就是用来访者喜爱的活动来强化期待的行为。这种方法的优点就是强化性的活动已经高频率地存在了。托克顿和霍尔（Talkington & Hall，1970）使用这一原则来训练 21 个语言功能水平较低的智力发展障碍病人。被试分为三个小组，他们被要求重复一个有 200 个词汇的词汇表，并记录他们正确重复的词汇数目。第一个小组的正确反应数目如果高于上一次的，他们就会被允许参与 5 分钟自己最喜爱（高呈现率）的音乐活动；而第二小组则是在同样的情况下被允许参与 5 分钟自己不太喜爱的音乐活动；第三个小组则作为控制组不参与任何音乐活动。结果显示，参加最喜爱的音乐活动的第一组所完成的正确词汇数量显著高于其他两个小组。可见音乐的参与是一个被高度渴望的和有效的皮墨克活动。卡罗乔等（Carroccio, et al., 1976）的研究显示，用弹吉他作为奖励有助于精神科医院的住院病人减少刻板行为。

类化条件反射强化物

类化条件反射强化物是一种提供能够通向其他主要的或是辅助的强化物形式的强化物。例如，代币系统或点数本身并没有什么价值，但是它可以让一个被治疗者获得参与其他活动或奖励的权利。迪莱奥（Dileo，1975）研究了代币经济对有智力障碍的住院病人的行为影响的效果，这个方法包括了音乐奖励和非音乐奖励两种强化刺激。他还使用了一种被称为反应代价的方法，在这个方法中，病人一旦有不被期待的行为出现就会导致代币被取消。然后，统计分析显示，代币经济和反应代价的方法使病人有问题的行为逐渐减少了。

萨尔茨伯格等人（Salzberg & Greenwald，1977）在一个正常的 7 年级（相当于我国的初中一年级）班级里使用了代币经济方法。在这个研究中，如果学生准时上课且专注于功课就可以得到代币，而得到一定量的代币后就可以被邀请参加班级聚会。研究结果显示，准时上课和专注于功课的行为都得到了极大的增加。因此研究者认为代币经济是音乐治疗师的一个绝佳工具，可以很方便地针对不同功能水平的治疗对象

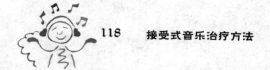

的治疗中使用。

艾森斯坦（Eisenstein，1974）结合音乐奖励和代币经济体系的方法来增强一组3年级儿童的阅读能力。研究者让儿童们阅读卡片或书籍并回答问题，而当儿童正确回答问题后即可获得相应的点数，而这些点数可以用来换取学习吉他的分钟数，以此作为奖励。结果显示，获得奖励的学生的正确阅读能力显著提高。

团体奖励

团体奖励的方法可以成为强有力的管理行为的工具。在人们的生活中，特别是对于青年人来说，来自同伴的压力扮演着重要的角色。所以，这一方法强调使用集体的压力来达到共同的治疗目标。汉瑟（Hanser，1974）使用音乐聆听小组奖励的方法成功地减少了3个情绪不稳定的男孩扰乱课堂的行为。在实验中，治疗师告诉这些男孩子，如果小组中的任何一个人出现不当行为，就会停止播放音乐，直到所有的人都能够表现出15秒钟以上的正确行为。经过几个阶段后，小组的不适当的动作行为从90%降低到13%，而不适当的语言行为从82%降低到7%。在一个类似的研究中，麦卡蒂（McCarty，1978）使用音乐奖励的方法减少了学生在校车上的不适当行为（Standley，Johnson，Robb，Brownell，& Kim，2004）。

消极强化

消极强化是指一个所期待的行为出现后，为了提高这一行为再次出现的可能性或频率，治疗师解除或消除令病人反感的刺激或条件。例如治疗师对一个患厌食症的青少年说：“你必须吃完所有的饭菜才能离开病房。”在这里，令病人反感的条件是待在单调无趣的病房，没有娱乐、书籍、电视、音乐等刺激，而离开这个单调环境的条件就是吃完足够量的食物。我们期待病人可能由于希望能够与其他病人一起从事音乐活动而增加进食行为（Standley，2004）。

自然强化物

自然强化物是指某一行为的结果本身即形成强化作用，这是最理想的强化物，比任何人为设计的强化物都更为有效。例如，参与音乐活动可以作为一个人为设计的有

效强化物来减少某些不适当的社会行为。但是由于音乐本身会给人带来愉悦感、放松感和成就感，于是音乐行为的结果本身又进一步自然形成新的强化，人们就会倾向于自觉主动地参与音乐活动，而无须其他人为设计的强化物来促进他们的音乐行为（Standley，2004）。

强化物的呈现模式

强化物的呈现模式可以有 4 种形式：即时强化、间隔强化、随机强化和组合强化。

◆ **即时强化**就是在一个所期待的行为出现之后立即给予奖励强化。即时强化的优点是产生效果最快，能最快地促进期待行为出现频率的增强；缺点是一旦奖励解除，期待行为就可能很快消退，甚至不再出现。

◆ **间隔强化**就是每当期待行为出现的次数达到一个规定的数量（如 2 次、3 次或 4 次）后才给予奖励强化。间隔强化所产生的效果较即时强化慢，但是奖励刺激解除后消退的速度也较慢。

◆ **随机强化**就是奖励强化的呈现是不定期的、随机的、没有规律的。一个期待的行为出现后，可能给予奖励强化，也可能不给予奖励强化。这种强化呈现模式所产生的效果最慢，但是奖励刺激解除后消退的速度也最慢，甚至可能终身不消退。

◆ **组合强化**就是将上述三种模式组合使用。为了最快速度地获得强化的效果和最快地加强某一期待行为的发生频率，首先使用即时强化的模式。在这一期待行为的发生频率达到某一个水平或相对比较稳定之后，改为使用间隔强化的模式。然后逐渐过渡到随机强化模式，最终完全解除强化。

行为弱化的技术

行为弱化的技术实际上是行为强化技术的翻版，或者说是反向强化。弱化某些我们不期待或不适当的行为的操作方法包括差别强化、消弱、解除愉悦刺激、呈现反感刺激以及矫枉过正。当一个被社会认为不适当的行为发生时，传统的解决办法是进行惩罚。惩罚通常是快速和有效的，但是它有以下几方面的缺点：（1）会损害一个人的自尊心；（2）弱化效果通常会随着惩罚刺激的解除逐渐消失，也就是说，当人意识到惩罚刺激完全被解除之后，对惩罚的恐惧也随之消除，然后不被期待或不适当的行为有可能重新出现；（3）惩罚的方法有可能与以人为本的理念、职业道德或法律相抵触。

我们还有其他行为弱化的方法可供选择。这些方法弱化一个人的不适当行为的速度比使用惩罚方法明显要慢，但是它们的好处在于：（1）保护了人的尊严和自尊心，并避免了逆反和对立情绪；（2）同时学习了新的适当行为作为替代。

差别强化

差别强化是一种强迫性最少的行为弱化的方法，但是它的作用较其他方法慢。在这个方法中，积极的强化物被用来增加某一适当的行为，同时另一个不适当的行为减少或受到限制。例如，学习乐器演奏的方法不但可以掌握音乐技能，学会通过音乐表达情绪，还可以有效地限制和减少很多强迫性行为。布劳内尔（Brownell，2002）通过根据治疗目标对歌曲重新填词，让孤独症儿童在学习知识内容的同时有效地减少了儿童的不适当社会行为，增强了他们的社会交往能力。

不相容反应

不相容反应的强化物的方法对于伴有大量不适当行为（或称为"症状"）的病人特别有用。有些患有行为障碍的儿童可能伴有捏手、乱抓或骚扰攻击其他同伴的不适当行为。治疗师强化儿童在坐在椅子上时把手放在膝盖上的适当行为，这样就可以通过强化适当行为来抑制和弱化不适当的行为，因为这两种行为是不相容的，是不能同时呈现的，因此可以用强化适当行为来代替不适当行为（Standley et al.，2004）。

消　退

消退是指当积极强化物呈现时，治疗对象若保持一个不适当的行为，就突然停止积极强化物。例如汉瑟（1978）提供的一个例子：当学生在课堂上不适当地谈话时停止播放音乐。在治疗中，"惩罚"被定义为及时地使用或停止某一刺激以减少靶行为的发生几率。在音乐治疗的文献中，由于"惩罚"所包含的消极含义，这一名词很少出现在研究报告中，文献中更多的是使用各种方法来增加适当行为，而不是减少不适当行为。例如音乐治疗师不会使用噪音、令人反感的音乐或过大的音量来惩罚被治疗者。

反应代价

反应代价实际上是一种惩罚，即当不适当行为出现时，立即停止或减少积极强化物。这种方法可以有效地减少靶行为重新出现的几率。这种方法在临床上被普遍使用，其原因包括：（1）通常这种方法可以迅速对行为产生影响；（2）在课堂或团体治疗的条件下非常容易使用；（3）可以在其他的方法体系（例如在代币经济的方法中采取扣分的方法）中使用。

反应代价是当治疗对象的行为出现不适当反应时，在一个特定的时间内将各种形式的强化物减少或暂停一段时间，以作为不适当行为反应所付出的代价（Standley et al., 2004）。

暂 停

暂停是指当儿童出现不当行为时，暂时禁止该儿童参与音乐活动，并将他安排在集体活动区域范围之外，让他观察和学习其他儿童的正确行为，或者也可以将强化刺激物从治疗对象所在的环境中去除。例如在一个针对喜爱在酒吧里与朋友一起喝酒的酗酒者的治疗中，酗酒者可以在酒吧里喝非酒精类饮料，但是如果他违反规定饮用了含酒精的饮料，他的朋友就被要求离开酒吧。

这是一种类型的惩罚。在音乐治疗师所服务的机构里通常不允许使用那些可能导致疼痛或令人不舒服的厌恶性的刺激。但是这种条件反射的、非直接的厌恶性刺激因其不会引起社会性的反感，而是被允许的（Standley, Johnson, Robb, Brownell, & Kim, 2004）。

矫枉过正

矫枉过正通常包含了多种行为矫正的原则和方法，而且也比较耗费时间。矫枉过正的基本出发点是让治疗对象学习用正确的、适当的行为替代不正确的、不适当的行为。矫枉过正可以分为赔偿性矫枉过正、积极练习矫枉过正和消极练习矫枉过正。

◆ **赔偿性矫枉过正**，是指当治疗对象的破坏性行为对环境造成了损害或干扰后，要求治疗对象进行赔偿或补偿，以恢复或改善环境。例如当一名青少年破坏了班级教室后，要求他清扫一片狼藉的环境，并修缮被破坏的设备。他还可能被要求重新粉刷教室，为教室安装一个新的、过去没有的架子，并把所有的设备都放到架子上去。

◆ **积极练习矫枉过正**，是要求治疗对象夸张地、过度地表现正确的行为，或者延长正确行为练习的时间或次数。积极练习矫枉过正就其本质而言是教育性的，所以要求给予被治疗者的行为练习作业相对于原来的不当行为而言，应该是一种为治疗者所接受和欢迎的。例如，在心理咨询的过程中，让来访者练习使用简单的、坦诚的表达方式，以减少讽刺挖苦、含沙射影的不良语言表达习惯；让来访者练习使用以现实为基础的自我肯定的语言，来减少自我否定和自我伤害的语言。

◆ **消极练习矫枉过正**，是要求治疗对象不断地重复不适当或不良行为，直到其感到厌倦为止。厌倦可以使其对继续不良行为的兴趣减退或消失。如果某一不良行为是由某些强烈情绪引起的，那么不断地引发这种情绪直到厌倦，最终能使得治疗对象不再对这种情绪产生反应。这种被称为"泛滥疗法"的方法经常被运用到来访者因长达数年不能从悲伤情绪中解脱出来而损害家庭和工作关系的治疗中。当治疗对象表现出希望从悲伤中解脱出来面对新生活的时候，治疗师可使用音乐来引发悲伤情绪，令其回忆创伤事件，并对引发悲伤情绪的事件进行讨论。一旦厌倦的情绪反应出现，治疗对象就能够面对和讨论创伤事件，不再有悲伤和强烈的情绪反应了。泛滥疗法被广泛地运用到经常面对灾难场景的危机救援工作人员的心理治疗中。他们要参与一种被称为"危机事件压力治疗"的训练，在训练中不断地面对各种灾难的残酷场面，最终使他们对灾难场面的反应减弱。特别是在美国的"9·11"事件发生的时候，这种方法更是在救援人员和医务人员等人群中得到广泛应用，以防止这些人员出现耗竭反应（Levenson & Acosta, 2001；Peterson, Nicolas, McGraw, Englert, & Blackman, 2002；Rowan, 2002）。本作者所发展起来的"音乐同步脱敏与再加工"方法与这种泛滥疗法的原理有一定联系，但又不尽相同。具体内容将在第十二章中介绍。

注意事项

1. 在临床治疗的文献中，音乐作为强化物的方法更多是使用活动式的方法，也称为"再创造式音乐治疗方法"，特别是针对儿童、青少年人群的音乐治疗更是如此，其主要原因是儿童、青少年更热衷于学习音乐技能和参与音乐创作的过程。相比之下将音乐聆听作为强化物来使用的文献报告相对少一些。但无论是接受式还是再创造式的音乐活动，在使用过程中的原则都是一样的。

2. 治疗师所选用的音乐活动是否能够成为强化物，取决于来访者对其喜爱的程度。同样一个音乐活动，对这个来访者可能是很好的强化物，但是对另一个来访者就可能不能成为强化物。因此，不可简单地认为一个音乐活动对所有人都可以成为强化物，只有来访者喜爱、热爱和渴望的音乐活动才能成为有效的强化物。

3. 来访者在治疗中学习到的良好的行为需要经过一段时间的稳定和巩固，然后逐渐泛化和转移到他的日常生活中去。治疗师应该充分考虑到治疗中作为强化物的音乐活动是否能够转移到来访者的日常生活中去，会不会在一个良好的行为习惯形成之前，来访者就脱离治疗（出院）了。

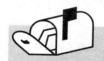

案　例

　　患有多动症的儿童经常因为无法在课堂中安静地上课，不断地在教室里跑动，骚扰其他学生，严重地影响课堂秩序，而最终被学校拒之门外。这些儿童因此无法进入正常儿童的主流生活，导致成年后被社会边缘化。为解决这一问题，美国的音乐治疗研究者进行了一项著名的实验：

　　在一间空荡荡的实验室的地板上画一个大大的白色圆圈，研究者则坐在隔壁的观察室里，两个房间之间有一个单向玻璃镜。这样实验室里的人不能看到观察室的研究者，而研究者可以看到实验室里发生的事情。实验开始后，每次让一名被诊断患有多动症的儿童进入实验室，研究者并不给被试儿童任何语言上的指示。儿童进入实验室后开始在房间里奔跑或徘徊。每当儿童进入白色圆圈的时候，研究者就开始播放儿童喜爱的音乐，而当儿童跑出圆圈的范围即停止播放音乐。不久，研究者发现儿童越来越多地停留在圆圈内活动，最后则完全不会越过圆圈的边界了。

随后实验进入第二个阶段。研究者在圆圈的中央放置一个小凳子。每当儿童坐到小凳子上的时候即播放音乐，而被试儿童离开小凳子时即停止播放音乐。于是研究者就观察到，被试儿童越来越多地坐在小凳上，直到最后安静地坐着，不离开小凳子了。

☆　☆　☆

在美国，大部分小学生上学都要乘坐学校的校车。而在乘坐校车上学和放学的路途中，有些儿童经常会表现出不良的社会行为。例如骚扰其他同学，甚至打架斗殴。这些孩子的不良社会行为严重地影响着其他同学的情绪，并直接影响到孩子们的学习。于是音乐治疗师就在三辆校车上进行了一项实验：

首先研究者计算了这三辆校车上的 76 名 3～14 岁学生连续三天在没有播放音乐的情况下的不适当行为的发生频率，然后又计算了连续三天在校车上播放音乐的情况下不适当行为的发生频率，接着又计算了在校车上将音乐作为良好行为的强化物的情况下，不适当行为的发生频率。然后研究者进入校车向学生们宣布一项规定：如果乘坐者能够保持良好的秩序，没有出现不适当的行为，校车上将会播放大家喜爱的歌曲；相反，如果有任何人出现不适当的行为（包括打人、骂人、吐唾沫、使用粗俗语言、抓扯他人的衣服等）或擅自离开座位（包括跪在座椅上、趴在椅背上或将身体的一部分伸出车窗等），就会停止播放歌曲。研究者记录了 15 天中在使用音乐作为良好行为强化物的情况下，儿童不良行为的发生频率。

结果显示，在没有音乐的情况下，不适当行为的发生率为 41.4%；在使用了音乐治疗后，学生的不适当行为增加到 76.7%；而在使用音乐作为良好行为强化物的 15 天里，不适当行为减少到 30.17%；这个实验说明将音乐作为良好行为强化物的方法对儿童青少年的不良行为有明显的矫正作用（McCarty，McElfresh，Rice & Wilson，1978）。

第十章

歌曲讨论及音乐回忆

歌曲讨论

歌曲讨论是最常用的接受式音乐治疗方法之一。从表面上看，歌曲讨论很简单：治疗师先播放一首歌曲（或者音乐片段），然后引导来访者对这首歌曲或音乐片段的体验和感受进行讨论。但是实际上这种方法需要音乐治疗师具有一定的心理咨询或治疗的技巧和经验。

著名音乐治疗学家布鲁夏提出：

> 歌曲是人类探索情感的方式。它表达了我们是谁，我们的感受是什么，它让我们与他人更接近，它在我们孤单的时候陪伴我们。它表达着我们的信念和价值。在时间的流逝过程中，歌曲见证着我们的生活。我们在歌曲中重温过去，审视现在，歌唱我们的梦想和未来。歌曲编织着我们的喜悦和悲伤，透露出我们内心最深处的秘密，表达着我们的期望和失望、我们的恐惧和成功。它是我们的日志和生活的故事，是我们个人成长之声。
>
> (Bruscia，1998b)

我通过多年临床治疗实践逐渐领悟到，当一个人喜欢一首歌曲或者乐曲的时候，这首歌曲或乐曲就一定与这个人的人格结构中某一部分、潜意识活动或者深层次的情感需要发生了共鸣。于是对他而言，这首歌曲或乐曲就不再是一个被欣赏的客体，而是自己内心世界表达的一个主体，是从他心里流淌出来的情感和旋律。换句话说，如果一个女孩子告诉我，她最喜爱的歌曲是张韶涵的《隐形的翅膀》，那么实际上这首歌曲就已经不再是出自张韶涵的演唱，而是从这个女孩子心灵里流淌出来的心声。事实上，每次请来访者给我播放她最喜爱的歌曲时，我都会在聆听歌曲的时候告诉自己：这就是她本人在歌唱，而这首歌曲传递给我的感觉和体验就一定是她正要告诉我的。借由歌曲传递出的信息，从本质上来说是无法用语言描述的，正所谓"只可意会，不可言传"。只是人们太习惯于用语言来进行交流和理解，而往往忽视了非语言的、感觉上所接收到的信息的意义。语言在面对丰富的情感时往往显得尤为苍白无力和贫乏。同样，当我们试图使用语言来描述音乐带给我们的感受时也是如此。当我们觉得一段音乐听起来是忧伤的，而用"忧伤"这个词来形容这段音乐的时候，我们以为自己领悟到了音乐的情感内涵，其实，世界上有无数"忧伤"的音乐，却没有任何一段音乐表达着与其他作品同样的"忧伤"，正如在这个世界上没有任何两个人会体验到完全相同的"忧伤"一样。

布鲁夏教授经常在课堂上提醒他的学生：

不要相信自己理性的判断和分析，它可能对也可能错，但是一定要相信自己的感觉，感觉是不会错的。

我也在课堂上告诉我的学生：无论我们聆听来访者带来的歌曲或乐曲，或者聆听他们即兴演奏的音乐时，一定要注意捕捉自己的感觉，这是音乐治疗师必须具备的第一个素质。至于对他们带来的歌曲或乐曲以及即兴演奏的音乐进行分析，则是第二位的。我们可以分析，也可以不分析。而且我们主张适度的分析，甚至不分析，切勿过度分析。

歌曲讨论的定义

布鲁夏（1989a）关于歌曲讨论方法的定义是这样的：

治疗师要求访者选择或带来一首能表达或吐露自己的、与治疗目标或主题相关的歌曲的录音（或一个乐曲的片段），或者治疗师选择一段与来访者的问题有关的音乐录音。双方一起聆听音乐，并就音乐所传达的与来访

者的生活和治疗有关问题的信息进行交流。

简单地说，就是治疗师和来访者一起聆听歌曲（或乐曲），然后就音乐所传达的内容、情感、体验和记忆进行交流和探索。歌曲可以是来访者所选择的，也可以是治疗师选择的。根据治疗目标的不同，可以采用一对一个体治疗的形式，也可以采用团体治疗的形式。

在团体形式治疗的开始阶段，请每一位小组成员都带来一首自己最喜爱的歌曲（也可以是乐曲，但是我们更希望是歌曲，因为歌曲有歌词，可以更直接地传达出本人的思想和价值观）是一种极好的自我介绍方式。具体操作的细节我们后面再作介绍。当一个团体的进程已经基本展开，并浮现出了一些小组成员共同关心的话题或问题时，由治疗师选择与这些话题或问题有关的歌曲，在治疗过程中播放，引发大家的讨论，可能是一种非常理想的导入讨论主题的方式。

歌曲讨论方法应用的三个层次

根据美国音乐治疗协会主席惠勒（Barbara Wheeler，1983）博士的理论，音乐治疗的干预深度可以分为三个层次：

◆ 支持性、活动取向的音乐治疗；

◆ 再教育、内省和过程取向的音乐治疗；

◆ 重塑、分析和宣泄取向的音乐治疗。

当我把这些概念引入中国，特别是当我们在接受式音乐治疗方法的范畴里使用这三个层次的分类时，我更倾向于把它简单化为：

◆ 支持层次的音乐治疗；

◆ 认知行为层次的音乐治疗；

◆ 体验和潜意识层次的音乐治疗。

歌曲讨论的方法在这三个层次上的应用在操作上有很大的不同，也需要治疗师有不同的训练和临床经验。

支持层次的歌曲讨论

这一层次歌曲讨论的特点是就音乐谈音乐，不牵扯音乐以外的任何内容（如与歌曲或乐曲有关的思想观念、人生经历、深层次的情感或潜意识的内容）。治疗师与来访者或小组成员只是共同分享各自喜爱的歌曲或乐曲的音乐之美，交流音乐所带来的情绪或审美感受，并不进行更深入的探讨或探索。

对音乐的分享表面上看起来没有什么临床治疗的意义，更类似音乐欣赏和娱乐活动，但是当我们深入思考，特别是当我们面对精神或者心理有明显障碍的来访者时候，就会发现，貌似简单的音乐欣赏和娱乐活动背后包含着重要的临床治疗价值：

1. 无论是精神科医院的住院病人、精神创伤的受害者，还是心理诊所的来访者，他们都不同程度地伴随有明显的紧张和焦虑。聆听和分享喜爱的歌曲或乐曲可以帮助他们缓解和消除紧张焦虑的情绪和心理状态。

2. 伴有妄想、幻觉的精神分裂症病人，沉浸于过去不幸生活经历的抑郁症病人和心理创伤的受害者，以及生活在臆想出来的、未来的危险中的恐惧症病人，他们都有一个共同的心理特点，就是生活在过去或者未来的世界里，而不是生活在当下的现实世界中。无论是在个体治疗或是在团体治疗的过程中，分享并讨论音乐可以帮助他们把注意力和意识带回到此时此地的现实环境中来，从而避免长时间地沉浸在与现实相脱节或扭曲的过去或未来世界当中。

3. 从由于严重的精神疾患到一般正常人群中由于受到心理或情绪障碍而选择心理咨询的来访者，很多人都不同程度地存在着人际或社交功能和交流方面的困难或障碍。对于有这方面困难和障碍的人来说，简单、直接地要求他们进行语言交流通常是比较困难的，因为这会让他们感到不安和受到威胁。（只要回忆一下我们从小到大经历过多少次在集体场合中令人尴尬的当众发言，就可以理解在治疗场所中来访者面对严肃的主题讨论时那种紧张和压力感了。）而这种看似不涉及任何更深入话题的音乐分享，对他们来说是不具有威胁的话题，因此他们更容易开放自我的内心，参与到人际之间的互动关系中来。

4. 与包括治疗师和其他小组成员在内的他人分享各自喜爱的歌曲可以有效和快捷地建立良好的治疗关系和人际关系。我们都知道，在生活当中缩短人与人之间的距离、建立良好的人际关系最有效的方式是分享共同喜爱的事物。生活中的好朋友往往不是那些在思想认识、人生观、价值观方面观点一致的人，而是那些有着共同爱好、参与共同活动的人，例如牌友、"驴友"、足球爱好者、同一个歌手或明星的"粉丝"，或者喜欢一起逛街的朋友。对女性而言，能够与自己分享秘密的同伴往往是"闺中密友"。很多人成为朋友的唯一原因就是有着共同的爱好。所以治疗师通过分享音乐的方式可以在很短的时间里与来访者建立起良好的治疗关系，或者能让小组成员之间建立起良好的人际关系。

治疗目标

支持层次歌曲讨论的临床治疗目标通常有：

1. 减少社会性退缩和自闭，促进人际交往。

2. 保持现实感和对"此时此地"的意识。

3. 促进与他人分享正确的社会技能。

4. 促进非语言层面的交流。

5. 缓解由于住院环境所带来的单调枯燥感。

6. 缓解紧张焦虑。

7. 转移对神经症或对强迫性症状的关注。

8. 控制冲动行为。

9. 恰当并成功地参与集体活动。

10. 增强团体凝聚力，将个体置于团体之中。

语言技巧

在支持层次上的歌曲讨论中，治疗师更多提出的问题是：

◆ "告诉我这首歌曲好听在哪里？"

◆ "我也很喜欢这个歌手的歌，尤其是……你的感觉呢？"

◆ "很抱歉我不熟悉这种歌曲，能告诉我这种音乐的特点是什么吗？"

◆ "这首歌曲（乐曲）让你的心里有什么样的感觉？"

◆ "听了这首歌曲（乐曲），你的身体有什么样的感觉？"

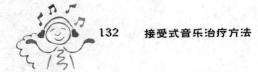
◆"刚才听了你带来的这首歌曲，我的心里感到非常舒服和放松……你的感觉呢？"

在这一层次的歌曲讨论中，治疗师要注意避免使用的语言是：

◆"告诉我你为什么喜爱这首歌曲？"

◆"这首歌曲让你想到什么？"

◆"你喜欢这首歌的歌词吗？"

这样的问题通常在认知行为和体验与潜意识层次的干预中才会被使用，因为它们会直接把讨论的主题引向音乐以外的方面去。而这正是我们在支持层次的干预中不应该做的事情。

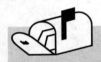

案　例

在北京某区残疾人联合会活动中心，有个精神残疾人士的音乐治疗小组。其中的8名小组成员都是被诊断为精神分裂症的患者，曾在精神科医院接受住院治疗，病情稳定之后出院回到社区生活，并被要求按照维持量服用精神类药物。音乐治疗小组的活动每周一次，内容以歌曲欣赏和讨论为主。小组中大部分成员的认知功能有一定的损伤，语言表达也存在一定程度的困难。音乐治疗师根据对大部分病人的功能水平的评估，认为病人无法进行较为深入的认知层面的语言交流，于是决定把歌曲讨论限定在支持层次上，从而避免引导病人产生认知方面的困惑和挫折感。治疗师要求小组成员自行选定自己喜爱的歌曲，在小组活动时与大家分享。并在每次治疗结束前都会询问："你们希望下一次欣赏什么歌曲？"小组成员非常喜欢参与这一活动，虽然他们表达对音乐感受的语言能力有限，只能用"好听"、"喜欢"之类的词语，但是在聆听歌曲的时候他们都非常投入。小组成员A先生表示，虽然每次从自己的住处到活动中心需要花2个小时的

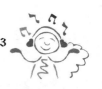

时间在路上，但是他每周都期待这一天的来临，因为他的病症，平时没有人愿意跟他交谈，完全没有人际交流，他心中非常苦闷，所以每天都在盼望能够来到这里与病友们分享音乐，而参与音乐治疗活动也让他感到非常快乐。

注意事项

1. 支持层次的歌曲讨论比较适于情绪严重不稳定的情绪障碍（例如严重的抑郁症）病人及有着严重心理创伤的受害者（例如刚刚遭受心理、生理或性虐待不久的受害者，刚刚逝去亲人的人等）。对于这些人群，特别不适于很快就进入深入严肃尤其是与核心问题有关的话题的讨论。一定要经过一段时间的支持性的干预之后，确定了他们的情绪比较稳定，内部自我力量比较强大了，才可以进行更深层次的干预。另外对于认知功能和语言表达能力有困难的病人（精神分裂症病人、智力发展障碍人士、孤独症病人等）。支持层次的歌曲讨论的方法也是比较适宜的选择。

2. 有时候我们与一些比较逆反的青少年——特别是有反社会人格或行为，与父母、老师关系紧张的青少年和抱有较强的阻抗和对立情绪的人员（例如监狱里的服刑人员），进行交流是非常困难的。这种时候要特别注意避免进入深入严肃的话题，以免让他们认为治疗师实际上是在给自己下圈套。所以应该在支持层次的工作方式上坚持相对较长的时间，等到确定已经建立起了良好和信任的治疗关系之后才可以尝试着进入进一步的认识行为或者体验和潜意识的层次中去。

3. 我们只要对比一下，一个喜爱摇滚音乐的青年和一个喜爱古琴古曲的女孩子，就可以马上知道他们之间在性格和情感方式上有什么样的区别了。虽然我们可以从一个人所喜爱的歌曲或乐曲中很快地了解到他的人格特点和内心情绪状态，但是在支持层次上进行的歌曲或音乐讨论并不涉及音乐以外的话题和内容，所以治疗师应该克制住自己探索和分析的欲望（很多精神分析学派的新手患有一种"分析强迫症"，喜欢分析他所见到的每一个人，以炫耀自己的专业知识），不要轻易把话题引到音乐内容以外。因为这样的做法可能并不适于这个来访者或者这个特定的团体，从而造成对来访者的伤害。对于情绪或病情严重不稳定的人更是如此，除非你有明确的目的要进行更深的层次（认知行为或体验和潜意识层次）的干预。

认知行为层次的歌曲讨论

在认知行为层次的歌曲讨论的技术就是利用对歌曲中歌词的讨论来引发来访者对思想、观念、信念、价值观、人生观等认知方面的表达和思考。我们知道歌曲与乐曲的区别就是歌曲有歌词，是音乐和文学的完美结合，也是情绪情感和思想认知的完美结合。歌曲的作者把情感的表达和思想的表达有机地融合在一起，让思想更具有情感的色彩，让情感更具有具体的思想意图。而音乐在其中的作用就是让情感和思想同时获得美的体验，进而更具有感染力和震撼力。

一个人喜欢一首歌曲，可能因为喜欢它的音乐内涵（旋律、歌手的音色、和声以及乐器的配器等）或者因为认同它的思想内涵（歌词所表达的思想观念、信念、人生观等）并产生了共鸣。因此对于来访者所喜爱或不喜爱的歌曲的歌词进行讨论就是一个了解、探索、表达、交流和理解一个人的思想观念和人生信念的极好方式。换句话说，歌曲可以成为治疗师进入来访者思想观念和价值体系的一个快捷而有效的工具，同时也可以成为来访者表达自己思想观念和价值体系的一个强大而有效的工具。在使用语言为基本工具的心理咨询过程中，我们常常会为如何让来访者打开心扉、真实地表达自己的思想而感到苦恼，而在音乐治疗中，治疗师却往往会发现要做到这些其实非常容易，因为音乐可以成为触及内心思想的催化剂。

在我国改革开放之前，对领袖的歌功颂德和传达某种政治观念是歌曲的唯一功能，歌曲成为了远离人们生活的政治工具。但是改革开放后的几十年来，歌曲，特别是流行歌曲所表达的内容涉及了几乎所有的思想和情感领域，无论是积极的还是消极的，快乐的还是悲伤的思想和情感都统统成为歌曲表达的对象。于是，这就给我们进行认知行为层次的歌曲讨论提供了非常好的便利条件，临床治疗中经常遇到的、大家关注的任何话题几乎都可以找到相关的歌曲，例如：

◆ **亲情**：吴建豪，《妈妈》；甄妮，《鲁冰花》；阎维文，《母亲》《父亲》《说句心里话》；陈红，《常回家看看》；腾格尔，《鸿雁》《父亲的草原母亲的河》；姚璎格，《花

好月圆》；孙燕姿，《天黑黑》；周杰伦，《蒲公英的约定》；蒋大为，《在那桃花盛开的地方》；董文华，《十五的月亮》；满文军，《望乡》；胡力，《回到家乡》；青燕子演唱组，《我的家乡》；彭丽媛，《父老乡亲》；费翔，《故乡的云》；张明敏，《我的中国心》；王菲，《明月几时有》。

◆ **信任**：斯琴高丽，《猜》；梁静茹，《暖暖》。

◆ **爱情**：谢雨欣，《谁》；张惠妹，《记得》《听海》；蔡依林，《Mr. Q》；孙燕姿，《任性》《懂事》；周杰伦，《屋顶》；任静，《知心爱人》；戴佩妮，《你要的爱》《防空洞》；李珉宇，《Girl Friend》；五月天，《恋爱 ing》；王力宏，《我们的歌》；F4，《烟火的季节》；S.H.E.，《Super Star》；邓丽君，《月亮代表我的心》。

◆ **失恋**：任贤齐，《心太软》；许茹芸，《独角戏》《悲伤》；莫文蔚，《他不爱我》；S.H.E.，《我们怎么了》；薛之谦，《认真的雪》；陈楚生，《一个人的冬天》；罗志祥，《搞笑》《灰色空间》《流星雨》；彭羚，《囚鸟》；刘若英，《后来》《一辈子的孤单》；张艾嘉，《爱的代价》；本多 ruru，《美丽心情》；那英，《梦一场》《白天不懂夜的黑》；萧亚轩，《最熟悉的陌生人》；张宇，《用心良苦》；张信哲，《白月光》；杨丞琳，《左边》；刘德华，《忘情水》；孙俪，《爱如空气》；王菲，《我愿意》《红豆》；张震岳，《爱我别走》；齐秦，《大约在冬季》；蔡琴，《不了情》；陈升，《把悲伤留给自己》；梁静茹，《梦醒时分》《可惜不是你》《分手快乐》；张雨生，《大海》；韩红，《那片海》；陈奕迅，《十年》；老狼，《同桌的你》；张柏芝，《星语心愿》；苏芮，《牵手》；陶晶莹，《太委屈》；钟文，《唯一》；辛晓琪，《味道》；林俊杰，《记得》；陈志朋，《舍不得》；张震岳：《原谅》；周杰伦，《说好的幸福呢》；何洁，《你一定要幸福》；阿桑，《一直很安静》；江美琪，《亲爱的你怎么不在我身边》。

◆ **友情**：吕方，《朋友别哭》；臧天朔，《朋友》；周华健，《朋友》；范玮琪，《一个像夏天，一个像秋天》；梁静茹，《暖暖》；可米小子，《青春纪念册》；老狼，《睡在我上铺的兄弟》《同桌的你》；小虎队，《蝴蝶飞呀》《星光依旧灿烂》；吴奇隆，《祝你一路顺风》。

◆ **励志**：周杰伦，《蜗牛》；刘欢，《从头再来》；范玮琪，《最初的梦想》；张惠妹，《海阔天空》；羽泉，《奔跑》；汪峰，《飞得更高》《怒放的生命》；五月天，《倔强》；许美静，《阳光总在风雨后》；张韶涵，《隐形的翅膀》；张雨生，《我的未来不是梦》。

当然还有更多的歌曲需要音乐治疗师进行挖掘和搜集。每个音乐治疗师都应该在自己的工作中逐渐形成自己的音乐库，以便在工作中随时使用。在歌曲讨论之前，很多治疗师都喜欢首先引导来访者演唱歌曲，然后进行讨论。这样是因为临床经验告诉我们，让来访者主动参与歌唱比单纯的被动聆听歌曲更能激发他们参与讨论的动机和热情。另外音乐治疗师应该为自己准备两本用于歌曲讨论和歌曲演唱的不同曲集。一本是供治疗师使用的歌曲集，里面搜集的所有歌曲都应该有乐谱、供吉他伴奏使用的和声功能标记以及歌词。而另一本是为病人准备的，不需要旋律及和声，只要有歌词就可以了。另外特别要注意的是每一首歌的调性都要经过重新审查和尝试。其原因是几乎所有歌曲的调性都是根据专业歌手的音域来制定的，并不一定合适普通人群使用。如果治疗师的音域正好与大多数人的音域接近，那么就可以由治疗师自己尝试每一首歌曲的调性是否合适。如果治疗师的音域与大多数普通人有一定的差异，则一定要请他人来尝试演唱歌曲，以确定合适的调性。切记，不可抱着"到时候试试再说"的想法。小小的疏忽可能会大大地影响治疗现场的气氛和效果。

治疗目标

1. 促进语言表达思想和情感的能力。
2. 促进团体之间的思想交流和互动。
3. 分享和澄清价值观和信念，促进认知的改变和提升。
4. 解决当前面临的问题。
5. 意识到自己的行为。
6. 促进行为的改变。

语言技巧

当来访者表示喜欢或不喜欢一首歌曲的原因是由于歌词所表达的内容或思想时，通常就是将歌曲讨论引向认知行为层次的信号。在认知行为层次的歌曲讨论中治疗师经常使用的问题是：

◆ "请告诉我你喜欢这首歌的哪段歌词？为什么？"

◆ "你能认同这首歌的歌词所表达的观念和想法吗？能讲讲你的想法吗？"

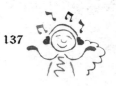

◆"你能给我们解释一下这首歌的歌词是什么意思吗？"

◆"如果让你改编这首歌的歌词，你会怎么写？"

◆"是哪一句歌词让你这样感动？"

◆"这首歌曲让你想到了什么？"

当来访者表达出自己的想法、观念之后，治疗师与来访者可以针对这些想法和观念进行讨论。在团体治疗的形式中，治疗师可邀请其他小组成员对这些想法和观念发表意见。由于治疗师可能受到的训练不同，所遵循的心理学理论流派不同，会影响到接下来治疗的谈话内容和方式。认知学派的治疗师可能会更关心歌曲所表达的认知和思想观念，并对这些认知和观念进行深入的探讨。例如，通过来访者所喜爱的歌词来发现他们在认知上的误区和错误观念，并针对它们加以讨论。精神分析学派的治疗师关心的不是来访者的认知和观念是合理的还是荒谬的，而是关心这些认知和观念的产生与他的生活经历，特别是童年的生活经历有什么样的关系，因此可能会更多地把谈话引向与歌曲或乐曲相关的过去生活经历中去，特别是童年的、与父母有关的话题。例如，治疗师选择并播放可能引发来访者对童年生活回忆的歌曲，并以此引导来访者回忆自己早期的生活经历，进而探讨过去生活对现在生活以及人际关系的影响。人本主义治疗师可能会更多地把讨论的焦点集中在来访者通过歌曲所表达出来的潜在和积极的情感、信念、能力以及对自我实现的追求上。例如，利用积极的、有力的、优美的、与来访者美好和成功的人生经历有关的歌曲来帮助他们重新回忆、体验和肯定自己人生的积极方面，并在讨论中将这些积极的资源加以强化和放大。存在主义治疗师可能会通过对歌曲的讨论来帮助来访者认识到自己对生活的态度以及什么是真实的自我。例如，当一个人喜爱一首歌曲时，常常是因为这首歌曲表达了其真实生活体验和对生活的追求，治疗师则是帮助来访者认识到真实的自我和虚假的自我各是什么。

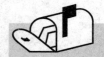

案 例

　　在北京某精神科医院中的一个歌曲讨论团体治疗小组里，治疗师在一次治疗的结束前询问大家："你们希望我下一次带来什么歌曲？"多数小组成员表示想听陈红、蔡国庆演唱的《常回家看看》。因为春节快到了，他们都非常想念家人，希望能在春节回家与家人团聚。

　　治疗师在下一次治疗时如约带来了《常回家看看》。在播放了这首歌曲之后，治疗师还邀请大家一起演唱这首歌，然后询问他们听了这首歌有什么感想。病人甲首先说："快到春节了，父母现在年事已高，身边没有人照顾，我特别想回家看看他们。"她说着流下了眼泪。其他很多成员也跟着流泪，并纷纷表达了对家人的思念。治疗师感受到小组中强烈的悲伤气氛。治疗师认为这种对亲人思念的情感对于精神病人来说是很重要的健康情感，也是病人的重要资源，有利于治疗。治疗师请大家相互分享各自家庭在过年时的快乐记忆，之后小组成员开始回忆自己经历中有关过年的美好时光，气氛逐渐变得愉快起来，小组中不时传出阵阵笑声。治疗师进一步提出了一个问题："既然我们中的大部分人都很想念自己的父母亲人，希望能够早一点见到他们，我们怎么做才能早点儿见到亲人呢？"病人们很快说出了显而易见的答案：努力配合治疗，早点儿出院回家。这时候病人甲表达了很消极的想法：自己患了精神分裂症，给家庭带来了很多麻烦，成为家庭的负担。并且在发病的时候她还伤害了自己的母亲，因此猜想父母可能并不希望自己出院回家。病人乙随后讲了自己的经历，他告诉病人甲：妈妈永远是爱自己的孩子的。大家就这个问题展开了热烈的讨论，分享了自己与母亲的关系的故事。最后，治疗师帮助小组成员谈论和安排了一些过年期间的团体娱乐活动，以便让大家在春节期间过得更加愉快。

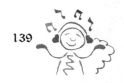

注意事项

1. 认知行为层次上的歌曲讨论可以在个体治疗中使用，也可以在团体治疗中使用。可以在治疗的开始阶段请小组成员选择自己喜爱的歌曲，作为成员之间的自我介绍；也可以在治疗的中期出现了小组成员共同关注的主题或话题后，由治疗师根据这些主题或话题选择适当的歌曲，利用歌曲引发对相应主题或话题的讨论。另外也可以在治疗的结束阶段由治疗师根据前面一段时间治疗的情况，选择合适的歌曲对治疗的全部过程进行总结。

2. 有时候治疗师并不需要将一个歌曲讨论的团体治疗预先设定在某一个干预的层次上，而是可以根据具体的情况随时灵活地把讨论引导到不同的层次上。例如，在让小组成员自行选择自己喜爱的歌曲，并带到小组里与同伴们分享的情况下，有些成员表示自己喜爱一首歌曲的原因是因为喜欢其中的某些歌词，这时候通常是把讨论的层次引导到认知行为层面的时机。

3. 在认知行为层面上的歌曲讨论中最忌讳的就是治疗师在讨论中以权威的角色对来访者进行说教，而最终将音乐治疗演变成"政治思想工作"，让来访者大呼中了治疗师的圈套。尤其在逆反的青少年团体和监狱服刑人员的团体中要注意防止出现这种倾向，否则治疗师就会立即发现自己被推到了他们的对立面，治疗关系会陷入困境。无论来访者表达的思想观念在治疗师的眼里是多么错误和荒谬，治疗师都不应该予以直接的批评或质疑。应该相信团体成员中一定会有一些成员的观念相对比较消极，而另一些成员的观念会相对积极一些。治疗师的工作就是促进不同观念之间的互动和交流，从而引导积极的成员去影响消极的成员。

体验和潜意识层次的歌曲讨论

当歌曲讨论的方法在体验和潜意识层面上进行工作的时候，我们首先要考虑到音乐（歌曲）与潜意识活动的关系。我们知道，弗洛伊德首先提出了关于潜意识的学说，认为潜意识是人的某些记忆和欲望不能够为超我所接受，从而引发了焦虑。为了缓解这种焦虑，这些记忆和欲望被压抑到了连自我都不能觉察到的地方，就成为了潜意识。但这些潜意识的材料并不会因此而不存在了，而是会通过其他形式表现出来。潜意识虽然不为自我所察觉，但是它对于人的情绪和行为却具有巨大的影响（Smith，2003）。所以潜意识的活动具有无法用语言表达和描述但是却能够在人的内心和情绪体验层面上强烈地被感受到的特点。

我们会发现，在这一点上，人们对音乐的体验与对潜意识的体验有着惊人的相似，即能够清晰地感受到，但是却无法用语言来进行准确的描述。也就是所谓"只可意会，不可言传"。我们甚至可以推论，音乐就是人类潜意识以声音作为媒介的一种表达形式，正如梦是潜意识以视觉作为媒介的一种表达形式一样。诺伊（Noy，1967）表达了这样的观点：

> 美学家把音乐视为一种情感内容外化的语言符号，而精神分析学家把音乐视为潜意识内容的象征性语言表达……持有精神分析学派观点的作家们认为音乐可以被视为是与梦的活动或多或少具有同样规则的一种结构形式。

理解了音乐的这一特性之后就不难理解，当一个人表示他特别喜爱一首歌曲或者一段乐曲的时候，实际上就已经向你展示了自己的深层内心世界和潜意识活动。我们在前面说过，一个人喜爱一首歌曲或一段乐曲绝不会是没有缘由的，也绝不仅仅是由于某种审美的取向和价值观造成的，其中更为深刻的原因是这首歌曲或乐曲与其人生经历或深层的人格结构和情感需要产生了某些共鸣。作为治疗师，我们需要做的是全身心投入地聆听和感受这首歌曲；忘掉谁是这首歌曲的演唱者，试着想象来访者就是这首歌的演唱者。而这首歌曲带给你的感受，恰恰正是这位来访者企图通过音乐传达给你的内容和信息。他在告诉你他是一个什么样的人，他的内心情感是怎么样的，以及什么对他来说是最重要的。

治疗目标

1. 促进对自我人格的了解和探索。
2. 促进对自我深层情感的体验。
3. 探索潜意识的活动和内容。

4. 促进被压抑情感的表达和宣泄。

5. 探索内部情感和需要的矛盾。

6. 促进内部矛盾的解决和人格的改善。

7. 促进团体成员之间深层次的相互理解和支持。

语言技巧

当治疗师询问来访者"这首歌曲（乐曲）的什么特点让你喜欢？"或"这首歌的哪些部分让你喜欢？"而对方的回答是："我也不知道，反正就是觉得好听"。这通常可能是将歌曲讨论引向体验和潜意识层次的信号。这一层次歌曲讨论的基本思路就是首先澄清和探索歌曲或乐曲所带来的心理、情绪和身体的感受，然后把这种感受与来访者的深层情感世界、内部心理需要和潜意识的活动联系起来。治疗师可以遵循如下的程序：

第一步，请来访者尽可能描述他对这首歌曲的感受和体验（同时不要忘了自己对这首歌曲的感受，并以此为理解来访者的感受的参照物）。可以这样提问：

◆"这首歌曲给你带来什么样的感受（体验）？"

◆"这首歌曲的什么东西让你喜欢？"

◆"这首歌曲的什么东西让你不喜欢？"

◆"你能给我描述一下这首歌曲给你的感受（体验）吗？"

第二步，治疗师帮助来访者将对音乐的体验与过去的经历、有重要关系的人联系起来，可以这样提问：

◆"这种感受（体验）让你想到了什么？"

◆"除了音乐之外，你在生活中还有没有体验到这种感受的时候？"

◆"这种感受（体验）什么时候有过，是在成年还是童年？"

◆"在你的生活中有什么人能给你带来这样的感觉（体验）？"

◆"在你的生活中哪一段经历曾给你带来这样的感觉（体验）？"

第三步，帮助来访者把对音乐的体验与自己现在的生活联系起来，可以这样提问：

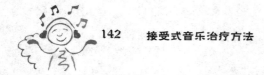
◆ "你认为这首歌所带来的这种感觉（体验）是你所渴望的东西吗？"

◆ "这首歌所带来的这种感觉（体验）对你来说很重要吗？"

◆ "你觉得这首歌所带来的这种感觉（体验）与你的现实生活有什么关系吗？"

◆ "你觉得这首歌让你想到的那些人生经历对你今天的生活有什么样的影响？"

◆ "你觉得这首歌让你想到的这个人对你今天的生活有什么影响？"

当然，在歌曲讨论中提问的语言和方式是多种多样的，以上仅仅是略举几例而已，不要让自己局限于上面给出的语言和程序中。

这一层次的歌曲讨论通常可能会比较忽视歌词所传达的思想内容，而更多地集中在歌曲给来访者（团体治疗中则包括其他小组成员）和治疗师所带来的内心的甚至身体的感受和反应。治疗师接下来的工作是设法探索和理解音乐所带来的这些感受的意义是什么；它与来访者的深层情感世界、人格结构以及潜意识活动的关系是什么。至于如何解释或理解音乐所带来的体验和潜意识层面的内容，不同理论取向的治疗师的思考和理解是不一样的。与认知行为层次一样，歌曲讨论在体验潜意识层次的应用也会由于治疗师的理论取向不同，而使接下来的讨论主题和焦点有所不同。歌曲讨论通常会聚焦于来访者的体验和潜意识，而不是认知层面上，因此认知行为流派的治疗师通常不会涉及这一层面。换句话说，在这一层面的工作思路更多的是精神分析取向。

下面是我在歌曲讨论的时候的三个案例。

案例一

在一次由大学生的团体歌曲讨论中，我要求每个小组成员带来一首自己喜爱的歌曲。一位女大学生带来了美国电影《毕业生》中的歌曲《史卡博罗集市》（*Scarborough Fair*）。这首歌是由美国著名男声组合西蒙和加丰科（Simon and Garfunkel）演唱的。歌曲是在男生的较高音区上轻柔演唱的，非常抒情和优美，深受人们的喜爱。她告诉我们，这是她最喜爱的

歌曲之一，经常会让这首歌曲伴随自己入睡，在自己心情不好的时候也会听这首歌。

歌曲播放完毕后我问这名女大学生：

"你为什么喜欢这首歌曲？"

她回答说"我的英语不好，所以完全不知道他在唱些什么，但是我喜欢这首歌曲的音乐和歌手的嗓音。"

我接着问她："你能给我形容一下歌手的嗓音和音乐给你带来什么样的感觉吗？"

她说："我觉得这首歌让我感到非常温暖，歌手的嗓音非常慈祥亲切。"

一个温暖、亲切和慈祥的男声让我想到了父亲的形象。于是我问道："你能告诉我你和你爸爸的关系怎么样吗？"

她愣了一会儿，眼泪流了下来："在我的记忆中从来不记得爸爸曾经抱过我。他对我一直很冷淡。我从来没有体会过父爱的感觉。我小的时候总是想，他不是我的亲爸爸，所以他一点也不爱我。我从小就一直在想象，我的亲生爸爸有一天会来找到我，从此我就会和我的亲爸爸幸福地生活在一起了。可是到我长大之后终于明白他就是我的亲生父亲，我才彻底绝望了。"

我接着问："在你的想象中，从小到大一直期待的那个'亲生的爸爸'是不是就是一个慈祥、亲切、温暖的爸爸，就像这首歌给你带来的感觉一样？"

她肯定地回答："是的，我想象中的亲爸爸就是一个慈祥、亲切和温暖的爸爸，就像这首歌给我的感觉一样。"于是，我们就她缺乏父爱的童年生活经历以及这些经历对现在生活产生的影响展开了讨论……

很显然，这首歌曲所带来的亲切、慈祥的体验在这位女大学生的内心深处与她从小就在心目中对父爱的渴望发生了共鸣。当孩子在成长的重要阶段所必需的心理需要（例如母爱和父爱）不能得到满足的时候，孩子就会在内心为自己虚构一个理想中的母亲或父亲形象，来弥补现实中的缺憾。这是人的生存本能，否则就可能无法生存。而这位女大学是把自己从小就虚构出来的亲切慈祥的父亲形象投射到这首歌曲之中，因此，这首歌曲在她的生活中就替代了一个好父亲的形象，以满足她对父爱的心理需要。

案例二

一位男性小组成员，在小组中播放了一首自己喜爱的外文歌曲。这首歌曲是由女声演唱的西方宗教歌曲。小组成员中无人能够分辨歌曲是用什么语言演唱的，甚至连他自己也不知道。但是他非常喜欢这首歌曲，特别是喜欢歌唱者的嗓音。

我仔细地体味这首歌曲以及歌唱者嗓音带给我的感觉。歌唱者的嗓音充满着一种成熟女性的母性感觉，而歌曲的旋律缓慢而温馨，同时又给人以圣洁的感觉。我注意到这位小组成员所带来的 CD 光盘没有封面，是复制刻录的，所以看不到歌唱者的形象。我问他："你见过这个歌唱者的照片或者形象吗？"

他回道说："没有见过，我是让朋友为我复制的。"

我说："好，那你想象一下，这个歌手在你的心目中是什么样子的？"

他开始描述他想象中的歌手的样子："我想她应该有 30 多岁，皮肤很白，眼睛很大，嘴唇薄薄的，稍微有一点偏胖……"

我接着问道："在你的生活中有没有一个皮肤很白，眼睛大大的，嘴唇薄薄的，稍微偏胖的女性？"

我看到他像被什么击中了一样，愣住了，眼泪慢慢地涌出了他的眼眶。他沉默了一会儿，然后点点头："是的，有。"

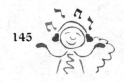

"你能说说吗？"

他摇摇头："我不想在这里说。"

我尊重他的选择，也理解在这个小组中可能不适于谈论他比较隐私的事情。于是我建议："看起来这首歌曲与你的内心情感里的某一个人有关，而这个人对你来说很重要。这个场合中也许不适合谈论这件事情，但是我建议你将来如果有机会可以就这个问题做一些工作和处理。"他点了点头。

这两个案例看起来类似，不同的是，在第一个案例中，来访者将自己从小缺失的好父亲形象投射至某一首歌曲中，这首歌曲就充当起了父爱的替代品；而在第二个案例中，来访者是将一个现实存在的，对自己非常重要的人物（我不清楚是妈妈还是姐姐，或是其他的什么人，但她一定是一个对来访者具有重要影响的人）投射到了歌曲里。所以我们看到了两种可能性：歌曲可以成为来访者对现实中实际存在的人的感情的投射物，也可以成为在现实生活中缺失的重要情感需要的投射物。治疗师在试图理解和分析来访者所喜爱的歌曲或乐曲时要同时考虑到以上的两种可能性。但是这两种可能性其实都只是反应了同一原则：人们喜爱一首歌曲或乐曲的原因通常与内心深层世界的重要情感需要有关，包括个体缺失的和已经拥有的情感。所以当一个人告诉你这首歌曲或乐曲是他非常喜爱的，实际上他是在告诉你，这歌曲所表达的情感和感受对他来说非常重要。

一个人喜爱某首歌曲会有其深层的原因，同样一个人不喜欢或反感某首歌曲或乐曲也可能会有其深层的原因。下面是一个对某首歌曲反感的案例：

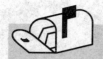

案例三

在一个团体的歌曲讨论中，有一位成员 A 小姐为大家播放了自己最喜爱的歌曲：18 世纪音乐家亨德尔最著名的一首宗教合唱《哈里路亚》。这首歌曲的歌词"哈里路亚"多次反复，在众多声部的层层叠加中逐渐推向高潮。乐曲气势磅礴，庄严宏大，堪称是古典时期的经典之作。

A 小姐告诉大家，她是一个基督教徒，生活中曾经遭受过很多挫折和磨难。每次当她感到无助和消沉的时候，都会给自己播放这首歌曲，音乐让她感到上帝在给自己无穷的力量，鼓励自己振奋起来……（这属于认知行为层次的讨论）。

当小组成员都在很投入地聆听这首歌曲的时候，我身边的一位女性成员 B 女士明显地坐立不宁，不断地改变身体的姿势，明显表现出不耐烦的情绪。我当时心中颇有些不快，觉得她破坏了小组中已经建立的相互支持的气氛。A 小姐刚刚结束自己的讲述，B 女士马上向我提问："高老师，你能不能帮助我分析一下我为什么这么不喜欢这首歌曲？"

当时我的第一个反应是这位女士可能不是学习音乐出身，对欧洲古典时期的音乐风格不太能接受。于是我问道："你是学什么专业的？"不料她告诉我她是某师范大学音乐系毕业，专业是音乐学。这让我很诧异，因为这首歌曲每一位学习音乐的大学生都应该是熟悉的。我立即放弃了关于 B 女士由于不熟悉欧洲古典音乐风格而不能接受这首歌曲的想法。

我问她："你能够描述一下这首歌曲给你带来了什么样的感觉吗？"

B 女士回答："整个歌曲就听见这一句歌词'哈里路亚'没完没了地唱，一句接一句，不断地转调递进，我心里像被猫抓一样，就像被人不断地催促，不能停下来，烦死了。我的心剧烈地跳动，呼吸也急促了。"

我进一步问："这种被人不断催促，不能停下来、心烦的感觉，在你

的生活中觉得熟悉吗？"

她回答道："你这么一说，我倒是觉得挺熟悉的。"

"那么你什么时候、与什么人在一起时会有这种被催促的不能停下来的感觉呢？"

她想了想，笑了起来："我妈就让我有这种很烦的感觉。我爸爸在我生下来不久就有了外遇，跟妈妈离婚了。妈妈是一个很要强的女人，一直没有再婚，含辛茹苦把我养大成人。从小她就不断地告诉我：'男人是靠不住的，女人要自强，一定要靠自己，要不然一定要倒霉的。'她对我要求得非常严，无论学习还是生活，什么都要做到最好。她每天不断地催促我学习、做家务……我觉得每天都有做不完的事情，永远都不能停下来。所以每当她催我做这做那的时候，我心里就烦得要死，总跟她吵架。不幸的是我现在对待我女儿也是这种态度，总是要求她什么都要做到最好，总是催她做事情。我也不想这样，可是控制不住自己……"

我进一步问道："那你觉得这种被妈妈催促的不能停下来的感觉和你对这首歌里的感觉一样吗？"

"是的，完全是一样的。我现在很担心，我女儿将来会跟我烦我妈一样烦我。"

从这个案例中我们可以看到，一个人对某首歌曲或乐曲的反应，无论是喜爱还是反感，其实都可能在人格层面或潜意识层面上存在着深层次的原因。当然我们也承认，人们对音乐风格的偏好会受时代文化变迁的影响，也可能会受到音乐教育和训练的影响。例如学习西方音乐的学生可能会偏爱西方音乐多一些，而学习中国传统音乐的学生可能会偏爱中国传统音乐多一些；一些年龄较大的人可能更喜欢邓丽君、蔡琴的歌曲，而现在的青少年可能更喜欢周杰伦、张韶涵的歌曲。但是我们如果更加深入地去了解每一个人的音乐偏好和钟爱的歌曲，一定会发现，他们的音乐偏好其实都与其人格、性格、生活经历以及情感有着明显的联系。同样是高中生群体，每个人喜爱的音乐风格和歌曲的内容也存在着非常明显的差别。即使一首广为流传的当红歌曲同时受到很多人的喜爱，我们依然可以发现，其实每个人对这首歌曲的感受和喜爱的原因还是有着很大的区别。我们通过来访者喜爱的歌曲或乐曲来进入他们的内心世界，了解他们的人格特点、情感世界，这恰恰是音乐治疗师手里独特而且非常快捷有效的方法。歌曲讨论的方法可以让治疗师或者团体成员在很短时间内快速地进入对方的深层情感世界，达到了解、体会和理解一个人的目的。而传统使用语言的心理治疗则可能需要更长的时间。但是，正是由于在这一层次的音乐心理干预中音乐发挥了强大作用，有可能以较快的速度和力度进入来访者的内心世界和潜意识中的核心问题，所以不适当的干预有可能造成严重的阻抗，甚至造成新的心理伤害。这就需要治疗师进行较高阶段的学习和训练以及具有一定的临床经验，特别是心理学的理论学习以及语言干预的技巧。初学者或缺乏心理咨询与治疗方面知识和训练的音乐治疗师应该避免进入这一层次进行工作。

资源取向和问题取向的选择

在临床治疗中，歌曲讨论的方法在三个不同层次的使用可以有不同的心理治疗取向和思路，也可以分为积极资源取向和问题取向。总结如下：

1. 歌曲讨论可以在支持层次、认知行为层次、体验和潜意识层次上使用。治疗师可以持续稳定地在一个层次上进行歌曲讨论的工作，也可以根据小组中成员的具体情况和治疗的需要灵活地转换使用三个层次的干预。

2. 支持层次的歌曲讨论强调加强积极的情绪，分享美的体验。这一层次在原则上不涉及问题和导致问题的原因，通常不引发消极的情绪表达和体验。因此支持层次的歌曲讨论属于心理学的积极资源取向。

3. 体验和潜意识层次的歌曲讨论强调探究和发现问题以及导致问题的原因，特别是来访者自我所没有察觉到的潜意识的情感内容和人格中被压抑的部分。它通常会引发较为强烈的消极情绪的流露和宣泄，因此属于心理治疗中的问题取向。

4. 认知和行为层次的歌曲讨论则介乎上面提到的二者之间。它可能引发积极的正向观念和情绪表达及体验，也可能引发消极的负性观念和情绪表达及体验。因此在治疗中究竟是采取积极资源取向的思路，还是采用问题取向的思路，完全取决于来访者的需要和治疗目标。

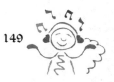

音乐回忆

音乐回忆严格地讲还是属于歌曲讨论方法，但是这里强调的是通过歌曲或乐曲来唤醒或激发对过去生活经历的回忆。布鲁夏给音乐回忆的定义是这样的：

> 即通过音乐聆听引发来访者对过去生活事件和经历的回忆。音乐可以是嗓音的或器乐的、录制的或现场演奏演唱的，可以由治疗师或者来访者根据音乐与过去生活的联系或与时间的关系进行选择。在音乐聆听（或音乐演唱演奏）后，治疗师与来访者对过去的生活往事进行回顾。(Bruscia, 1998)

音乐回忆的方法更多地用在：

◆ 老年人的一般性心理支持

◆ 老年痴呆症患者记忆功能的改善和训练

◆ 帮助患有对生命具有威胁的严重疾病的患者进行心理支持和人生回顾

◆ 持有精神分析取向的治疗师在心理治疗中帮助来访者回顾童年经历

在现代社会中，音乐早已深入到社会的各个领域，并贯穿和伴随一个人的全部人生。从婴儿呱呱坠地，到幼儿园、小学、中学、大学的学生生活；从浪漫的爱情生活，到成家立业、生儿育女；从不惑之年、儿女绕膝，到日渐衰老……每个人生阶段都会有当时流行的、令人难忘的歌曲或乐曲伴随。这些歌曲或乐曲也因此被赋予了人生特定历史阶段的象征性的特殊含义。

每个人都有这种体验：一首很多年前的老歌会突然唤醒尘封多年的记忆。当年的一些生活细节和体验顿时涌上心头，就好像时光倒流，重新回到了难忘的岁月中。这不免让人感慨万千、心潮澎湃、唏嘘不已。在每年的抗日战争胜利纪念日活动中，我们都可以看到抗日老战士们唱起《我们在太行山上》《九·一八》《松花江上》……他们无不老泪纵横，激动不已。我们也可以看到在五六十岁的老同学的聚会上，两鬓斑白的同学们唱起《让我们荡起双桨》《听妈妈讲那过去的事情》……真挚的同学情顿

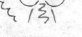

时涌上心头。

我当年作为"知识青年"被下放到偏远的农村去"接受贫下中农再教育"。记得一天晚上，一个比我大几岁的女知青烧着炉灶做饭，嘴里小声哼起了在文化大革命期间早就被禁止的歌曲《小河淌水》。我的心里突然涌起一股暖流，热泪顿时涌出眼眶……我跑到隔壁屋子里偷偷地哭了一场。小时候妈妈常常唱这首歌，每次听到它就让我想到妈妈，而那时妈妈正被关押在"牛棚"里遭受折磨。

谈到1966年到1976年历时10年的文化大革命，对大部分中国人来说，是一场可怕的噩梦，多少人妻离子散，多少人蒙受不白之冤。我的爸爸、妈妈、爷爷被扣上了"历史反革命"、"现行反革命"、"反动军官"等罪名，被关押在不同的地方。我自己也差点被打成"反动学生"，每天惶惶不可终日，生活在恐惧之中。所以提起文化大革命，我个人的情感中充满了憎恶和恐惧。然而，在我留学美国期间，有一天遇到一位刚刚从国内来到美国的留学生，他告诉我现在国内最流行的是《红太阳》等文革歌曲。这让我大感意外，难道中国人这么快就忘记了文革的痛苦和伤害？难道还想回到那个悲惨的年代不成？

但是更让我感到意外的是，当我把这盘磁带放到汽车音响里，听到那些文革中再熟悉不过的歌曲时，我并没有想起那时候痛苦和不幸的生活经历，相反，却让我想起了在那个黑暗的岁月中难得的快乐时光：我参加学校文艺宣传队的排练和演出的场景；在农村里和其他知青嬉笑打闹的情景；几个饥肠辘辘的朋友一起大口咀嚼着从生产队的田地偷来的刚刚烤熟的玉米棒子的场面……于是，这盘《红太阳》磁带就成为我最珍爱的宝贝，每当我开车时，它的旋律就会在我的耳边响起。

后来我多次认真地思考这个问题：为什么我如此痛恨文革，却同时又如此喜爱那个时期的歌曲？多年之后我才悟出了一个道理：音乐是美的，即使黑暗的文革期间的歌曲也是美的。而美的音乐会唤醒美的体验以及与之相关的记忆，所以文革歌曲其实常常会唤醒人们在那个黑暗年代中虽然不多但是却真实存在过的快乐记忆。这些文革歌曲让我突然发现，即使在那个年代里，充满朝气的年轻人依然会找到自己的快乐。文革时期毕竟是我生命中最珍贵的青年时代，它已经成为了我生命的一部分。生活并不是非白即黑，而生命总是痛并快乐着的。相信这也是为什么在一段时间里文革歌曲在国内流行的原因，这是很多人的共同体验。在日后为曾经历过文革的来访者进行临

床治疗时，我并不刻意回避使用文革歌曲。而这些来访者的反馈更使我坚信美的音乐往往会引发积极的回忆，而不是痛苦的回忆。

语言技巧

◆ 你还记得这首歌的歌词（名字）吗？

◆ 你还记得这首歌是什么年代流行的吗？

◆ 你还记得这首歌是哪部电影的主题歌吗？这部电影讲的是什么故事？

◆ 在这首歌流行的时候你多大？那时候你在做什么？

◆ 你是什么时候第一次听到这首歌的？还记得当时的情景吗？

◆ 能给我讲讲那时候你的事吗？

◆ 这首歌曲（乐曲）让你想到了当时的哪些事情？

◆ 现在听到（唱起）这首歌曲，你有什么感觉？（你是什么心情？）

◆ 回想起那个年代，你有什么感觉？（你是什么心情？）

◆ 回想起那个年代你的经历，你对自己的人生有什么评价（感悟）？

◆ 回想起你的这些人生经历，你会给你的孩子或者年轻人一些什么忠告？

音乐回忆的临床应用

对老年人的一般心理支持

当一个人进入老年阶段后，各种生理功能明显衰退，能力体力大不如以前，但是心理功能却并没有随着生理功能的退化而退化，多年的生活经验和工作经验的积淀使他们拥有了丰富的工作经验和人生知识，他们依然渴望像过去一样生活，展现自己的人生价值。但是生理的状况却越来越不允许他们按照原来的生活模式和习惯去生活，迫使他们不得不接受现实，因此他们的生理条件和心理需要之间就可能产生一个很大的落差。他们不仅承受着各种生理的困扰和痛苦，还经受着巨大的精神痛苦。他们从原来的工作岗位和社会职位上退了下来，不再是家庭的支柱，不再为社会甚至家人所需要，越来越多地失去了独立生活的能力，在生活上依靠他人。这一切使他们的自我、自尊心和自我评价都受到了严重的伤害。由于生理功能的恶化，他们也逐步失去了过去的社会联系。而必要的社会信息和社会交往正是保持一个人精神健康的必要条件。

另外，子女的离开、同龄亲友的相继去世都会给他们带来沉重的心理打击，使他们感到来日无多。以上诸多原因常常引发老年人内心强烈的抑郁和孤独感。他们会感叹自己没用了，成了废物，成了家人和社会的负担，甚至对自己的整个人生价值都产生了消极的评价。很多离、退休老干部从原来重要的工作岗位和权利角色中退了下来，回到平凡人的生活，他们的心理落差就更是强烈和难以适应。他们中的一些人甚至会抱怨政府和各级组织对自己的忽视和不公平，认为"人一走茶就凉"。这种低落和不满情绪甚至愤怒行为在很多医院的"老干部病房"中是很常见的。

音乐（歌曲）回忆对老年病人是一种非常有效的心理支持方法。音乐治疗师精心选择老年病人年轻时代流行的歌曲（乐曲），为病人播放、演唱或者邀请病人一起唱，并由此引发讨论和对往事的回忆。前面说过，美的、动听的音乐通常会唤醒过去生活经历中美好的记忆。无论那个年代是多么艰苦和困难，但音乐唤醒的记忆通常都是积极美好的。当然不能完全排除在音乐回忆的过程中，有些老年病人可能会突然回忆起一些悲伤痛苦的消极事件，不过这种情况还是比较少见的。这种情况一旦发生，治疗师不应该回避或阻止病人对这些往事的回忆和情绪的流露，而是应该充分共情，允许病人把消极的情绪宣泄出来。

音乐选择的原则是以使用老年病人20岁左右时流行的歌曲（乐曲）为主。因为这个年龄是人的一生中生命力最为旺盛的时期，唤醒病人对这一段人生经历的体验正是唤醒和强化病人生命力的有效方式。通过对过去积极的人生经历的回顾和重新体验，可以大大地缓解和改善老年病人的情绪状态，让他们重新审视自己的人生价值，肯定自己的人生意义。无论是平凡百姓、抗战老兵，还是曾经身居高位的领导干部、学术或事业上有成就的科研人员，都可以在自己的一生中找到让自己感到骄傲的、开心的或者幸福的记忆，他们也曾经奋斗过、成就过、幸福过、浪漫过。当年拼杀疆场的老战士可以通过对战争经历的回顾肯定自己对国家和民族做出的贡献；而从来没有轰轰烈烈、惊心动魄的人生经历的平凡百姓，也可以通过回忆自己如何含辛茹苦地抚养孩子，孩子们是如何长大成人、成家立业等人生经历来肯定自己的生命价值。

沉醉于对往事的回忆是每一个老年人的重要心理需要。然而不幸的是在生活中子女们常常没有耐心、兴趣或者时间去专心地聆听老人的故事，分享老人的人生经历。这使得老人感到更加孤独、被忽视、被遗弃。而音乐治疗师恰恰是满足老人们

这一心理需要的最佳人选，他们具有引发对往事的回忆、聆听、在往事记忆中寻找和提炼积极的体验以及帮助老人通过这些往事回忆来重建或改善自我评价的专业技术，因此他们成为维护老年病人心理和情绪健康的重要专业人员。这也正是为什么上世纪 70 年代美国国会通过了一条联邦法律，要求所有的老年病治疗机构必须有音乐治疗师的原因。

对老年痴呆症的临床治疗

老年痴呆症患者首先出现的症状就是记忆功能的损害和丧失，而音乐恰恰具有强大的刺激记忆力的功能（Wylie，1990）。生活中的一个常见现象就是当一首古代诗词很难被记住的时候，如果我们为它谱上旋律，就会变得非常容易记忆，甚至可能终生不忘。因此小学里经常会看到老师用字母歌帮助学生记忆。美国的小学还有乘法口诀歌来帮助小学生记忆。当年的红军战士大部分都是文盲，于是红军总政治部就编写了《三大纪律八项注意歌》来帮助战士们牢记军纪，非常有效。

利用当年的老歌来帮助老年痴呆症患者回忆过去的生活经历（长时记忆）是在这个领域的音乐治疗中最常用的有效方法。治疗师根据病人的生活年代选择不同时期的歌曲（乐曲），要求病人辨认、识别歌曲名称、记忆歌词，并回忆与歌曲有关的生活经历。在临床中，我们常常看到一个有趣的现象：病人可能告诉你，他没有听过某首老歌，但是却可以准确地唱出这首歌的歌词。记得一次我带学生到北京市宣武区老年病医院做实习，这里的病人都是 70 ～ 90 岁的老人。当我问大家有没有听过《洪湖水浪打浪》这首歌时，所有的人都回答"没听过"，然后我先唱了这首歌的前两句，再询问大家有没有听过。大家的回答还是"没听过"。然后我说："没关系，请大家跟我一起唱。"老人们居然非常清楚地唱出了歌词。唱完之后我再次问大家："现在想起来没有，什么时候听过这首歌？"他们依然回答说："没听过。"这一现象说明在意识层面中不记得的信息可能依然通过大脑右半球的音乐活动被重新激发。

治疗师不断地利用音乐对记忆功能的激发作用来帮助病人改善记忆功能，帮助他们恢复与歌曲（乐曲）有关的记忆，包括音乐的（旋律、歌词）以及非音乐的（歌手的名字、相关电影的名称及故事情节、当时的社会背景和有关生活事件的细节等）记忆。经过一段时间的治疗，我们会发现患者的长时记忆力得到了明显的改善。

对患有严重的对生命具有威胁的疾病患者的心理治疗

当一个人患有诸如癌症、艾滋病这样严重的、对生命具有威胁的疾病后，特别是当病人意识到自己即将面对死亡的时候，不可避免地会产生严重的心理反应和强烈的情绪反应。这些反应可能包括愤怒、恐惧、焦虑、抑郁和绝望等。这种强烈的心理、情绪反应会引起生理的应激反应，并进一步抑制和破坏机体的免疫系统功能，从而加速病情的发展和恶化。我们在肿瘤科的临床上常常看到这样的情况，某人长期感觉身体不适，但是终日忙于工作，未予重视。数年后到医院检查，被诊断为癌症，于是情绪大坏，悲伤恐惧，饭茶不思，闭门不出……结果没过一两个月就去世了。肿瘤在身体里已经存在了几年，发展缓慢，但是一旦被确诊，恶劣的情绪迅速摧毁了免疫系统，肿瘤则迅速发展，导致了死亡。这是很多癌症病人都有的经历。前几年，我国著名肿瘤专家北京 301 医院的董宝玮教授邀请我参加有关癌症病人综合治疗的研讨会。他在会上明确指出：癌症病人，1/3 是被吓死的，1/3 是被治死的，只有 1/3 才是死于癌症本身。当然，我们也常常在生活中看到相反的例子：本来已经被医学"判了死刑"的被告知只有几个月生存时间的癌症病人奇迹般地恢复了。这种事情我常常听说，但是半信半疑，总觉得只是传说而已。然而后来我身边竟然就发生了这样的事情。我女儿的姥姥 6 年前被查出患有乳腺癌，不久癌细胞转移，成为全身骨癌，非常痛苦。我知道孩子的姥姥恐怕没有几个月的时间了，嘱咐女儿多去看看姥姥。未曾想半年多之后，接到那边的电话："告诉你个好消息，姥姥的癌症没有了，现在身上甚至查不到癌细胞了。"我简直不敢相信这是真的。直到现在老人家依然健康地生活着，到处旅游，安然无恙。我了解到孩子的姥姥是个性格开朗的人，在住院期间常常给病房的病友们眉飞色舞地讲她在抗美援朝战场上的故事，而且常常帮护士干活，打扫病区的卫生。记得那时候我打电话问候她，她总是笑嘻嘻地说："我要去见马克思了，要去见我那些老战友了……"我当时总是在心里想："这个老太太真是的，跟我还这么假惺惺的。"不曾想她还真是个坚强乐观的老人家。

其实有经验的肿瘤科医生都很清楚，病人的心理和情绪对医学治疗疗效的强大影响。音乐治疗可以在包括癌症在内的各种对生命具有严重威胁的疾病治疗中发挥重要的作用，而音乐回忆则是音乐治疗师在这一领域中常用的技术方法之一。具体的治疗

思路和方法的使用其实与前面提到的对一般老年人的心理支持是完全一样的。工作的目标应主要集中在：

1. 缓解病人的恐惧、焦虑和抑郁。
2. 唤起对生活乐观积极的回忆。
3. 肯定和强化病人对自己人生和生命的价值的肯定。
4. 增强病人与疾病作斗争的勇气和信心。
5. 减轻和缓解疾病所带来的生理不适感和疼痛感。

通过包括音乐回忆在内的音乐治疗干预，我们可以最大限度地改善病人的情绪，增强病人与疾病作斗争的勇气和信心，从而促进医学治疗的疗效，使病人的生存潜力得到最大的发挥，增加治愈疾病的几率。即使治疗最终不能挽救病人的生命，音乐治疗也可以唤起人们对过去生活经历中那些积极的、让病人感到骄傲的幸福和快乐的生活往事的回忆，肯定和强化人生和生命的价值，使病人无憾而安心地走完生命的最后一段旅程。

但是我们应该预见到，由于严重疾病所带来的情绪和心理问题的反应强度比一般疾病强烈得多，在治疗中我们同样不应该回避或压抑这些强烈的消极情绪，而是应该与病人一起分享消极情绪，促进病人的消极情绪的宣泄。与国外的医院情况不同，在中国的医院里我们常常见到的情形是——医生和病人亲属对病人隐瞒病情，而病人虽然心里明白，但是假装不知情。这样就完全阻断了病人与亲人沟通和宣泄痛苦情感的渠道，病人只能默默地独自承受所有的痛苦。这种状况显然不利于病人的情绪的调整，会使病人的情绪进一步恶化。当然，要处理病人的严重消极情绪，光靠音乐回忆的方法是远远不够的，还需要很多其他的音乐治疗方法，例如音乐引导想象、音乐同步脱敏再加工、歌曲写作、即兴演奏等干预技术。音乐回忆通常并不直接面对消极情绪进行工作，而是以唤醒和强化病人的积极体验为基本的治疗目标。这就要求在这一领域工作的治疗师具有较丰富的训练和经验，以及更多的技术手段。

此外，对于在这一领域工作的治疗师而言，对死亡的恐惧可能是他们需要面对的主要挑战。因此治疗师自己的心理成熟度、情绪稳定性以及对死亡的态度都会直接影响到音乐治疗干预的效果，并且也影响治疗师本人的心理健康。所以在这一领域工作的治疗师需要比较成熟的人格和丰富的工作经验，没有经验的新手不太适于在这个领域工作。另外，不断地面对病人死亡会给治疗师带来很大的心理压力和悲伤情绪，所以在这一领域工作的治疗师需要定期接受其他治疗师的治疗和心理支持。在美国有这样的相关规定：在这一领域工作的心理工作者应该每 6 个月休息一周，接受其他心理治疗师的治疗，以便及时清理工作带来的巨大心理压力和消极情绪。

在精神分析取向的心理治疗中帮助来访者进行童年经历的回顾

精神分析理论认为人的童年经历，特别是 7 岁之前的经历会对一个人的人格成长产生决定性的影响。因此在精神分析取向的治疗中，治疗师非常重视来访者的童年经历。由于童年的一些消极的生活经历会引起来访者的痛苦体验，所以常常会被压抑到潜意识中去。治疗师的重要工作之一就是如何唤醒来访者对童年消极生活事件的回忆，唤醒他们对这些事件的情绪体验。

在使用语言的传统心理治疗中，患者对往事，特别是早期经历的回忆，往往是冷静的、理智的、缺乏细节和情感色彩的，尤其是处于阻抗阶段的患者更是如此。例如，我曾经接待过一位中年男性来访者，他的问题是总与公司的老板或领导搞不好关系，常常为一点小事发生冲突，然后愤然辞职，所以十几年来没有一份工作能够干满一年。为此他自己也很苦恼，很想改掉坏脾气，但是一遇到事情就控制不住情绪。当我询问他在童年与父亲的关系时，他微笑着说："我小时候可没少挨揍。那时候我很顽皮，经常和别的小孩打架，学习又不好，总考不及格，所以三天两头挨爸爸的打，有几次连棍子都打断了。"当我试图询问一些挨打事件的具体细节时，他笑着告诉我，有一次考试不及格，他害怕回家要挨打，就把成绩单改了。没想到爸爸很容易就识破了他的小伎俩，结果这次爸爸把他打得三天不能上学。他接着说："现在想起来爸爸也是为了我好，否则我也不会有今天的成就。"看起来他已经从内心原谅了爸爸，但是从他与公司老板和部门领导的关系来看，事情并非如此。中国传统文化讲究"百善孝为先"，这是中国文化中一个重要的做人标准，所以很多小时候经常挨打的孩子长大之后不但并不记恨父母，相反对父母表现得很孝顺，正所谓"棍棒下面出孝子"。然而在理性层面理解父母和原谅父母并不意味着童年的心理创伤就真解决了，他们可能把来自童

年的愤怒投射到其他权威的人物身上去，例如领导、老板等。而童年挨打的记忆可能被有意识地遗忘，即便是能够叙述事件的经过和细节，但却不伴随相应的情绪反应，而是非常冷静，甚至像说笑话一样。这说明来访者已经将对童年创伤事件的记忆与当时的情感体验和躯体体验分离开来了。

在音乐治疗中，治疗师使用来访者童年时期流行的歌曲逐渐地引导来访者回忆童年生活的细节，并逐渐找回当时的情绪体验，这样就帮助来访者把自己的创伤体验和与之相联系的情感体验重新整合到一起，为后面的创伤处理工作准备必要的条件。关于心理创伤处理的方法技术将在第十二章——有关音乐同步脱敏再加工技术的章节里具体介绍。

音乐人生回顾

如果治疗师帮助来访者将自己从小到大人生各个阶段流行的、喜爱的、对自己有特殊意义的歌曲和乐曲按照年代顺序排列起来，就形成了一个完整的个人音乐人生历史。治疗师可以用此来有次序地帮助来访者进行系统的人生回顾，这就是我们的"音乐人生回顾"方法。格罗克等（Grocke & Wigram，2007）是这样解释音乐人生回顾的：

> 与歌曲回忆相似，音乐人生回顾是来访者与治疗师选择来访者生活中有意义的歌曲，形成人生旅程的一个概略。回顾可以从童年的早期开始，然后是小学生活、青少年时期、恋爱、结婚、孩子出生、人生中艰难的时刻、生活中的快乐时光以及代表着来访者现在生活的歌曲。

最早有关音乐人生回顾的文献是奥卡拉汉（O'Callaghan，1984）描述的在癌症病房与病人一起唱在病人过去生活中有意义的歌曲。后来布鲁夏（Bruscia，1998）提出了按照年代顺序使用录制音乐的人生回顾方法。下面是克罗克（Crocke，2007）介绍的音乐人生回顾案例；

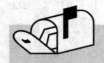

案　例

瑞雪儿·南德科是在老年机构工作的注册音乐治疗师。一位叫玛丽的妇女希望写一个关于自己生活的故事，于是在瑞雪儿帮助下，她们一起完成了一个音乐人生回顾。瑞雪儿说："我看到玛丽的身体越来越虚弱，不能到户外去了。这时候她做出了一个决定，就是要与她分享她的人生故事。"玛丽谈到很多自己人生中重要的事件，例如如何从经济大萧条、洪水和难产中幸存下来，而有一些歌曲会让她联想到这些事件。在玛丽回忆这些独特的人生经历时，瑞雪儿与她一起唱起那些歌曲。每当玛丽唱起这些歌曲时，那些经历过的往事历历在目，甚至有些尘封已久的故事也涌上心头。当整个人生回顾完成后，瑞雪儿把玛丽的故事和歌词一起打印出来，制成了一本《玛丽的音乐人生回顾》，送给玛丽和她的家人。同时瑞雪儿把自己的联系方法也给了玛丽的家人，以便他们需要帮助时可以随时找她。

4年之后，玛丽的儿子突然来电，告诉瑞雪儿，玛丽已经去世了，而这本《玛丽的音乐人生回顾》成为他们的家庭怀念玛丽最珍贵的纪念物。他还说，玛丽生前多次提到与瑞雪儿的关系对她来说是多么的重要，因此，他们希望能在玛丽的葬礼上将瑞雪儿作为一位特殊的嘉宾介绍给大家。

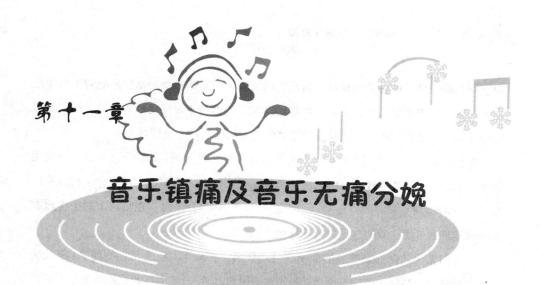

第十一章

音乐镇痛及音乐无痛分娩

疼痛的理论

疼痛是一种复杂的生理、心理的体验和感受，是临床上最常见的症状之一。各种疾病的性质和表现形式虽然各有不同，但是它们大都具有一个共同的特点或症状，就是疼痛。一种疾病如果对机体的损伤和危害并不严重，但却能带来较剧烈的疼痛，人们就会对它格外重视，及早地进行治疗。例如我们常说"牙痛不是病，疼起来要人命"，一旦我们感到牙痛，就会立即找医生看病，很少有人会久拖不治的。相反，如果一种疾病对生命有严重危害，但是并不伴随疼痛，它会很容易被忽视，以至于未能对其及时进行治疗而错过了早期干预的机会，例如高血压、癌症等。我们从很小就学会了回避有伤害的环境和物体，如火、刀、针、摔倒、碰撞、高温等，这个学习的过程也要归功于疼痛感。疼痛是机体的一个重要的自我保护警戒系统，是对于人的生存具有重要意义的适应性功能。它让我们回避有伤害的事物和环境，并对身体内部组织的病变保持警觉。

疼痛是伴随现有的或潜在的组织损伤而产生的一种令人不快的主观的情绪上的感受，是机体对有害刺激的一种保护性防御反应。疼痛包括伤害性刺激作用于机体所引起的疼痛感觉，以及机体对伤害性刺激的痛反应——躯体运动性反应或内脏植物性反应，常伴随有强烈的情绪色彩。

痛觉可作为个体防御功能或人的整体性受到伤害的一种危险警告，但疼痛作为警报又有其局限性。如癌症出现疼痛时已为时太晚，而某些长期的剧烈疼痛对于机体已成为一种难以忍受的折磨，甚至在极端的情况下，疼痛本身就可以置人于死地，如疼痛性休克。所以在临床上，缓解或消除疼痛也是治疗的一个重要部分。

疼痛可以从时间维度上粗略地分为急性疼痛和慢性疼痛；从感受及体验上分为尖锐性疼痛和钝痛；从导致疼痛的病因学角度上又可以分为病理性疼痛（由于机体组织损伤引起的疼痛）和心因性疼痛（由于心理因素引起的疼痛）。在临床上对于疼痛有着非常详细的分类，我们在这里就不详细介绍了。

心理因素导致疼痛最明显的例子就是幻肢痛。在临床上有个常见的现象：有些病人由于种种原因被截去了部分肢体（例如在四川地震后，很多幸存者都被截去了下肢），但是他们却会感到已经失去了的肢体有剧烈的疼痛感，需要大量的镇痛药物才能暂时缓解。显然，这些疼痛的部位实际上已经不存在了，所以这种疼痛纯粹是一种心理现象，但是病人的疼痛体验却是非常真实的。

由于生理组织的损伤或病变所引起的病理性疼痛在很大程度上也受到心理因素的影响。焦虑、紧张、恐惧和失去控制的感受常常伴随着疼痛，同时也会使疼痛加剧。焦虑和紧张通过几个途径对疼痛产生影响：（1）消极的情绪会导致肌肉紧张，而肌肉紧张反过来又会对已经十分敏感的痛觉神经末梢施加更大的压力；（2）紧张会使正常放松的呼吸模式受到干扰，从而导致肌肉组织缺氧和脱氧，也会导致身体的不适感；（3）焦虑和恐惧还会增强人对疼痛的注意力，从而进一步强化疼痛感（Gfeller，1999）。

对于疼痛的机理目前尚无科学的定论。常见的学说有如下三种：特异学说、型式学说和闸门学说。

特异学说

这是最古老，但是到目前仍然最有生命力的一种学说。19世纪前叶，德国生理学家 J. P. 缪勒（Muller）提出了"特殊神经能量学说"，认为感觉的性质取决于何种神经被激活，例如视神经兴奋可以引起光觉。即使刺激物不是光，而是电刺激或机械压迫视网膜，也会产生光感。约50年后，科学家在皮肤上发现了感觉的点状分布，如冷点、温点、触点、痛点等。这时组织学研究恰好发现皮肤中有四种神经末梢结构，于是有

人将触、温、冷、痛四种皮肤感觉分别和这四种神经末梢对应起来，不同的皮肤感觉分别有了自己的感受器。但随后越来越多不同形态的感受器被研究发现，人们逐渐怀疑不同的皮肤感受是否一定与不同形态的感受器相联系。切断痛觉神经通路后痛觉还存在的事实，也使人们怀疑痛觉似乎没有固定的通路。因此，特异学说逐渐受到批判。但上面提到转移的痛觉感受器和痛敏神经元的发现，则又给特异学说以有力的支持（中国疼痛网，2007）。

型式学说

20 世界 50 年代，牛津大学的一些神经组织学工作者提出了型式学说。他们认为没有特异的躯体感觉感受器，所有的躯体感觉末梢的性质都是相同的，各种刺激由于其强度、地点、范围的不同而激活了不同数量的神经末梢。各个神经末梢发放不同频率的冲动，并由于神经脉冲不同的空间和时间构型，引起了不同的感觉。其证据是：（1）在有毛的皮肤内没有发现任何特殊的末梢结构，只见到游离神经末梢分布在皮肤或毛囊根部周围；（2）人的角膜只有无髓鞘纤维的游离神经末梢，却能区分多种感觉形式（不限于痛觉）；（3）人的耳廓皮肤只有游离神经末梢，没有特殊的神经末梢结构或者组成篮状包着毛囊，但能够感受触、温、冷、痛刺激；（4）先在皮肤上标记出感觉点，然后取下组织做形态学检查，很少发现有特异性的感受器；（5）人的皮肤中每平方毫米内含有 100 多个神经末梢，它们来源于许多纤维，即使极细的点状刺激也不免同时刺激到多种末梢。而型式学说的不足在于：一是此学说忽视了游离神经末梢的生理分化；二是有人在有毛皮肤中观察到了有结构的感受器（中国疼痛网，2007）。

闸门学说

梅尔察克（Melzack）和沃尔（Wall）在 1965 年提出了疼痛的闸门理论。根据这一理论，尖锐的躯体伤害感受产生于遍布全身的神经末梢，但是对这种刺激的感知和信息处理却是在人的中枢神经系统。在疼痛信号到达大脑之前，有一个可以在不同程度上打开或关闭的神经"闸门"调节着进入的疼痛信号的数量。当疼痛信号进入脊髓，而"闸门"打开的时候，神经传递细胞发送疼痛信号冲动就是自由的；如果这个"闸门"是关闭的，通往大脑的疼痛信号便受到调节。这个闸门打开或关闭的程度取决于疼痛信号的数量——疼痛越强烈，疼痛神经纤维被激活的数量就越多，闸门为疼痛信号打开的程度就越大。但是如果其他外周神经纤维感受（例如按摩或摩擦的刺激信号或来自大脑下行的信息）与疼痛信号发生了竞争，那么某些诸如焦虑或兴奋的大脑过程会影响闸门对某种类型的冲动神经信号（例如疼痛信号）的打开或关闭（Gfeller，1999）。

闸门理论解释了我们在生活中经常见到的现象：当人的注意力从创伤和疼痛上转移到其他事务上的时候，疼痛感就会明显地减轻甚至完全消失。这样的事例很多，从古代关云长一边下棋一边让华佗为他"刮骨疗毒"的故事，到我小时候经常听到的解放军战士在战场上腹部中弹，用手把流出的肠子推回腹腔，再用皮带扎住继续战斗的故事，其实都佐证了闸门理论。我们也经常在生活中见到小孩子在玩得兴起时不小心摔破了皮，他却浑然不知，继续玩耍，直到有人告诉他受伤出血了，他才会突然大哭起来。当然闸门理论依然不是对疼痛机理的最后解释，也有很多质疑的声音，但是在目前的疼痛理论领域中，闸门理论是为多数学者所接受的学说。而这一理论对于音乐在缓解疼痛中的作用有着较大的影响。

音乐镇痛作用的理论

在医学领域里，传统疼痛缓解的方式是使用麻醉或镇痛药物。但是无论麻醉药物还是镇痛药物都存在着明显的副作用，有可能对大脑造成损伤，影响智力功能，对病人的头脑清醒和运动功能都产生不良影响。另外，很多疾病所带来的疼痛都是持续的，不会在短时间内消失，而镇痛药物的效果则往往是以小时来计算的。我们知道，在听音乐的过程中，人们的疼痛感会得到明显的缓解，这已经是个不争的事实。而音乐是可以长时间持续播放的，并且不存在镇痛药物和麻醉药物所带来的副作用，所以在国外的医学领域中使用音乐作为缓解疼痛的手段也是比较常见的。比较早的文献报告是音乐在牙科手术过程中的使用。后来愈来愈多关于音乐镇痛的文献报告陆续发表，例如，音乐减轻癌症疼痛、烧伤疼痛、外科手术过程和术后疼痛、骨髓移植过程中的疼痛、心脏手术疼痛、分娩疼痛等。

为什么音乐能够对疼痛起到抑制和缓解的作用？音乐镇痛的机理也有不同的

理论。

疼痛中枢的抑制理论

人类的大脑皮层有一个重要的机制，就是当一个神经中枢兴奋之后，会抑制周围其他的神经中枢。这个机制保证了注意力集中的能力。如果大脑皮层的数个神经中枢在同一时间内都处于兴奋状态的话，人就不能够把注意力集中在一件事情上。而人的听觉中枢与痛觉中枢都处于大脑的颞叶位置，距离非常近，所以人在听音乐时激活了听觉中枢的同时，也就抑制了痛觉神经中枢的兴奋。但是近年来的研究表明，大脑皮层上的痛觉中枢并不是处于固定不变的位置，而是随着疼痛部位的不同而改变，因此音乐激活听觉中枢从而抑制痛觉中枢的理论就受到了严重的挑战。

内啡肽理论

科学实验已经证实，人在听音乐的时候体内血液中的一种重要生物化学物质——内啡肽——的含量会明显升高。

内啡肽（endorphin）也被称为安多芬或脑内啡肽，是由脑垂体分泌的一种内成性类吗啡生物化学合成物激素，属于氨基化合物（肽）。它能与吗啡受体结合，产生跟吗啡、鸦片剂一样的止痛效果和愉悦感，是一种天然的镇痛剂。内啡肽有四种类型：α 型、β 型、γ 型和 δ 型。其中 β 型内啡肽的活性最强，其活性是吗啡的 5 ~ 10 倍。有研究发现，音乐刺激所激发的正是 β 型内啡肽（Bonny，1986；Goldstein，1982）。这一理论已经得到科学研究的证实，但是它并不能说明音乐的全部镇痛功能。

闸门理论

关于疼痛的闸门理论前面已经介绍过了。我们知道，即使在疼痛刺激存在的情况下，中枢神经系统仍然在接受其他信号，例如，依然可以听到周围的人在讲话，看到身边发生的事情，看到电视里的节目内容等。当然，也可以听到音乐。就像互联网宽带线路一样，由于中枢神经系统在一个特定的时间内所能够通过的神经信号的数量是有限的，周围发生的事情所产生的信号就与疼痛信号竞争神经通道的空间。竞争的结果就是其他信号会占据一部分神经通道的空间，从而导致了疼痛感的减弱。

换句话说，如果人的注意力集中在其他一些积极的事物（例如与人的交谈、音乐、电视等）上而不是疼痛本身，人的疼痛感就会降低（Gfeller，1999）。我们也知道，音乐是一种富于变化、包含有巨大信息量的刺激信号。音乐悦耳动听，为大多数人所喜爱，具有强大的吸引注意力的功能，一旦音乐信号进入人的听觉系统，就会"抢占"大量神经通道的空间，因此音乐具有强大的镇痛功能。音乐也被西方医生称做"听觉镇痛剂"。

此外，音乐对疼痛的影响还与音乐的其他功能有关：音乐可以促进人体放松，减少紧张、焦虑，进而缓解疼痛感；音乐可以对医院里各种可能引发病人不良心理反应的噪音（如呻吟声、抱怨声、医疗设备的声音等）起到很好的屏蔽作用；同时能明显地改善医院住院环境的气氛，创造轻松愉快的环境。

音乐镇痛的操作

使用音乐缓解疼痛的方法很简单。选择来访者最喜欢的歌曲或音乐，而不是由治疗师决定音乐的选择，但音乐风格以热烈、欢快和有力为宜。舒缓、平静的音乐镇痛作用通常会比较小一些。来访者在受到疼痛刺激困扰的情况下，其生理唤醒水平（包括脉搏、呼吸、血压、肌肉张力等）会在一个较高的水平上。根据音乐治疗最基本的原则——ISO 原则，此时使用的音乐应该与来访者的生理唤醒水平一致，因此应该选用热烈、欢快和有力的音乐。音乐播放的时间长短根据来访者的需要，可长可短，在不影响来访者的睡眠的情况下，甚至可以 24 小时连续播放。

播放音乐的设备虽然并无限制，但是建议使用耳机、耳塞或小型播放设备，如MP3、MP4，而不是使用音箱和所谓"发烧音响"设备。这样做的好处是：

1. 不会影响到同病房的病友或其家属的休息。

2. 用耳机和耳塞听音乐的时候通常会产生一种被称为"及颅感"的感受，即听者感到音乐不是从外部传过来的，而是就在头颅之中。虽然这种感受体验没有得到神经生理学的解释和证实，但是我们有理由猜测使用耳机聆听时音乐对大脑皮层下组织（例如脑垂体和下丘脑）的刺激可能会更大一些。

3. 可以掩盖周围环境中的噪音，有利于来访者把注意力集中在音乐上。

4. 来访者操控音响设备更方便一些。

音量控制应该由来访者自行掌握，以达到其感到最舒服的音量强度。如果现实条件不允许来访者亲自控制音量，治疗师应该随时征求对方的意见对音量进行调节。如果音量过小（进入听觉神经系统的信号数量不足）则不足以起到抑制疼痛的作用；如果音量过大，有可能引起来访者的不适感，甚至对听觉神经造成损害。

至于音乐刺激能够在多大程度上减轻疼痛，虽然此类研究报告很多，而且绝大多数的研究都证实了音乐确实具有明显的镇痛作用，但是由于不同研究涉及的疾病领域不同，使用的音乐不同，很难有一个一般性的结论。下面我介绍一下本人在 1989 年的一项关于音乐缓解疼痛的研究。

使用直流电——钾离子透入法——作为同一刺激，比较在不使用音乐（条件 a）与使用音乐（条件 b）两种不同的条件下痛阈和耐痛阈的变化。共有 34 名志愿者参加实验。音乐刺激为意大利作曲家彭奇埃里的歌剧《歌女》选曲。乐曲热烈欢快，使用耳机播放。两种条件的安排按照 a－b－b－a……的顺序循环反复。测量被试报告"有点疼"（痛阈）和"受不了"（耐痛阈）时候的电流数值。结果显示：在条件 b（有音乐）的情况下，痛阈和耐痛阈比条件 a（无音乐）的情况下分别提高了 20.23%（$p < 0.01$）和 11.84%（$p < 0.01$）。值得注意的是，在实验过程中，被试被要求密切注意自己疼痛感受的变化。也就是说，这个实验结果实际上排除了注意力转移的因素，这个结果可能更多地与内啡肽的作用有关，而中枢神经系统的闸门因素可能相对小一些。因此我们预期音乐缓解疼痛的效果在临床上的实际应用应该比这一组数据更为明显。

在我留学期间，曾经有位德国外科医生到学校来讲学，他报告了自己在外科手术过程中使用音乐镇痛的情况。他发现使用音乐后，麻醉药物的剂量减少了 50%。回国后我曾经向一位国内外科医生介绍这一方法，并强调这样可以减少麻醉药对大脑的损害。但是他看起来并不感兴趣，说："一个人一辈子能做几回手术？我们使用麻醉药的剂量是可以通过计算体重加以控制的。如果使用音乐，如何来计算麻醉药的剂量？如果音乐不起作用，这时候再给麻醉药已经来不及了怎么办？"当然，我不是外科医生，所以无言以对。但是至少在手术后的恢复期中通过音乐来缓解疼痛、减少使用镇痛药物的副作用，还是具有重要的临床价值的。

前不久，著名音乐治疗专家、美国音乐治疗协会主席惠勒（Barbara Wheeler）博士来中央音乐学院讲学，也谈到了音乐对疼痛的缓解作用。她提到一些研究认为音乐对于剧烈疼痛的作用很小。但是我们对产妇分娩过程中使用音乐的研究表明，对于分娩疼痛这种最剧烈的疼痛，音乐依然表现出了良好的作用。对此，惠勒博士也没有做出明确的解释。所以这个问题还有待于以后进一步的研究。

音乐无痛分娩

分娩疼痛是各种类型疼痛中最剧烈的疼痛之一。其疼源来自子宫肌肉阵发性收缩及胎儿经产道娩出，其间可能出现显著的子宫及产道组织（特别是子宫下段、宫颈和阴道、会阴部）损伤，激惹其中的神经末梢产生电冲动，沿腰、骶丛神经传递至脊髓，再上传至大脑痛觉中枢，从而使产妇有剧烈的疼痛感，此即所谓"分娩痛"。分娩痛的严重程度有人喻之犹如晚期癌痛，约 1/3 临产妇述说难熬欲死，但大多数产妇仍能坚持忍受。分娩痛的强度除与个人痛阈有关外，尚与分娩次数有关。大多数初产妇自宫缩开始即出现疼痛，随着产程进展，疼痛加剧，难以忍受；而经产妇则多数在第二产程开始后分娩痛才开始加剧。整个产程始终不出现分娩痛者极为罕见（应诗达，2000）。

关于分娩痛的发生率、程度和性质的调查报告很多。一项由 35 个国家、121 个分娩中心、2700 位产妇参与的调查发现，15% 的产妇几乎无痛，35% 的产妇有中度疼痛；30% 的产妇有重度疼痛；20% 的产妇有极重度疼痛（Bonica，Chadwick，1996）。

分娩痛主要产生于子宫口打开的过程中。在子宫口开至 2～3cm 时，疼痛始加重，在子宫口开至 10 cm 时疼痛达到高峰。初产妇一般比经产妇在子宫口初开时更痛。分娩产生的组织损伤在引起疼痛的同时，也引起一系列病理生理变化，诸如产妇过度换气、产妇子宫血流量减少、脐血流量减少、交感神经兴奋、儿茶酚胺升高、宫口扩张缓慢、胎先露下降受阻、产程延长致使体力消耗过多造成酸中毒，母体的这些变化对胎儿和新生儿会产生有害的影响，导致胎儿缺血缺氧，出现胎儿窘迫（Liebeskind, Meldrum & John，1997）。

国内的很多研究也指出：分娩时剧烈的疼痛使产妇焦虑、紧张和恐惧，致使产妇

血液中儿茶酚胺、肾上腺皮质激素增高，导致血压升高，心脏负荷加重，对产妇、胎儿十分不利（郭建荣，姜虹，崔建军，2004年）。产妇由于疼痛喊叫，过度通气，耗氧量增加，导致呼吸性碱中毒，由此引起血管收缩及氧离子曲线左移，影响胎盘供氧，最终造成母体和胎儿内环境紊乱，发生胎儿窘迫，造成剖宫产率、新生儿窒息率升高（邹清如，2006）。

在人们的生活认知中，分娩疼痛是天经地义的，但是很多科学家都对此感到困惑。我们观察动物（从小猫、小狗到大型牲畜）的生产过程，发现除了难产的情况之外，所有的分娩都是在平静的状态下完成的，并未出现如人类分娩这般痛苦的表现。从理念上来讲，正如性活动一样，繁育后代不但是生命历程中一个正常的环节，也应该是一个充满喜悦和快乐的生命体验，而不应该是如此痛苦的过程。所以说，分娩痛苦是人类独有的现象。

人类学家发现了一个在人类发展历史上非常有趣的现象：在几乎所有种族的发展过程中，都要经历一个从母系社会向父系社会转化的特殊历史阶段。在这个特定的历史转型阶段中，生孩子在某些原始部落是男人的事情而不是女人的事情。女性在怀孕之后会一直在室外劳作直到分娩前夕，而男人则早就躺在床上休养和准备"生产"了。当女人开始感到宫缩的时候才匆匆回家，到里面的屋子准备临盆，由一名部落里的接生婆或年长有经验的女人照顾分娩。而男人则在外面的屋子里大呼小叫，表现得非常痛苦，其他亲友家人则在一边伺候和照顾这个"男产妇"。当孩子顺利出生后，大家会向这位男性祝贺他生了一个健康的宝贝。接下来的时间男性会在家里"调养恢复"，而女性则稍微休息几天就要继续在外面干活了。之所以会出现这一奇怪的现象，可能与母系社会向父系社会转型有关。在母系社会中，部族的兴旺发达依赖于女性的生育能力，女性自然享有崇高的荣誉；而当社会形态向父系社会转化的时候，这种生育的荣耀也随之向男性身上转移，所以就会出现这种"男人生孩子"的奇怪现象。

根据这一现象，一些心理学家相信人类分娩痛苦很可能是一种特有的心理和文化现象，而不单纯是一种生理现象。即使在现代社会的今天，我们依然可以看到当丈夫在产房外面焦虑地等候妻子生产时出现腹部疼痛的现象，只不过人们会认为这是过分焦虑导致丈夫的胃痉挛反应而已。所以，很多心理学家猜想，人类分娩本来是不疼痛的，只是一些发生难产的产妇经历了极大的疼痛甚至死亡，而经过人们的交流将这种

恐惧和疼痛的概念传播开来，使得人们本能地认为，生产分娩是一件十分痛苦甚至危险的事情。这一说法虽然没有得到科学的最后证实，但是若考虑到心理作用之大有时候足以致命，再考虑到前面所提到的幻肢痛的现象，我们即使不能完全接受这种假设，至少也可以肯定地认为，心理因素在分娩过程的痛苦体验中扮演着重要的角色。

临床常用的分娩镇痛方法

由于分娩疼痛是一种极为强烈的痛苦体验，近些年来人们开始重视对产妇分娩疼痛的干预，以帮助减少分娩所带来的痛苦。常用的分娩镇痛方法分为药物和非药物两类。药物分娩镇痛的方法目前使用最多的是硬膜外麻醉的方法，另外还有口服哌替啶和会阴神经阻滞等方法。但是，药物镇痛的方法存在着很多不足和副作用，包括：

1. 硬膜外麻醉可能使第二产程延长，原因主要是镇痛后第二产程宫缩时胎头压迫直肠而产生的强烈的大便感减弱或消失，产妇没有反射性的力量将胎儿推出产道（都秀珍，王秀云，2008）。

2. 造成不必要的运动阻滞（靳家玉，2000）、宫缩乏力，使第二产程延长（Alexander，1998）。

3. 增加术后母婴感染、发热和应用抗生素的概率（孟冬祥等，2002）。

4. 椎管内穿刺置管可能导致并发症，如组织和神经损伤、出血感染和低血压等（Breivik，1998）。

5. 硬膜外麻醉多采用利多卡因，而该药物如产生心脏毒性,抢救较为困难（Finster，Santos，1998）。

6. 药物可并发瘙痒、恶心、呕吐、产后尿潴留、呼吸抑制等问题（张建忠，张胜利，2005）。

7. 麻醉剂会抑制新生儿反应，过量的吸入会引起致命的新生儿并发症。新生儿出生后前四周可能有肌肉、视觉和神经系统发育迟缓的情况（吕铁力，2000）。

常用的非药物缓解分娩疼痛的方法有拉马兹（Lamaze）训练法。这种方法是使用多种放松技术以及节奏性呼吸来减轻分娩痛苦，提高产妇的自我控制感。在拉马兹训练中，指导产妇在不同产程阶段采取不同的呼吸法能稳定产妇情绪，减轻分娩痛苦，防止产道裂伤，缩短产程，增加胎儿氧气的供给量，降低胎儿宫内窘迫及新生儿窒息发生率，有利于产后恢复，促进母乳喂养（黄润满，2009）。美国研究者（Declerq，Sakala，Corry，2002）的研究显示，69%的产妇认为这个方法非常有用或有一定作用，30%的人认为没有用。

其他的非药物分娩镇痛的方法还有被称为"助产士"（Doula）的心理支持、水中分娩，以及催眠镇痛、按摩等方法。当然，音乐无痛分娩也是一项非常受欢迎的方法。

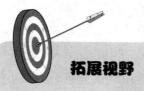

拓展视野

音乐无痛分娩方法的研究与临床应用

音乐对于缓解产妇的痛苦有其独特的优势和特点。当药物被禁用或必须要减少麻醉剂的使用时，音乐可以缓解痛苦，这时音乐可以充当重要的角色。国外的研究报告表明，产妇在宫缩开始时，音乐音量的加大可以使产妇的疼痛减轻（Maranto，1966）。在减轻产妇分娩过程的痛苦方面，音乐作为放松反应的信号，镇痛效果也是十分明显的（Burke，1997）。以下便是该领域近年来颇具代表性的研究成果：

1981年，有研究者（Clark，McCorkle，Williams）对音乐治疗在分娩领域的应用展开研究，其研究目的是运用音乐放松技术减少分娩过程中的紧张，并在临床应用中证明了它的有效性。有20名产妇参加了实验。13名产妇组成实验组，在分娩前进行6次独立的产前训练。在分娩过程中，产妇由音乐治疗师陪伴，播放事先选定的音乐。对照组由7名正常分娩的产妇组成。在音乐治疗过程中，产妇被告知参与实验，在产前的六个阶段中，主要进行音乐放松训练。训练结束后，交给每名产妇一盘预先录制好的音乐磁带并让她们在家里训练，产妇与治疗师共同讨论并选择在分娩室使用的音乐。胎儿开始出生时，播放预先选定的音乐，音乐连续播放，产妇离开分娩室时，音乐停止。该研究的主要评测工具是含有 15 个问题的体验问卷，问卷由产妇独立完成。使用 t 检验来分析调查问卷的问题。为了确定拉马兹家庭训练与胎儿顺产率的关系，设计了一个以拉马兹练习、音乐治疗家庭训练频率和持续时间为自变量，胎儿顺产率为因变量的相关矩阵。实验的结果表明：相对于对照组，实验组在 7 个指标中的 5 个上获得高度满意（$p < 0.05$），所有参数和的平均值也有显著差异；音乐条件与胎儿顺产率呈中度正相关（$\gamma = 0.610$）；在家中的产前音乐训练与顺利分娩适度相关；音乐训练的次数和每次进行的时间与分娩顺产率正相关。对以上数据的分析表明，家庭音乐训练是胎儿顺产率的重要预测参数。研究者也指出音乐治疗师在分娩过程中的参与会对结果的满意度产生影响。这项研究的结果显示，音乐治疗可以减少分娩过程中的紧张，使产妇获得积极的心理期待（Clark，Mecorkle，Williams，1981）。

1983 年，汉塞等人（Hanser，Larson，O.Connell）的研究是关于在分娩过程中，运用音乐使身心放松和降低疼痛作用。实验对象由 7 名参加拉马兹产前训练的阴道分娩产妇组成实验组。2 名受过拉马兹产前训练的音乐治疗师对这 7 名产妇进行了两个阶段独立的音乐训练。该阶段训练包括教会她们在音乐帮助下进行放松和运用呼吸的技巧，并进行指导性音乐想象。在分娩过程的音乐治疗中，音乐治疗师通过观察产妇的呼吸节奏来播放相应的音乐。在前 10 次宫缩中播放音乐，在接下来的 5 次宫缩中停止播放，如此循环，这样的过程构成一个重复测量设计（一种运用有关因变量对同一被试进行一次以上测量的设计），从而使每个实验对象可以作为自己的对照组。先前的研究没有采用过这种方法，这种方法可以使研究者观察有无音乐播放时产妇对宫缩的反应。在分娩的第一阶段，音乐治疗师在分娩室记录产妇对疼痛的反应。在分娩的最后阶段，数据搜集停止，音乐治疗师连续播放产妇与治疗师共同选择的音乐，分娩室里的所有人员均可听到音乐，不再使用耳机。具体的方法是设计一份记录身体不同部位紧张及放松情况的观察表，每个过程记录一次宫缩的情况，为了确定观察的可靠性，在每名被试的宫缩

过程中，由另外一名观察者独立对产妇的反应进行记录，观察记录结果的一致性为93%；产后一周内，每位母亲都要完成一份产后问卷，以判断分娩时她是否欣赏音乐以及她应用拉马兹技术与放松时对音乐效果的感觉。回答结果显示，所有被试都认为音乐治疗是有益的。医院工作人员及其他人员对音乐反应良好，显示了音乐参与分娩过程的积极作用。结论显示，记录7名产妇中的每一位每五次宫缩过程的平均疼痛反应，非音乐治疗组的母亲对疼痛反应的每项指标平均得分都比音乐治疗组的母亲高。用威尔科斯恩符号排列检验（Wilcoxon Signed Ranks Test）进行统计学处理，结果统计学差异显著（$p < 0.05$）。同时对相关的变化率也进行了记录，结果发现非音乐治疗阶段所有产妇均显示出相同的或更多的非适宜性呼吸行为（$p < 0.05$），而且言语疼痛反应较音乐治疗时期多，一个例外的被试在音乐与非音乐治疗期间有等量的疼痛性言语反应（$p < 0.05$）。除两个例外的被试，所有的母亲在无音乐期内均显得紧张，但这种差异并不显著（Hanser, Larson, O'Connll, 1983）。

1986年，德拉姆等（Durham & Collins）进行的随机实验表明，音乐并不能降低要求进行麻醉的产妇数量，但是，听音乐的产妇对分娩过程的满意度明显增加（Durham, Collins, 1986）。

1991年，阿利森（Allision）的个案研究了音乐治疗在一名30岁初产妇产前、分娩中及产后的应用。澳大利亚鼓励产妇自然分娩，产妇根据分娩的不同阶段建立自己的呼吸模式。在分娩过程中，产妇主动运用这些模式，治疗师更多的起到的是非指导性的、协助的作用。本研究适用于初产妇。音乐治疗师为产妇准备了8盘各90分钟的音乐磁带。每盘磁带的音乐目的都不同，在产前一周开始使用。分娩过程中选用"支持性音乐"，产妇感到放松；宫缩乏力时，产妇尝试多种体位促进宫缩，肢体随音乐节奏运动，音乐更换为"动力性音乐"以配合产妇，音量不宜太大；"支持性音乐"在婴儿出生时使用，因为产妇最熟悉这段音乐所以容易集中精力。产后3天对产妇的问卷表明：产妇在分娩过程很疼痛（把疼痛从轻到重分成7级，分娩是第6级）的状态中，感受到在这一阶段运用的方法中，听音乐最有效（另外一个方法是祈祷）；产妇认为音乐对分娩很有帮助（把产妇的满意程度从差到好分成 10 级，产妇认为听音乐的满意程度是 8 分）；产后 7 天对产妇做了回访，产妇对"支持性音乐"印象最深，在医院时对音乐更敏感，音乐使她感到放松；产妇对治疗师选择的音乐感到满意，希望治疗师在分娩的早期就陪伴她；治疗师应该在产后继续使用"支持性音乐"。另外一个问题，在分娩的最后 3 小时中，产妇需要用力，由于方法不够正确，产妇的用力反而起到了副作用，因此，如果能有音乐在这一阶段协助产妇将非常好（Allision，1991）

1996 年，马威克（Marwick）研究小组对 30 名产妇在不同的产程进行了音乐治疗的实验，产妇自己选择在分娩不同阶段需要的音乐。实验结果表明，只有一半在分娩过程中倾听音乐的产妇要求麻醉（Marwick，1996）。

1996 年，莱什等人（Lex，Pratt，Abel）进行了聆听音乐和生物反馈干预对产妇心脏变时性控制作用的研究，同时对产妇的心律及其变化进行了研究。实验随机分为三组：生物反馈训练和聆听选定的音乐（B+M 组），只聆听选定音乐（M 组），无任何干涉对照组（C 组），最后实验人数为 25 人（B+M 组 8 人，M 组 8 人，C 组 9 人）。B+M 组和 M 组参加 6 周的产前训练，产妇坐在可以调节的舒适的椅子上训练，在产前训练阶段由产妇选择她们喜欢的音乐。B+M 组装备有显示肌肉紧张程度的测量设备和皮肤温度测量设备。治疗师在产妇身体的适当位置放置心电图电极，给她们播放同样的音乐。产妇宫颈开到 4cm 时，记录半小时的心电图。同样记录第一产程宫颈口开到 5～6 厘米时的心电图。生理参数的主要内容有：（1）体温：记录 B+M 组的右手食指表皮温度；（2）肌电图（EMG）：B+M 组的产妇用肌电图记录仪记录右手臂的肌肉状况，肌电图记录在每一阶段开始前 2 分钟进行，开始时、开始后 5、10、15、20 分钟时各记录一次；（3）心电图（ECG）：3 个组均记录放置在胸部的 3 个传感器测量的心电图；（4）生理反馈阶段的体温：计算手指温度生理反馈阶段的平均值，表明手指温度逐步增高。宫颈口开到 4cm 时的记录表明，B+M 组和 M 组心跳变化率分别增加了 32% 和 23%；在分娩过程中，实验组和对照组心跳变化率有显著区别；与宫颈开口 4cm 时相比，在 5cm 时，M 组心跳变化率增加了 24%；6cm 时参数比较的统计值由于记录不全没有做——记录不全是由于产妇或其他一些方面的原因。这次实验总共记录了 11 例（B+M 组

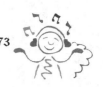

3 人，M 组 2 人，C 组 6 人）。记录的数据表明，实验组比对照组的心跳变化率快。B+M 组的产妇体温稳定增高、肌肉活动持续降低。体温的升高可能表明交感神经活动的降低，进而支配肌肉的松弛，然而，这些现象也可能是由于产妇躺在舒服、倾斜的椅子上。无论如何，这些参数均表明了中枢神经系统活动的减少。宫颈开口 4cm 时实验组的心跳间隔变化率比对照组高。宫颈开口 5cm 时和 4cm 时相比，对照组的心跳变化率下降了 14% 而 M 组的增高了 24%，B+M 组也有所增高。子宫口全开时，三组的心跳平均值仅有很小差别。心跳的变化率和心脏副交感神经分布密切相关。当较剧烈运动时，由于副交感神经的活性降低，心跳变化率降低；反之，当处于休息或睡眠状态时，由于副交感神经活性增加，心跳的变化率会提高。心跳变化率的变化表明实验组的产妇比对照组的产妇处于更加放松的状态。因此，倾听音乐和生物反馈干预对降低分娩时的压力有积极作用（Jill Petersen Lex，Rosailic，Hans-Henning，Ralph，1996）。

2000 年，布朗宁（Browning）在加拿大安大略省进行了关于分娩中音乐降低疼痛和减缓压力作用的研究。11 名产妇志愿参加了产前音乐治疗训练课程，参加过产前音乐训练的产妇随机分成实验组和对照组。在孕期她们每天都听自己选择的音乐并且有人指导她们如何提高专注力。治疗师与产妇建立良好关系，同时帮助产妇选择合适的音乐以及指导她们在分娩时可能用到的方法，指导她们进行肌肉放松及相应的呼吸训练。选择的音乐一般是优美的古典音乐。产妇在产后 72 小时接受有关音乐治疗效果的面谈，认为音乐治疗是减轻疼痛的一个好办法，有计划地聆听音乐有助于为胎儿出生做好准备，并且能够很好地降低疼痛和减缓压力。布朗宁还提出选择音乐应遵循的原则：所有音乐均由产妇自己选择；产妇在分娩前应熟悉这些音乐，并且每天在放松的情况下聆听这些音乐；为了避免枯燥，制作几种不同类型的磁带；制作一盘对产妇有特殊意义的音乐磁带在分娩时播放，这盘磁带的另一面可以包含催眠曲，用于胎儿出生后播放；音乐的制作和播放应以产妇口头或肢体的反应为判断原则（Browning，2000）。

2000 年，希多伦科（Sidorenko）的研究表明了医学共振音乐（medical resonance therapy music，简称 MRT-Music）在妇产科临床中的应用效果。"医学共振音乐"是由德国古典音乐家兼音乐治疗师彼得•休伯纳（Peter Hubner）创造的一种方法。它是一种特殊的功能型治疗音乐，能够对大脑皮层产生影响，并可进而通过大脑皮层对皮层下组织和神经系统的活动区域产生作用，它可以使身体的生物节律与音乐的和谐旋律之间产生自然的共鸣，以增强人类心理和生理的抵抗能力，并可改善健康状况。研究者在 5 年时间内对 140 例高危孕妇进行了实验。研究者按照怀孕时间对孕妇进行了分组，分别是：12 周以下，18 ~ 20 周，28 ~ 30 周，37 ~ 38 周。每段医学共振音乐疗程均包括 8 段以上的音乐，每段音乐的长度在 40 ~ 60 分钟之间。产妇通过耳机收听音乐，音量大小根据个人喜好进行调整。试验结果表明，医学共振音乐显示出来的抗焦虑疗效使得产妇镇痛药用量减少了 25% ~ 50%，也缩短了分娩时间和产后住院时间。并且，通过改善产妇的内分泌和心理状态，降低了她们对于疼痛的敏感性，这样，分娩过程就变得自然、非创与安全（Sidorenko，2000）。

2003 年，普姆多和古德（Phumdoung & Good）对 110 例初产妇进行了实验。55 名产妇聆听 3 小时舒缓的音乐，另外 55 名是对照组。采用疼痛视觉模拟评分法每 3 小时测量一次。结果表明，实验组的产妇疼痛程度明显降低（$p < 0.001$）（Phumdoung，Good，2003）。

2008 年，金伯（Kimber）等的研究试验采用了不同的放松治疗技术。研究者设计了一个随机对照实验来测试按摩疗法对疼痛变化影响的效果。这项实验覆盖时间为怀孕晚期到分娩期间，产妇报告的疼痛程度用"视觉模拟评分系统"（这是一条 100 毫米的轴线，0 毫米表示完全无疼痛，100 毫米表示极度疼痛）来进行评估。实验分三组进行，治疗组（采用放松技术的按摩治疗方法）、音乐组（采用放松技术的音乐方法）和对照组（普通方法）。每组有 30 名产妇，其中音乐组中途有两位产妇退出。结果显示，治疗组疼痛平均指数有少许的降低，但是这些降低不足以具有统计学意义。研究者在产后六周对产妇进行了问卷调查，和对照组相比，治疗组和音乐组产妇的分娩控制量平均值均降低了 6.1 毫米（从 33.6 毫米降低到 27.5 毫米）。实验结果表明，治疗组和音乐组产妇分娩准备更加充分，对产程具有良好的控制感觉，治疗组和音乐组的治疗均增强了产妇对分娩的积极

心理，但仍需将来更多、更大规模的临床实验来提供更有说服力的数据（Kimber，2008）。

在国内的研究中，于莉研究结合多种形式的音乐治疗方法在产妇分娩过程中进行音乐干预，达到减轻疼痛和缓解情绪紧张的作用。研究者设置了两组被试：实验组4名被试，对照组4名被试，分娩过程为自然分娩。在实验组中，音乐治疗分为两个阶段：产前音乐治疗训练阶段与分娩过程中的音乐对于产妇分娩的减痛干预。运用音乐配合呼吸、音乐配合身体运动、指导性音乐想象、音乐减痛方法。对照组无音乐治疗的干预。结果显示，在分娩过程的主观感受上，实验组产妇较对照组产妇积极反应的主观报告有一定提高，消极反应的主观报告有一定降低，其中精神焦虑和紧张程度降低了58.52%。在整个分娩过程的主观感受中，接受音乐治疗的产妇与没有接受音乐治疗的产妇存在着显著不同，但由于样本量小，没有进行显著性差异的统计学处理。接受音乐治疗的产妇在第一产程中，其耐痛能力在有音乐干预的条件下和无音乐干预的条件下有显著不同。实验组产妇在分娩过程的疼痛感报告中显示出，在有音乐干预的条件下较无音乐干预的条件下痛觉平均降低17%（$p < 0.001$，于莉，2003）。

党蓉芳等人研究的是通过聆听音乐调节产妇精神和心理作用来减轻产痛，以加速产程的进展，他们将205例初产妇随机分为观察组和对照组。在待产室为观察对象播放平缓、轻柔、优美的轻音乐，音量控制在70分贝以下，直至宫口全开，夜间在产妇需要睡眠时停放。对照组不放音乐。观察产程进展情况：记录一、二、三产程及总产程的时间，并计算第一产程宫口开大的速度（平均每小时开多少厘米）；宫缩情况：宫缩是否规律，有无宫缩乏力、宫缩过强、不协调宫缩；有无异常情况（与宫缩和产力有关的情况）；对第一、二产程延长、胎头吸引、产钳、剖宫产及其原因加以分析和统计；记录新生儿出生后的状况及产后出血情况，并把新生儿阿普加评分作为记录标准。在第一产程对疼痛反应的观察显示，观察组中良好和较好者比对照组多出56.4%（$p < 0.01$）；宫口开大速度方面，观察组比对照组每小时加快0.71厘米（$p < 0.01$）；剖宫产率方面，观察组比对照组减少了13.3%（$p < 0.05$）。由此可见，观察组明显优于对照组，用聆听音乐的方

法减轻产痛，可以提高产妇分娩的信心和勇气，同时也加速了产程进展，降低了剖宫产率（党蓉芳，李珊，宁晓娥，史玲翠，郭建平，2003）。

　　魏碧蓉等人研究的是音乐疗法对分娩的影响。选择足月分娩无明显手术指征的 240 例初产妇，随机分为观察组和对照组各 120 例。观察两组产妇各产程疼痛分级情况、各产程时间、分娩方式、产后出血、胎儿窘迫及新生儿窒息情况。观察组采用双耳式耳机收听音乐，播放时间自由掌握，音量自行控制，直至产后出院。对照组按一般护理常规进行。观察组第一产程潜伏期、活跃期及第二产程疼痛程度比对照组有所降低（x^2= 30.96，6.58，6.14，$p < 0.05$）。研究结果表明，聆听音乐组产妇的镇痛效果明显优于对照组，尤其在第一产程（$p < 0.01$），且在缩短产程时间、提高顺产率、减少产后出血、降低胎儿窘迫和新生儿窒息发生率等方面与对照组比较差异均有显著性（$p < 0.01$）。结论显示，过度紧张和焦虑会影响产程进展，增加手术助产率；在分娩过程中，辅助音乐疗法对分娩有积极的促进作用（魏碧蓉，林春英，2005）。

　　程楚云等人的研究是探讨陪伴联合背景音乐分娩的临床效果。选择愿意阴道分娩的孕妇 719 例，随机分为研究组 359 例，对照组 360 例，研究组宫口开大2cm 时安排在有音乐背景的待产室和产房，全产程一对一陪伴，密切监测产程中母婴情况及产程进展，对照组则由轮班助产士按常规定时监测及处理，待产室和产房无背景音乐，无家属陪伴。观察两组第一产程宫口开大速度，进行两组剖宫产原因比较。统计资料显示，研究组产妇紧张、疼痛者少于对照组；研究组中在分娩时与医务人员努力配合的产妇明显多于对照组；研究组自然分娩率高；研究组宫口开大平均速度比对照组快 0.74 厘米 / 小时，$p < 0.01$；研究组临产后的剖宫产率比对照组下降了 15.23%，$p < 0.05$。由此可见，研究组明显优于对照组，待产室及产房配备有优美的背景音乐，能缓解产妇紧张情绪和心理恐惧（程楚云，杨艳明，郑月梅，2006）。

　　赵然英的研究是探索音乐疗法对分娩过程的影响，寻找缩短产程、提高自然分娩、利于产后恢复和护理的方法。将 80 例临产的初产妇随机分为观察组和对照组各 40 例。对照组接受常规护理，观察组接受音乐疗法。采用产前音乐疗法

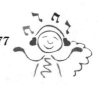

与产时音乐疗法，观察两组产程时间、分娩方式、产妇焦虑和抑郁得分。结果表明，观察组总产程平均为 11.00 ± 1.50 小时，显著短于对照组的 17.00 ± 2.00 小时（$p < 0.01$）；自然分娩 35 例（87.50%），显著高于对照组的 17 例（42.5%）（$p < 0.01$）；产前及产后焦虑自评量表（SAS）、抑郁自评量表（SDS）评分与对照组同时段比较，显著下降（$p < 0.05$）。结论显示，音乐疗法可减轻产妇痛苦，缩短产程，利于产后恢复（赵然英，2007）。

刘明明的个案研究描述了一名 23 岁的女性和她丈夫在产前、分娩时和产后接受的音乐治疗辅助。音乐治疗师向薇薇安夫妇解释了音乐产前训练及辅助分娩的作用、意义及做法后，要求薇薇安按照不同功能需要整理出自己喜欢的、有意义的音乐作品，编排成个性化的音乐组合用于产前训练及分娩。该个案的方法强调由产妇选择设计个性化的音乐方案，并增加了歌曲讨论内容。研究薇薇安这一个案的目的是：尝试音乐辅助的自然分娩对产妇分娩中主动性的影响；个性化的音乐设计方案对分娩的影响；音乐的使用对产程不同阶段的配合的影响；对产妇夫妇有重要意义的音乐的影响；歌曲讨论对分娩的影响。音乐治疗辅助分娩的过程分两个阶段：产前训练和产程中。对于音乐辅助分娩的效果使用问卷进行评价。产后一周去薇薇安家回访，向他们了解产前训练内容及分娩过程中音乐辅助对薇薇安夫妇的影响。对于分娩过程中音乐的支持作用，薇薇安认为音乐促进放松，增加了控制感，动力性音乐能带来力量（刘明明，2009）。

魏琪洁（2010）研究了音乐聆听对分娩疼痛以及产程的影响。共有 37 位被试参加了实验（试验组 22 人，对照组 15 人）。实验共分为两个阶段：

● 第一阶段：

分娩前音乐治疗训练阶段（产前四周开始）。治疗师对于产妇的音乐治疗干预在产妇妊娠 34 周时开始，妊娠 38 周时结束。填写自制的一般资料调查表，了解产妇的基本信息。对产妇进行四次音乐干预，每次时间为 1 ～ 1.5 小时。

第一次干预内容：使产妇了解音乐治疗在分娩中的作用，对产妇进行评估，音乐渐进肌肉放松训练、指导性音乐想象、拉马兹呼吸训练；第二次干预内容：音乐渐进肌肉放松训练、指导性音乐想象、音乐—拉马兹呼吸训练；第三次干预内

容：音乐渐进肌肉放松训练、指导性音乐想象、全程音乐—拉马兹呼吸训练，治疗师与产妇对不同产程中运用的歌曲进行选择；第四次干预内容：音乐渐进肌肉放松训练、指导性音乐想象、全程音乐—拉马兹呼吸训练，治疗师与产妇共同确定不同产程中使用的音乐。第一阶段的四次干预内容基本相同。

干预内容中的音乐渐进肌肉放松训练选择研究者自行编辑制作的音乐，全部选用竖琴音乐，选自《睡吧，宝贝》《仲夏之声》《秋雨》《冬日幻想》等音乐资料；指导性音乐想象采用的音乐选自竖琴音乐李斯特《爱之梦》。在音乐—拉马兹训练中，播放放松音乐，同时加入拉马兹呼吸进行辅助训练。

在产前的音乐干预过程中，研究者同产妇建立了良好的关系，并明确其音乐爱好。在产前音乐干预过程中，研究者设计好个性化的音乐治疗方案，指导产妇熟悉其音乐治疗方案。音乐治疗方案包括上述 4 次干预过程中所运用的音乐肌肉渐进放松方法、指导性音乐想象方法、音乐—拉马兹呼吸训练方法，并进行反复练习。

● 第二阶段：

1. 产妇进入第一产程。进入待产室后，音乐治疗师与产妇见面。在第一产程潜伏期与活跃期，治疗师连续播放音乐肌肉渐进放松训练使用的放松音乐，由产妇自己进行音乐肌肉渐进放松练习、音乐—拉马兹呼吸练习。此时，治疗师采用产痛评定标准，测量实验组产妇在第一产程潜伏期与活跃期的主观疼痛数值，并记录实验组产妇第一产程时间。

2. 产妇进入第二产程。进入分娩室后，音乐治疗师在分娩室连续播放治疗师与产妇共同选择的两组音乐，两组音乐分别为放松音乐与动力性音乐。此阶段宫缩时运用动力性的音乐可使产妇获得力量性的支持，帮助产妇进行分娩；同时，宫缩间歇时，转换音乐风格，将动力性音乐转变为放松音乐，直至胎儿分娩出。此时，治疗师采用产痛评定标准，测量实验组产妇在第二产程主观疼痛数值并记录实验组产妇第二产程时间。

3. 产妇进入第三产程。胎儿娩出后及胎盘娩出时期。此产程疼痛不明显，甚至没有疼痛，不要求产妇报告疼痛感受的评分，此时播放放松音乐并记录

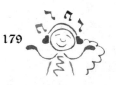

实验组产妇在第三产程时间，同时记录总产程时间。

● 实验结果显示：

1. 在第一产程中，实验组（有音乐）比对照组（无音乐）对疼痛的主观感受程度明显降低（$p = 0.000$）。在第二产程中实验组较对照组对疼痛的主观感受明显 降低（$p = 0.001$）。

2. 实验组的第一产程的时间长度比对照组明显缩短。实验组的第一产程平均时间为 5.6 小时，而对照组的平均时间为 9.5 小时（$p < 0.01$）。但是两组在第二、三产程的时间无显著性差异。关于这一点，魏琪洁认为，第二、三产程的时间可能更多的与生理机制有关，而与心理情绪的关系相对较小。

注意事项

1. 做孕产妇的音乐治疗师是非常辛苦的。从产前的一两个月就开始工作，有时甚至需要多次前往孕妇家中进行上门服务。而到孕妇开始宫缩，住进医院后，即需要治疗师前往。治疗师需要一直陪同到整个分娩过程完成，而这个过程大多是在夜间。如果遇到难产的情况，音乐治疗师就更需要耐心，陪同产妇走完整个过程。所以治疗师应充分地考虑到这个工作的辛苦程度。

2. 通常孕产妇对分娩有一定恐惧心理，即使经过积极的音乐想象训练之后，仍然不能肯定其恐惧心理已经完全消除。产妇进入产房之后，对周围的环境和医护人员都非常陌生，这在很大程度上会增强产妇的恐惧紧张心理。而经过一段时间的共同工作，音乐治疗师已经与产妇建立起了较好的关系，所以在分娩的过程中，如果有音乐治疗师在场，会给产妇带来很大的安全感和安慰。我们在对产妇的回访中多次听到她们强调音乐治疗师给她们带来的安全感，这对她们很重要。因此，音乐治疗师应该尽可能地陪同产妇经历全部分娩过程。

3. 音乐治疗师应特别注意与妇产科的医护人员建立良好关系。有些医护人员很欢迎在手术过程中使用音乐，这样可以让医护人员紧张的神经也得到放松。但是有些医护人员会感到音乐影响了他们的工作，特别是当他们需要对产妇说话时，

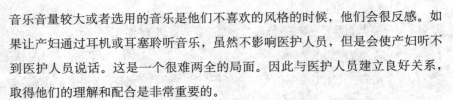

音乐音量较大或者选用的音乐是他们不喜欢的风格的时候，他们会很反感。如果让产妇通过耳机或耳塞聆听音乐，虽然不影响医护人员，但是会使产妇听不到医护人员说话。这是一个很难两全的局面。因此与医护人员建立良好关系，取得他们的理解和配合是非常重要的。

4. 无论是怀孕期间还是在分娩过程中，胎儿都是比较脆弱的，有可能由于不适当的运动或刺激出现意外的情况。音乐治疗师应该充分考虑到自己的职业角色和工作范围，绝不要引导或建议产妇做任何音乐治疗工作之外的事情，包括运动、饮食、服药等，以免万一出现意外事故而陷入法律纠纷之中。

5. 社会上很多人推崇所谓"胎教"，也就是使用耳机或特别设计的设备通过母亲腹部给胎儿播放音乐，认为这样会让孩子将来更聪明，更具有音乐天赋。但是这种方法的效果并未得到科学的证实，相反前些年有人提出胎儿的听觉神经系统此时还没有发育成熟，音乐的刺激会永久地伤害胎儿的听觉神经。国外的音乐治疗界经过这么多年的发展，似乎也没有涉足所谓"胎教"这一领域，我想恐怕是有其道理的。因此，我建议音乐治疗师在没有获得确实的科学证实以前，即使对方提出"胎教"的要求，也不要给孕妇进行这方面的尝试，以免陷入不必要的法律纠纷。

6. 在产程中使用的音乐一定要是产妇喜爱的，而不是治疗师喜爱的。这是音乐之所以能够起作用的最根本原则。有时候产妇喜爱的音乐恰巧是治疗师不喜欢，甚至是非常厌恶的。我们一定要清楚地认识到，我们是音乐治疗师，不是音乐教师，指导他人如何欣赏音乐、如何提高对音乐的欣赏能力不是我们的工作内容。

第十二章

音乐同步脱敏再加工技术

音乐同步脱敏再加工（music entrainment desensitization and reprecessing，简称MEDR）是我基于多年的临床治疗，并通过不断总结、实践并结合各种新的知识和技术而逐渐发展出来的一项专门针对心理创伤的音乐治疗技术。首先我们先来谈一谈音乐同步的概念。

音乐同步

音乐同步在英文文献中有两个不同的单词：ISO principle 和 Entrainment。 ISO 原则最早是古希腊哲学家亚里士多德提出来的。他提出对疯狂的病人不能使用平静的音乐，而应该使用亢奋有力的音乐才能让来访者进行宣泄。也就是说，音乐治疗中使用的音乐应该与来访者的情绪状态一致，这样才能让来访者与音乐产生共鸣，进而促使来访者进行情绪的宣泄。这就是现在我们常说的同步原则。

另外一个英语单词是"Entrainment"。在中文中找不到其他更贴切的词语来翻译，只好仍然使用"同步"这一译法。但是这个同步方法与 ISO 原则不一样，它主张不仅仅在治疗开始时音乐要与来访者的情绪一致，更强调在治疗的过程中要逐渐地改变音乐的情绪，用音乐来"携带"来访者的情绪向预定的治疗目标转变。例如，针对抑郁症病人，在治疗开始的时候使用缓慢忧伤的音乐，当病人与音乐充分地产生共鸣后，逐渐转变音乐的情绪色彩，忧伤—平静—明朗—轻快—欢快—热烈，最终促使病人从

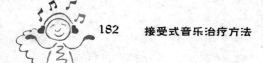

抑郁状态中解脱出来。记得我的老师迪莱奥博士（Dileo）在课堂上讲过她在精神科医院的经历：在一个抑郁症的小组治疗中，她首先使用忧伤缓慢的音乐让病人们沉浸在忧伤的情绪里，然后她逐渐改变音乐的情绪风格。最后当她使用欢快的爵士舞曲时，病人们开始站起来跳舞。窗外的护士们看到这个情景，大为惊奇，她们说："天哪，天下没有一种药物能够让抑郁症病人起来跳舞，只有音乐能够做到！"

　　下面是我本人在美国一所精神科医院工作时使用音乐同步方法的案例。

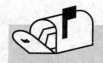

案　例

　　那时我刚到这所精神科医院工作不到一年的时间，我的领导——一名资深音乐治疗师告诉我，必须养成一个习惯：每天早上进入病区之前一定要先给病区里的护士站打个电话，问问今天里面的情况怎样，是否正常。我按照她的要求每天都事先给病区里面打电话，而每次对方的回答都是"一切正常，来吧"。日子久了，我逐渐感到这一做法多此一举。正当我就要懈怠的时候，发生了一件事：那天，我准备在一个精神分裂症病区做一次音乐绘画的团体治疗。可当班的护士在电话里告诉我："你要小心了，昨天晚上我们这里发生了骚乱。由于受到两个病人相互殴打的刺激，整个病区的病人都卷入了群殴。我们甚至调动了警察，好不容易才把骚乱平息下来。今天早上气氛还是很紧张。"我立即意识到原来的治疗计划需要做调整了，因为在这种气氛下，病人是不可能坐下来安安静静地听着音乐进行绘画的。于是我在办公室的唱片架上选择了一组音乐，并按照音乐同步的原理安排播放的次序：从焦躁不安的音乐到激烈欢快的音乐，然后逐渐平静下来，结束于一段非常平静而优美的大提琴乐曲——《天鹅》（选自圣桑的《动物狂欢节》）。

　　当我带着这些唱片进入病区时，气氛果然非常紧张。所有的医护人员都如临大敌，站在病房走廊上虎视眈眈，而病人们则紧皱眉头，焦急地来

回踱步。我故作镇静，大声地招呼我的小组成员到治疗室里来。小组成员们鱼贯进入治疗室，但他们没有像往常一样坐下，而是依然在屋里徘徊，表情非常紧张焦虑。比起平时，治疗室里多了几个男护士站在墙边以防不测。我对病人们说："今天咱们的计划有一点改变，先听音乐，你们可以坐下来，也可以一边散步一边听，请大家随便。"然后，我就按照事先安排好的顺序，焦躁不安—欢快热烈—轻快的舞曲—惬意的行板—平静优美，依次播放音乐。我则在一边留心观察病人的表情。随着音乐的变化，病人们慢慢平静下来，眉头也逐渐舒展了。还没到音乐结束，他们已经自发地坐到了自己的位置上，拿起笔和纸开始绘画了。看到这个情景，我自己不禁在内心惊叹音乐的力量。

音乐同步脱敏再加工技术的发展历史

2002 年我有幸受邀参加"国际精神创伤连续培训项目"。这个项目是由北京大学心理学系和国际人类帮助计划组织共同举办的，历时两年多。受邀参加培训的 30 多位学员均为国内资深心理治疗师，而外方教授多达 12 人，其中不乏国际知名专家。培训内容为系统教授精神创伤心理干预理论和方法，其中包括心理创伤的神经生理学理论；创伤后应激障碍的诊断；稳定化技术和眼动脱敏再加工技术（eye movement desensitization and reprocessing，简称 EMDR）——一项专门针对精神创伤的心理干预方法。

在培训初期，虽然我心中总有预感，这次学习的内容一定可以与音乐治疗产生某种重要的结合，但即使在完成了全部眼动脱敏再加工技术培训并于 2005 年获得眼动脱敏再加工技术治疗师的资格证书之后，我还是没有明确找到二者的结合之处究竟在哪里。直到 2006 年，在不断的眼动脱敏再加工技术临床操作过程中，一个我寻觅已久的、音乐治疗与眼动脱敏再加工技术方法的结合点才逐渐清晰。通过在临床中反复操作和修正，我终于总结出一个音乐治疗新方法。我决定将这个新的音乐治疗方法命名为"音乐同步脱敏再加工"。这个名字的英文简写与眼动疗法的英文简写非常接近，很容易混淆。但我之所以要坚持使用 MEDR 这个简称，正是因为要强调它与眼动脱敏再加工技术的渊源。

眼动脱敏再加工技术是由美国著名心理治疗专家夏皮罗（Francine Shapiro）博士创立的。1987 年，夏皮罗还是一名心理学研究生的时候，有一天她感到心情很不好，于是到公园里去散步。她看到柳树的枝条随风摇摆，于是就无意识地一边看着来回摇摆的柳枝，一边想着自己烦恼的事情。过了一会儿，她突然发现自己的情绪变得好多了。夏皮罗猜想这也许是眼睛跟随柳枝的摇摆而产生的作用。于是她回到学校给很多同学尝试这一做法，结果都取得了很好的效果。然后她开始了认真的研究，设计了严格的实验程序，证实了这一方法确实对创伤后应激障碍有快速而又明显的疗效。于是著名的"眼动疗法"便诞生了。夏皮罗在 1991 年将这个方法定名为眼动脱敏再加工技术。之后，眼动脱敏再加工技术被迅速介绍到世界各地，成为治疗心理创伤的一个重要的非药物方法。我的临床治疗也证实眼动脱敏再加工技术确实是一种针对消极生活事件引发的情绪困扰的很有效的方法。同时，我也逐渐感到这个方法尚存在着某些不足。由于我受过音乐引导想象的训练，所以就想到，如果把音乐引导想象与眼动脱敏再加工技术结合起来，效果或许会更好。

眼动脱敏再加工技术的操作程序分为八个步骤，非常具有可操作性。简单地讲，就是治疗师要求来访者在反复地回忆创伤事件的同时，眼睛随着治疗师的手指左右来回运动，同时让头脑自由地联想。每一轮眼睛左右运动大约 24 次（大约 20 秒钟左右），完成之后，向治疗师报告自己刚才想到的内容。然后开始新的一轮眼动，再接着上一轮的内容继续想下去。如此反复，直到来访者报告自己想到创伤事件时不再感到困扰和不舒服为止。

夏皮罗解释这种眼动治疗的原理在于眼睛的左右运动实际上是对大脑的一种双侧刺激，而这种双侧刺激会促使大脑的左右两半球对创伤事件所带来的消极记忆和身体情绪的体验进行重新加工。当一个人遭遇到了某种程度的创伤事件或消极的生活事件之后，由于强烈的消极情绪反应使正常的大脑信息处理功能受到阻碍，有关创伤事件的信息在负责逻辑思维的左半脑不能正常地处理和消化，而被储存在负责情绪体验的右半脑，就造成了人们长期不能从创伤事件或消极生活事件的阴影中走出来。而由眼睛左右运动造成的大脑双侧刺激激发的左右半脑的信息交流过程，启动了大脑对创伤

信息的自动加工和自愈过程。当然，这只是一种理论上的假设，一些学者对这个理论假设提出了异议。

从 2004 年到 2006 年，我在临床上使用眼动脱敏再加工技术方法的过程中，发现一些来访者对这种似乎无休止的眼睛运动感到疲倦和厌烦，因此，我逐渐使用听觉的双侧刺激来代替眼睛的运动。开始的时候，我在来访者的身体两侧各置放了两个能发出类似钟声的音块交替敲打，以产生双侧听觉刺激。但是声音非常单调，令人昏昏欲睡。后来我使用计算机的音频编辑系统为西贝柳斯的《图翁内拉的天鹅》（一首阴沉忧郁而充满了神奇色彩的管弦乐作品）添加了左右声道交替出现的钟声信号，通过耳机播放从而造成双侧刺激。这一阶段我依旧遵循双侧刺激理论。

随着在临床治疗中不断地总结实践，我开始对双侧刺激的理论产生疑惑。因为在眼动治疗的过程中，我发现来访者会产生极为丰富的想象，而这种想象总是自发地从消极向积极方向转变。正是在治疗中不断地在头脑中对消极的事件进行"改写"，最终导致来访者对消极事件的体验产生了根本的变化。因为长期使用音乐引导想象的方法，我对于想象在治疗中的功能和价值有着较深的体会，因此我就猜想，一个创伤受害者之所以能够很快地从消极的情绪中转变到积极的情绪，丰富的想象力实际上扮演着极其关键的角色，这也恰恰就是人们能够自愈的推动力。而作为一名音乐治疗师，我更了解音乐在推动想象力方面的巨大作用。

至此，我终于找到了音乐治疗与眼动脱敏再加工技术的结合点——在眼动脱敏再加工技术的工作框架结构中植入音乐的因素，特别是音乐引导想象的方法。音乐同步脱敏再加工技术就此诞生。依照音乐同步脱敏再加工技术的需要和思路，我还从音乐引导想象的音乐库和其他音乐资源中选择和编排了专供音乐同步脱敏再加工技术使用的音乐组合。

音乐同步脱敏再加工的工作程序

与眼动脱敏再加工技术类似，音乐同步脱敏再加工技术的工作程序共分八个步骤：（1）信息搜集、（2）稳定化、（3）评估、（4）脱敏再加工、（5）超个人体验、（6）躯体扫描、（7）结束、（8）再评价。有一些步骤与眼动脱敏再加工技术相同，有些则

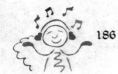

不同，尤其是核心步骤——脱敏再加工——便与眼动脱敏再加工技术非常不同。由于使用了音乐引导想象的方法来替代眼动，操作的方法有了本质的不同。而在（1）、（2）、（5）、（6）步骤中，由于音乐干预方法的引入，音乐同步脱敏再加工技术的具体做法相对眼动脱敏再加工技术也有了改进，但是思路是相同的。

第一步：信息搜集

在心理创伤干预的初始阶段，首先要搜集来访者与创伤有关的信息，包括确定创伤事件、临床症状、精神功能和情绪的稳定性、医学治疗的情况、个人成长史以及社会支持系统等。其中最重要的是对来访者的情绪稳定性进行评估。来访者的情绪是否足够稳定？他的自我力量是否足以面对创伤事件的再次体验和回忆？如果回答是否定的，那么过早进入第四个步骤——脱敏再加工阶段——会导致来访者处于被再次创伤的危险之中。在这种情况下，治疗的操作应该进入第二个步骤——稳定化。如果治疗师确定来访者的内心力量和情绪稳定程度足以面对创伤事件，则可跳过稳定化阶段，直接进入第三个步骤——评估。但是在大多数的情况下，稳定化阶段是必不可少的。

评估和确定来访者的情绪稳定性和内心自我力量的方法有：

1. 在治疗室里观察来访者的情绪表达和行为。如果来访者不能控制自己的情绪，不断哭泣或愤怒、有自杀念头或报复的冲动等强烈的情绪表达，即可确定为情绪严重不稳定。

2. 了解来访者平时的生活和工作情况。如果来访者告诉治疗师自己无法维持正常的工作、学习和生活，例如不能上班、上学，正常的生活无法继续，闭门不出，没有社会交往等，则可以确定为情绪严重不稳定。

3. 可以通过音乐想象，特别是我们在第五章里介绍过的"安全岛"技术对来访者的情绪稳定性进行评估。如果来访者不断在想象中涌现消极的负性意象，而不能在内心建构一个安全的地方，则可以确定为情绪严重不稳定。

4. 相反，如果来访者能够顺利地构思出安全美好的地方，再综合前面两条的考量，则可以确定为具有稳定的情绪控制能力。治疗师可跳过第二个步骤，直接进入第三个步骤。

在音乐治疗中，特别是在音乐同步脱敏再加工的治疗中，我特别强调不要试图在第一次访谈中了解所有的信息资料，而应该把这种通过语言交谈获取信息的时间控制在 30 ～ 40 分钟之内。这样做的目的是为后面的音乐干预留出充足的时间。要防止出现治疗师花费过多的时间与来访者交谈，却没有时间给对方提供有效的音乐体验这一情况发生。因为在现实生活中，来访者平时会将自己与过去不愉快和痛苦的经历隔离开来，这是人的一种自我保护本能。而当他开始讲述自己过去的痛苦经历时，会再次把伤口打开，情绪也再次陷入痛苦之中。如果治疗师花过多时间来了解和获取信息，却没有时间为来访者提供音乐的支持体验，会导致来访者离开治疗师的办公室之后情绪更为糟糕，并有可能导致二次创伤，甚至有发生自杀的可能。常听到很多心理治疗师说"没有痛苦，就没有治愈"，但是我一直坚持这样一个信念：心理治疗并不一定只是痛苦的，而相反，音乐的心理治疗应该让来访者在美的体验过程中完成成长和治愈的过程。所以，通常我会力图确保我的来访者在离开办公室的时候，心情比来的时候好一些。我想，也许这正是音乐治疗的魅力之所在。

我通常会把每次的访谈时间控制在 30 ～ 40 分钟之内，以便留出足够的时间给音乐干预的过程。我会在每次访谈中仅仅把焦点放在一个问题或一个事件上，同时避免过度了解创伤经历的细节。因为我深知：(1) 如果在稳定化工作的阶段中过多地谈论痛苦事件的细节，会让来访者陷入痛苦的情绪中而极大地影响接下来的安全岛或其他积极资源强化的工作；(2) 在创伤处理工作的阶段中，来访者会在接下来的音乐想象中提供有关创伤事件的大量丰富而详细的细节描述。

第二步：稳定化

当治疗师确定来访者的情绪不够稳定，自我力量不足以重新面对创伤事件的时候，稳定化的工作就成为一个非常重要的环节。

安全岛技术是可以被用来作为加强情绪稳定性和强化自我力量的有效工具之一。当来访者能够在自己的内心建构出一个安全美好的环境时，通常意味着他的情绪已经比较稳定，内心的自我力量已经强大到足以面对过去所经历的创伤事件了。艾根（Aigen, 1995）认为：仅仅通过来访者演奏音乐所表达的美的程度的变化就可以衡量治疗过程和阻抗的变化了。在音乐同步脱敏再加工中，美好的想象力不仅仅被用来衡

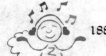

量情绪的稳定程度和内心自我力量的强大程度，同时也显示着治愈和康复的程度。因为一个正陷入痛苦、悲伤、恐惧和愤怒而不可自拔的人是无法在内心中想象出宁静、安详和安全的美好景象的。

可以在稳定化阶段中使用的音乐治疗方法还包括了我们在第五章中所介绍的其他技术。例如，针对性和非针对性积极资源强化的技术、金鱼的故事等。在大灾难之后的团体心理干预中，再创造式的音乐治疗方法（即主动参与式的各种音乐活动）也是理想的稳定化工具。这一点在中央音乐学院的音乐治疗系师生于 2008 年四川汶川地震后的心理救援工作中得到了最好的验证。在地震发生的两周后，我们的师生立即开赴灾区，与受灾群众生活在一起达 3 个月。在此期间，我们组织了大量的音乐表演、音乐游戏、合唱、舞蹈等活动，迅速有效地稳定了受灾群众的情绪，增强了他们战胜困难的决心。这是大规模灾难后音乐心理危机干预的一个成功范例，受到了国外同行们的高度关注和肯定。关于这些情况我们已经在第四章中的有关"资源取向和问题取向"的拓展视野专栏中介绍过了。

第三步：评估

这一阶段的工作与眼动脱敏再加工技术完全相同，包括五个环节：

1. 确定最糟糕的画面：要求来访者确定一个具体的最糟糕画面来代表本次治疗将要针对的创伤事件。例如一名童年受到父亲暴力虐待的来访者选择了"父亲看到我的数学成绩不及格，开始生气了，拿起一根棍子向我走来，我害怕极了"。

2. 确定消极认知（negative cognition，简称 NC）：请来访者选择一个由这个创伤经历给自己带来的消极认知。例如"我是一个笨蛋"；"我没有希望了"；"我很坏"；"我不值得被爱"；"我彻底失败了"，等等。这些消极的自我认知和自我评价实际上是消极情绪的语言形式。

3. 确定积极认知（positive cognition，简称 PC）：请来访者选择一个与前面的消极认知截然相反的积极观念作为本次治疗的目标，例如"我是有能力的"。在很多情况下，由于来访者处于非常糟糕的情绪之中，他可能无法找到一个积极的认知观念，或者不相信自己会具有什么积极观念。在这种情况下，治疗师就要

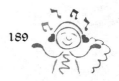

帮助来访者选择一个既积极而又现实的观念。例如一个被强奸了的姑娘认为自己已经不干净了，治疗师替她选择了一个积极的观念："我依然是纯洁的女孩子。"这时候，她会无法同意这个观念，因为她觉得自己事实上已经被玷污了。这时治疗师会说："没关系，让我们先暂时这样定下来，等到治疗结束的时候再看看你是否同意。"

4. 确定积极认知的认可度（validity of cognition，简称 VOC）：治疗师请来访者来评价一下自己对前面所说的积极认知的认同程度。从 1 到 7，1 表示完全不认同，7 表示完全认同。如果来访者打出的分值较低（即完全不认同或不太认同），说明前面确定的积极认知是适用的，可以作为我们后面工作的一个目标。如果来访者打出的分值较高（即完全认同或比较认同），则说明积极认知选择得不对，因为来访者已经认同的观念是不需要做进一步工作的。这时候治疗师就需要与来访者讨论，选择一个合适的积极认知。

5. 确定主观不适感的程度（subjective units of disturbance，简称 SUD）：请来访者对即将进行工作的创伤事件给自己带来的痛苦和其他不适感打分。从 0 到 10，0 代表回想这个创伤经历完全没有不舒服的感觉；10 代表回想起这个创伤经历，痛苦或不舒服的感受达到极致。通常 SUD 分值与 VOC 分值形成负相关的关系，SUD 分值越高，VOC 分值就越低。如果出现 SUD 分值很高，VOC 分值也偏高，我们就可以肯定积极认知选择错误，需要重新讨论。

第四步：脱敏与再加工

这是音乐同步脱敏再加工技术的核心环节，也是它与眼动脱敏再加工技术最大的不同之处。这一阶段的工作包括导入与想象和脱敏再加工两部分。

导入

导入的方式分两种：一种是放大，一种是放松。

1. 放大：当 SUD 分值高于 3 ~ 4 分时，治疗师引导来访者把他的全部注意力都集中在自己的消极情绪和身体的不适感上，并加以放大。治疗师引导来访者闭上眼睛，深呼吸，然后仔细体验自己的身体有什么不舒服的感觉，以及自己的不舒服情绪。来访者可能报告说:"我感到胳膊和手都很紧张,还有胸口堵得慌。"治疗师会说:"仔细地体验你的胳膊和手紧张的感觉,还有你胸口堵的感觉。让这种紧张和堵的感觉变得越来越强烈,越来越强烈……让我们带着这种紧张和堵的感觉进入我们确定好的那个最糟糕的画面……(进入想象和脱敏再加工的环节,开始播放音乐,并引导最糟糕的画面。)"

2. 放松:当 SUD 分值低于 3 ~ 4 分的时候,治疗师使用我们前面介绍过的肌肉渐进放松训练的方法,帮助来访者放松自己的身体。这样做的目的是加快治疗的进程和速度,让来访者的积极体验和想象更多地发挥作用。然后进入想象和脱敏再加工的环节。

想象和脱敏再加工

这部分要求来访者回忆"最糟糕的画面",同时播放音乐。在整个音乐播放的过程中,治疗师与来访者保持语言的联系和互动,随时了解来访者心理活动的内容。让来访者完全自然自发地跟随进入头脑中的画面或者念头,即使这时候想到的内容与创伤事件完全无关也可以。治疗师的作用是支持、推动和深化来访者内心意象的变化和发展,同时为来访者提供安全感。音乐的选择则首先是按照音乐同步的原则,使用与来访者情绪状态相一致的音乐作品,促使来访者与音乐产生共鸣,促进消极情绪的释放和宣泄。之后按照从消极到积极的原则用音乐的手段把来访者推向积极意象。这时候音乐承担了推动意象从消极向积极方向转化的角色和功能。

在想象的过程中治疗师采用我们在第五章介绍的 VSEB 工作模式。治疗师询问来访者看到了什么,并要求来访者报告图像的各个细节,以使帮助来访者完成对创伤事件的完整回忆,并推动意象的进一步发展。通过询问的方式,治疗师帮助来访者把视觉画面与触觉、味觉、听觉等其他感官及情绪感受联系起来。例如:

来访者:我看到爸爸向我走过来。

治疗师:仔细看看你爸爸是什么样的表情?

来访者:他的表情很愤怒,嘴里恶狠狠地骂着,然后开始打我。

治疗师:他打在你身体的什么部位?

来访者:他打在我的背上和胳膊上。

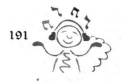

治疗师：你的背和胳膊是什么感觉？

来访者：开始感觉很疼，后来更多的是恐惧。

治疗师：仔细体会你身体的疼痛和心中的恐惧……你能够形容一下你心中的恐惧好像什么吗？

来访者：我的心好像一下子就掉进了一个黑黑的洞窟里。

治疗师：在洞窟里你是什么感觉？

来访者：全身都很冷，好像血液都凝固了。

治疗师：仔细体验血液都凝固了的冰冷的感觉。

……

　　在音乐同步脱敏再加工治疗中治疗师保持与来访者的对话互动，随时了解他的意象和情绪反应，每一轮干预中不间断，直到来访者的意象从创伤事件的负性意象转变为中性或积极的意象便可结束本轮的想象，时间为 15 ～ 20 分钟左右。

　　请来访者睁开眼睛，深呼吸，并报告 SUD 分值。稍事休息（1 分钟左右）后开始第二轮干预。随着 SUD 分值逐渐降低，音乐的选择也发生变化。原来情绪强烈的音乐片断所占时间可能缩短甚至取消不用，而是换用更为积极的音乐作品。治疗师按照来访者的 SUD 分值和报告的意象内容决定音乐片段的选择。待来访者报告的 SUD 分值降到 0 分，脱敏和再加工过程结束，进入超个人体验阶段。

　　通常每轮想象和脱敏再加工的干预都会让来访者的 SUD 分值降低 1 到 2 分，有时候甚至会更多一些。但是如果 SUD 分值降低过于迅速，例如从 8 分突然降到 2 分，这意味着分值可能是有问题的，需要治疗师与来访者进行讨论，以澄清为什么分值会下降得如此快？这种情况有可能是来访者不能承受面对创伤所带来的痛苦，开始回避了，也有可能是因为来访者对 SUD 分值的理解有偏差。例如来访者告诉你："2 分是指我心里的恐惧降低了，但是心里还有愤怒，能打 6 分。"这时候治疗师就要对来访者解释 SUD 分值是指当他想起创伤事件所引发的所有不舒服的感觉，而不是单指某一种感觉。

　　经过多轮想象和脱敏再加工的工作后，SUD 分值会不会不能下降而保持在原来高水平上呢？这在眼动治疗中被称为"停滞"，是一种非常棘手的情况。但是从理论上讲，音乐同步脱敏再加工应该不会出现这种情况，因为在音乐同步脱敏再加工的干预过程中，音乐是不断在变换的，并且音乐的变换是沿着从消极到积极这样一个轨道进行的。由于越来越积极的音乐给来访者带来非常不同的、越来越积极的情绪体验，而积极体验必然会推动来访者的想象内容随着音乐的变化而变化。这时候我们会发现，音乐的力量是无法抗拒的。事实上我在近四年的临床治疗中，也确实没有遇到过这种 SUD 分值不能降低的情况。这也是我坚信音乐同步脱敏再加工的治疗效果应该更优于眼动同步脱敏再加工的原因之一。

第五步：超个人体验

这一步骤在眼动同步脱敏再加工中被称为"植入"，意为从外部将积极的认知观念植入来访者的头脑。从人本主义的观点出发，我深信每个来访者都有自救和自我治疗的积极力量，治疗师的职责只是帮助来访者找到这种积极力量，而音乐同步脱敏再加工的整个治疗过程就是帮助来访者寻找自己解决问题的能力和资源的过程。所以我并不认同"植入"这样的提法。

"超个人体验"的概念是来自人本主义的一个重要心理学流派——超个人心理学。它也是音乐引导想象的重要的理论支柱。超个人心理学的一个主要治疗目标就是促使来访者释放自己的内部资源。这个流派认为所有的人都具有自然的自愈能力和独立成长的潜力。因此，治疗师不是试图解决来访者的问题，而仅仅是帮助他们通过内省来获得对自我的了解和认识。通过超个人心理治疗，来访者能够超越自我水平上的意识局限性，通过联想和梦境的体验更加完整地了解自我。这些联想包括神话的、原形的和象征性的内部体验形式。通过这些联想，来访者体验现实中的自己，看到自己被分割的不同人格部分，并解决内部的矛盾，最后通过重新整合的过程进行加工，并超越自我的界限（Vaughan，1979）。

音乐同步脱敏再加工的工作并不以 SUD 分值到 0 分而结束，而是要更进一步地通过音乐的刺激推动来访者产生高峰体验（超个人心理学最主要的方法）来实现对自我的接纳和整合，发现自己的资源和力量。具体的做法其实与步骤四并无大的区别，但是此时使用的是非常积极的、强有力的、宽广的音乐。治疗师依旧让来访者从"最糟糕的画面"开始想象，但是同时心里想着在评估阶段里所确定的积极认知观念，并

推动来访者在音乐的刺激下产生积极的意象。通常情况下，来访者会产生很多在现实生活中难以体验到的积极体验，例如站在高山之巅俯视大地；像鸟一样在天空中翱翔；去世的亲人在天堂里向自己微笑；实现自己多年梦想时快乐的情景……

在完成步骤五之后，来访者的 VOC 分值通常可以达到 6 ～ 7 分。也就是说，来访者的自我评价和认知得到了显著的提升。如果说第四步（脱敏再加工阶段）强调的是体验层面的改变，那么在第五步（超个人体验阶段）则是将这种体验层面的改变最终转化为认知和理性的改变，从而消除创伤经历所带来的消极认知和负性自我评价，建立积极的认知和自我评价。

第六步：躯体扫描

最后一次对来访者进行检查，确定在回想创伤经历的时候没有残留的紧张或焦虑等负性身体体验。如果发现仍然有残留的负性体验，则需要回到第四步再次进行脱敏和再加工的工作。

美国眼动治疗协会对于躯体体验的重要性有如下说明：

通过对大量眼动同步脱敏再加工治疗案例的回顾，我们看到了躯体对未得到解决问题的反应。很多独立的有关记忆的研究都支持我们的这一发现，即当一个人由于创伤事件而受到消极情绪的影响时，有关创伤经历的信息不仅仅停留在描述性的记忆中，而且会储存在肌肉的（或身体的）记忆里面，所以躯体会保存对于创伤经历的情绪和感知觉。但是，一旦这些信息被加工，他们就会被转移到描述性的（语言的）记忆中去，而相关的躯体的感觉和情绪感受就会消失。因此只有当来访者能够面对过去的创伤而不伴随情绪和躯体的紧张时才能称一个眼动同步脱敏再加工治疗是成功的。积极的自我信念固然重要，但是它们应该不仅仅是在理性层面上被相信。

（EMDRIA）

第七步：结束

这一步骤的目的是保证来访者在离开治疗室的时候情绪处在稳定的状态，尤其是当一次治疗结束在未完成的情况下（SUD 分值高于 0 分，VOC 分值低于 6 分）时。

在这种情况下，治疗师应该使用稳定化阶段中所使用的方法，例如安全岛、积极资源强化、指导性音乐想象等技术，来帮助来访者稳定情绪，然后要求来访者回家后写下两次治疗之间自己的想法、感受和记忆，并在下次治疗的时候带给治疗师。

第八步：再评估

治疗师再次确定治疗的效果，并确定是否有其他的创伤经历需要进一步处理，直到来访者的问题得以解决。

音乐同步脱敏再加工的音乐组合

目前我确定了两组音乐同步脱敏再加工的音乐的组合。第一组音乐专门供稳定化阶段中的积极资源强化使用，共 14 首。乐曲安排组合的特点是从平静、优美逐渐转为轻快、欢快，再到热烈、宽广和强有力。第二组音乐专门供创伤的处理工作使用，共 30 首，乐曲组合特点是从痛苦悲伤、伤感、忧愁、平静，转为轻松、愉快、宽广、有力。所有的音乐均为西方古典音乐，大多是从交响乐、舞剧配乐作品中抽选出来的乐曲片段。

对于音乐同步脱敏再加工技术专用音乐组合的选择编辑工作还在继续，相信不久将会有更多的音乐作品可供使用。当然我也在考虑选择一些中国乐曲，但是由于可供选择的经典作品较少，目前尚有一定的难度。经过几年的使用，我发现无论是受过良好教育的都市白领阶层，还是身处大山里的四川地震灾区的群众，不同人群对现有的音乐组合都有很好的反应，并未受到文化背景的很大影响。对于这个现象我的理解是：（1）音乐是无国界的语言；（2）即使那些在中国农村的人群，也由于长期观看电视、电影，对各种音乐表现形式并不陌生。因此绝大部分中外影视作品中使用的音乐都采用西方古典音乐的技术手法和音乐语汇的。那些生活在边远山区农村的人们虽然可能不会有意识地专门去欣赏西方交响音乐，但是视觉画面与音乐结合的表现形式已经在潜移默化中让他们对西方音乐的情绪表达方式非常熟悉了。

音乐同步脱敏再加工的理论取向

音乐同步脱敏再加工整合了多种不同心理治疗流派的综合理论取向。其中：（1）反复地想象"最糟糕的画面"是行为主义中暴露疗法的特点——暴露疗法的目的是进行反复的刺激从而让人的承受阈值提高，减少应激反应，实现对创伤事件的脱敏；（2）音乐同步脱敏再加工在脱敏的基础上进一步改变来访者的负性认知，建立积极的认知观念，具有明显的认知治疗因素；（3）音乐同步脱敏再加工聚焦于过去的，包括童年创伤在内的创伤经历，采用的精神分析治疗思路；（4）利用想象作为治疗的基本动力则是心理动力学派的方法特点；（5）治疗师采取非指导性的态度，并相信来访者具有自愈的能力则是本着人本主义的基本态度；（6）通过高峰体验来达到自我实现和提高自我评价的方式是超个人心理学的思路。

音乐同步脱敏再加工的疗效

从 2008 年至今，我使用音乐同步脱敏再加工方法治疗了 56 位遭受各种创伤的来访者。其中 46 位来访者经历了孤立的创伤事件（在创伤的临床分类中被称为简单型创伤，或 I 型创伤）；10 位来访者经历了多重的创伤事件（在创伤的临床分类中被称为复合型创伤，或 II 型创伤）。我针对他们所带来的总共 93 个创伤事件进行了工作。其中 46 个创伤事件经过一次治疗及完成了创伤的脱敏再加工过程，占 46.7%；17 个创伤事件经过 2 次治疗，占 18.5%；10 个创伤事件经过 3 次治疗，占 10.9%；4 个创伤事件经过 4 次治疗，占 4.3%；3 个创伤事件经过 5 次治疗，占 2.2%；13 个创伤事件由于种种原因（如外地来访者因为路途遥远来京不方便、工作原因、经济原因等）没有完成最终治疗，占 14.9%，但其 SUD 分值也有明显的降低。以上所谓"完成治疗"的标准是 SUD 分值达到 0 ~ 2 分，来访者本人表示自己已经康复，不再需要治疗。其中有一少部分来访者表示他们更愿为自己逝去的亲人保留一些忧伤的情绪，希望在SUD 达到 2 分的时候停止治疗，而不愿达到 0 分。我表示理解他们的情感。在这种情况下，SUD 分值达到 1 或 2 分也可以被认为是成功的治疗。

需要说明的一点是，我和我的同事在四川汶川地震后的心理救援工作中大量使用了音乐同步脱敏再加工方法，取得了非常好的疗效。但是由于当时的条件所限，特别是当地群众对一些心理工作者利用他们的灾难作科研课题的行为非常反感，因此我们的治疗只能采取既不使用心理量表，也不做治疗记录的方式，以防止当地群众对我的服务动机产生怀疑。由于没有当时案例的记载，因此这里所统计的案例不包括在四川汶川地震中的工作。表 12.1 中涉及的一例地震的案例，是 2009 年青海玉树地震中的一位志愿者在救援工作中产生了心理创伤，后自行求诊的案例。

表 12.1　音乐同步脱敏再加工技术疗效统计表

创伤类型	来访者	事件	完成治疗所用的次数					
			1	2	3	4	5	未完成
童年遭受躯体或语言的暴力	7	24	10	4	8	3	2	0
童年遭受性虐待	2	2	1	1	0	0	0	0
失恋或离婚	14	14	6	5	0	0	0	3
配偶出现婚外情	9	11	10	0	0	0	0	1
家庭成员死亡	6	7	5	1	0	0	0	1
被强奸	1	1	1	0	1	0	0	0
校园或家庭暴力	4	6	4	1	0	0	0	1
遭遇绑架	1	1	1	0	0	0	0	0
地震	1	1	0	1	0	0	0	0
其他	12	24	11	4	2	1	1	5
共计	56	93	43	17	10	4	3	13
百分比（%）			46.7	18.5	10.9	4.3	2.2	14.1

表 12.1 中的数据显示，对一个创伤事件经过 1 ~ 2 次治疗即完成的占 65.3%；3 ~ 5 次完成治疗的占 15.4%。上表的治疗次数特指步骤四——脱敏再加工的次数。

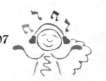

　　在 2010 年 9 月 9 日，我对从 2005 年至 2010 年一月之间接受过音乐同步脱敏再加工技术治疗的来访者进行了一次电话回访，以确定疗效是否能够保持，是否有症状反弹的现象出现。其中有 26 位来访者（46.4%）接受了回访，其他来访者由于种种原因没有能够联系上。结果如表 12.2 所示。

表 12.2　音乐同步脱敏再加工技术疗效保持的调查结果

回访的人数	无反弹	轻微反弹	明显反弹	完全反弹
26	19	5	1	1
百分比（%）	73.1	19.2	3.8	3.8

　　19 位（占 73.1%）来访者报告没有出现任何症状的反弹，他们表示对治疗非常满意；5 位（占 19.2%）来访者报告有轻微的反弹（例如从治疗结束时的 0 分反弹到 2 分），但是他们的状态明显得到改善，同样对治疗表示满意；1 位来访者表示有比较明显的反弹；1 位来访者表示治疗对他完全没有效果。

音乐同步脱敏再加工与眼动脱敏再加工技术的区别

1. 音乐对情绪具有天然的、强大的影响。在音乐同步脱敏再加工的治疗过程中，音乐可以有力地引发、唤醒、推动和深化来访者的情绪宣泄。经过一段情绪的宣泄，来访者头脑中的负性意象自动地逐渐向中性和正性意象转化。音乐情绪的变化对意象的变化过程起到了极大的推动和引导作用，从而大大加速了意象变化的速度。

2. 正是由于上述音乐推动情绪宣泄和意象转化的作用，治疗过程在很大程度上减少了"停滞"现象的出现。"停滞"现象是眼动脱敏再加工治疗中可能出现的一个障碍现象，即来访者头脑中的负性意象长时间保持，而不向中性或正性意象转化，创伤所带来的痛苦体验不能得到缓解，SUD 分值也不能下降。这种现象在眼动脱敏再加工的治疗中是一个比较棘手的问题。而本人到目前为止，在四年左右的音乐同步脱敏再加工的实践过程中，还没有遇到"停滞"

的现象。当然我还不能下结论说音乐同步脱敏再加工可以完全避免或消除"停滞"现象，但是可以肯定的是，音乐同步脱敏再加工在很大程度上减少了"停滞"现象。

3. 在使用音乐同步脱敏再加工技术对创伤记忆处理的过程中，治疗师的作用更为积极。治疗师在这里不仅仅是被动地等待被告知来访者头脑中意象发生了什么样的变化，而是主动地参与到来访者内心意象的发展和变化过程中去，积极推动和鼓励来访者勇敢地面对创伤记忆以及与创伤有关的意象和联想。这样，来访者就不再是孤独地面对创伤的记忆和体验，而是随时得到音乐和治疗师的陪伴、支持，因此来访者可以获得更大的安全感和勇气。同时，由于音乐和治疗师都不会直接告诉或决定来访者应该产生什么样的意象，来访者在整个联想的过程中仍然起到主导的作用，所以音乐同步脱敏再加工并没有改变眼动创伤治疗（眼动脱敏再加工）最根本的出发点——激活来访者自身的自愈功能。相反，音乐同步脱敏再加工是完全遵循这一重要理念进行治疗的。

4. 在眼动脱敏再加工的治疗中，需要来访者每 20 秒钟左右就要睁开眼睛报告其思维内容。在有些情况下，这样的操作可能干扰来访者的回忆和体验。特别是在对早期创伤记忆进行工作时，这一现象造成干扰的情况尤为明显。我在做眼动治疗（眼动脱敏再加工）的时候就曾有来访者报告说："我刚刚找到感觉的时候就让我出来了，搞得我很难进入状态。"而音乐同步脱敏再加工持续的工作过程有助于来访者更深地进入对创伤事件的重新体验中，避免了体验"断断续续"的现象。

5. 由于心理创伤的来访者常常伴有对创伤事件部分或全部的记忆缺失现象，音乐的自由联想可以帮助来访者找回这些失去的记忆。特别是在 II 型创伤的案例中，来访者无法回忆起小时候的经历，通常只是简单地报告说小时候的事情都想不起来了，甚至有很多来访者会告诉治疗师：我小时候很好呀，父母都很爱我呀……但是来访者的种种症状特点（如分离性体验）则显示出很可能是有童年的创伤。这时候音乐的自由联想通常有助于来访者找到童年时期的创伤。

6. 有时候来访者会冷静地报告早期创伤事件，甚至可能以开玩笑的态度进行表

述。这正说明来访者头脑中对创伤事件的记忆与对该事件所带来情绪反应和身体反应发生了隔离，导致来访者冷静地讲述创伤事件经过，不伴随相应情绪反应的现象。这时如果使用有强烈情绪色彩的音乐，就会有助于来访者把创伤事件的记忆与相应的情绪及生理反应重新结合起来。

7. 眼动脱敏再加工的主要工作机制是通过双侧刺激来激活左右大脑半球的信息处理和加工过程，从而激活来访者对创伤的适应性解决功能（自愈功能）。而音乐同步脱敏再加工则是在此基础上更加强调了意象对创伤的治疗功能。弗洛伊德和荣格都强调意象对于治疗创伤和人格成长的重要功能和作用。他们认为潜意识的活动是通过意象才得以上升到意识的层次上来，从而促使症状得到缓解和消除（Samuels & Samuels, 1975）。在音乐同步脱敏再加工的治疗过程中，来访者头脑中会产生各种丰富的意象，这些意象的变化具有从消极、痛苦逐渐向积极方向转变的规律。正是这种从消极意象向积极意象的转化过程显示出了内心对创伤经历体验的根本性转变。来访者对创伤的自愈能力正是通过这种由消极意象向积极意象的转变过程体现出来的。我们都知道音乐具有刺激和引发想象力的功能，但音乐又不仅仅能够淋漓尽致地表现和唤起人的感情，同时它还伴随着强烈的美感体验（即使最悲伤的音乐也是最美的音乐）。因此，在痛苦或悲伤的音乐伴随下重新体验过去的创伤事件，来访者对于创伤的消极体验就会因为受到音乐的影响而逐渐转化为一种悲剧式的美感体验，而正是由于这种悲剧式的美感体验可以有效地将创伤的痛苦体验升华成对生命存在价值的积极体验，并最终将创伤经历转化为精神的重要财富。因此我们的工作目标不仅仅是要缓解由于创伤事件所带来的痛苦体验，让来访者不再感到痛苦，还要将创伤体验进一步升华成为一种对生命存在的价值和意义的积极体验。这种升华的过程将在超个人体验阶段最终完成。

8. 在超个人体验阶段（在音乐同步脱敏再加工技术中称为"植入"），音乐同步脱敏再加工技术利用音乐强大的情绪推动和渲染作用，帮助来访者最终获得高峰体验，而这种高峰体验恰恰意味着对自我强大生命力的强烈体验。高峰体验会促使来访者对自己的人生产生深刻的顿悟，从而让创伤的受害者得到精神的"新生"。

音乐同步脱敏再加工与音乐引导想象的区别

1. 音乐同步脱敏再加工技术强调聚焦在一个具体的创伤事件，而音乐引导想象则强调来访者在自己内心世界中的"漫游"。

2. 在音乐引导想象的治疗中，一些创伤事件有可能在某一个特定的时间点浮现出来。但是音乐引导想象就其本质上来说是一种非指导性的干预方式。来访者潜意识关注的已经浮现出来的创伤经历很可能在还没有彻底处理和加工之前就转移到其他方向去了，所以在音乐引导想象治疗中很难做到对创伤经历完全彻底的处理。而在音乐同步脱敏再加工的治疗中，通常是在对一个创伤经历进行了完全彻底的处理之后，工作焦点才转移到其他方向去。

3. 音乐同步脱敏再加工技术的操作过程是高度结构化和标准化的，具有较强的操作性，所以培训起来比较容易。而音乐引导想象则相对少了一些标准化和结构化的操作程序，实际操作起来自由度比较大，培训起来也比较复杂和费时。

4. 大量研究文献报告，很多创伤后应激障碍患者伴有分离症状，其中一个主要的症状就是对创伤经历部分或全部的遗忘。在这种情况下，音乐同步脱敏再加工可能会由于无法确定创伤及其最糟糕的画面而无法工作，这时音乐引导想象则是一个理想的选择。

音乐同步脱敏再加工治疗师的培训

尽管使用音乐同步脱敏再加工的技术不需要经过如同音乐引导想象那样复杂严格和耗时的培训，但是由于该方法主要针对创伤经历，特别是针对创伤后应激障碍病人进行工作，所以基础的训练是十分必要的。要成为音乐同步脱敏再加工治疗师，首先需要有一定的心理治疗的临床培训和经验，然后需要较为系统地学习有关心理创伤干预的知识。我们不得不正视的一个严重教训是在 2008 年四川汶川地震之后，很多心理咨询师和精神科医生赶赴灾区进行心理救援工作。但是这些人大部分没有接受过心理创伤干预的专门训练，以为使用常规的心理咨询方法就可以，过早地引导灾区群众

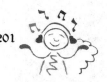

回忆和讲述创伤经历，宣泄消极情绪。这种做法让很多灾难的幸存者受到二次创伤，造成很糟糕的影响。因此我们特别强调，作为音乐同步脱敏再加工治疗师必须熟悉创伤干预的理论知识和工作流程，否则很容易对来访者造成二次创伤。另外，由于音乐在音乐同步脱敏再加工治疗中扮演着举足轻重的角色，是治疗的主要推动力，因此音乐同步脱敏再加工治疗师还需要具有一定的音乐知识，虽然不需要很多演奏演唱的技能，但是对音乐作品的了解和熟悉将直接影响治疗师在治疗中能否准确和灵活地使用音乐。

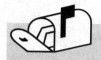

案　例

　　来访者张女士，35 岁，是一名中学教师。她心中一直有一个难以消解的隐痛，就是关于哥哥的去世。哥哥因为患非常严重的先天性心脏病，很早医生就说他活不了很久。所以父母对这个孩子不抱什么希望，对他就很忽视，没有让他上学，也没有尽力地给他治疗。由于得不到父母的关心和爱，哥哥的内心也很痛苦。哥哥在 20 岁的时候去世了，当时张女士 18 岁。张女士与哥哥的关系很好，对于哥哥的死，她一直感到非常内疚，认为自己没有能够在哥哥在世的时候多陪陪他，给他更多的关心和爱。至今每当想起哥哥，她还会忍不住流泪，并且经常梦到哥哥，特别是想起哥哥去世的那一天。那天医院下了病危通知，张女士很想立即赶到医院去，但是父母说天太晚了，明天再去。结果第二天早上赶到医院的时候，哥哥已经去世了。为此，张女士非常内疚，觉得自己在哥哥最后的时刻都没有能够陪着他。以下是整个治疗过程的记录。

　　◆ 最糟糕的画面：哥哥站在自己的面前。

　　◆ 消极认知：我对不起哥哥。

　　◆ 积极认知：对待哥哥我已经尽我所能了。

◆ VOC：3分

◆ SUD：9分

第一轮

先进行导入：

治疗师：请先放松一下，然后仔细地体验此刻你的内心是什么感觉。

来访者：我感觉很难过。

治疗师：这种难过的感觉在你身体的哪个部位最强烈?

来访者：在心里。

治疗师：身体有什么感觉?

来访者：觉得自己的身体很小很小。

治疗师：仔细体会你身体很小的感觉……你的身体变得越来越小……
　　　　难过的感觉也变得越来越强烈……

音乐进入，用的是巴赫（Bach）的《甜蜜的死亡》(*Komm susser Tod*)。音乐低沉而缓慢，显得非常沉重和悲痛。

治疗师：想象一下，哥哥就在你面前，告诉我，他穿着什么样的衣服，
　　　　表情是怎样的?

来访者：哥哥站在我面前，他受伤了，穿着灰色的衣服，不能站着，
　　　　蹲在那儿。（开始哭泣）

治疗师：他蹲在那儿做什么?

来访者：在看我。

治疗师：他看你的时候表情是什么样的?

来访者：他笑着看我，可是我感觉很哀伤。

治疗师：看着他的样子，你心里是什么感觉?

来访者：很难过，希望他赶快离开这个世界，不要再受罪了。

治疗师：你希望他赶快离开这个世界。知道你这么想，他会怎么对

你说？

来访者：他同意。

播放巴赫（Bach）的《我主耶稣》（*Mein Jesu*），音乐依旧悲痛，但是速度稍微快了一点。

来访者：他好像在玩着游戏。

治疗师：在玩什么游戏？

来访者：象棋，玩象棋时是他唯一可以感到快乐的时光。

治疗师：这时你在做什么？

来访者：我在看着他，又和他一起玩……我们在老家田间玩泥巴。

治疗师：你们是怎么玩的？

此刻，音乐改为肖斯塔科维奇（Shostakovich）的《第二钢琴协奏曲：行板》（*2nd Piano Concerto : Andante*）。音乐的引子部分缓慢而忧伤，但是当钢琴进入的时候立刻变得明亮起来，好像云开雾散，阳光从云雾的缝隙中照了进来。忧郁的乐队与明亮的钢琴交替出现，好像阳光在乌云中时隐时现。

来访者：挖一些黏土做东西，做房子。

治疗师：想到小时候在一起玩的时候，心里是什么感觉？

来访者：感觉很好啊！

治疗师：形容一下这种好的感觉，好像什么？

来访者：像两只小狗在开心地玩。

治疗师：在哪里玩，室内还是室外？

来访者：在家里，室内，看书，下象棋。

治疗师：他喜欢你陪他玩吗？

来访者：他喜欢。

治疗师：你知道他不久以后会去世，你还是会多陪他，全家人只有你

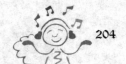
　　　　　　是这样的。他和你在一起玩的时候是什么样的?

来访者:他会非常开心。

治疗师:仔细看他开心的样子,这是他生命中最快乐的时光……好,
　　　　现在深呼吸……慢慢地睁开眼睛。

第一轮结束。

治疗师:平静一下,现在是什么感觉?

来访者:刚刚呼吸很急。

(通常我在第一轮结束后并不要求来访者给 SUD 打分)

第二轮

先进行导入:

治疗师:闭上眼睛,深呼吸。想着哥哥那种难受的感觉,你现在身体
　　　　是什么感觉?

来访者:现在我的身体没有什么感觉了,好像我变成了一个小孩,一
　　　　个小女孩。

治疗师:你现在的情绪呢?

来访者:感觉自己很弱小,还很悲伤。

治疗师:你的四肢有什么感觉?

来访者:感觉一个人站在一个空旷的地方。

治疗师:请你把自己完全沉浸在这种感觉中,这种弱小悲伤的感觉越
　　　　来越强烈……仔细体会一下这种弱小悲伤的感觉。带着这种
　　　　感觉再次回到上次的画面——你哥哥站在你的面前。

此刻切入维瓦尔第(Vivaldi)的《A 小调小提琴协奏曲:慢板》(*Violin Concerto in A Minor : Largo*)。这是一段悲伤的小提琴独奏,凄凉而伤感,如同哭泣一般。

来访者：他和我说他要走了。

治疗师：嗯，他还说了什么？

来访者：我感觉周围比较明亮，他身体变好了，能站起来了。

治疗师：他是什么表情？

来访者：能飞起来的感觉，他说他要走了，很愉快的样子。

治疗师：啊，看到他很愉快地飞起来，你什么感觉？

来访者：我也很愉快，他说事情已经过去了，他在微笑着挥手。

治疗师：你有什么话对他讲？

切入贝多芬（Beethoven）的《小提琴协奏曲：小广板》（Violin Concerto：Larghetto）。这也是一段小提琴独奏，音乐深情缠绵，像是在表述无尽的思念。

来访者：我在祝福他。

治疗师：祝福他什么？

来访者：我跟他说其实有很多人很爱他，让他带着好的感觉走，带着爱离开这个世界，他在往天上飞，就像天使一样。好像在云里，身体很轻。

治疗师：他变得非常轻，非常自由，你形容一下这种感觉。

来访者：像白云一样，很自由。

治疗师：你能体会到这种自由的感觉吗？他在空中会看到什么？

来访者：能，他看到了世界的辽阔。

治疗师：仔细看下这辽阔的世界，这时候你心里是什么感觉？

来访者：我很平静。

治疗师：仔细体会一下这种平静的感觉，这种感觉传遍你的身体，内心越来越平静，像他一样。他的内心越来越平静，身体越来越自由。

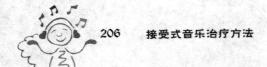

切入马斯奈（Massenet）的《第7号管弦乐组曲：菩提树下》（*Orchestral Suite #7: Sous Les Tilleuls*）。音乐由远处教堂的钟声开始，非常恬静和优美，让人想到夏夜里的田野。

来访者：我站在地上，他飞在空中，越飞越远，在远处消失了。

治疗师：他自由而平静地飞去了，你心里是什么感觉？

来访者：为他欣慰，祝福他。

音乐停，

治疗师：深呼吸，睁开眼睛……你现在是什么感觉？

来访者：很欣慰。

此时，来访者的 SUD 为 5 分。

第三轮：

治疗师：还是想着同一画面，体会一下你身体和心里是否有不舒服的感觉，哪怕是一点点。

来访者：还有些紧紧的感觉，其他地方没有不舒服，心里也比较好受了。

导入如下：

治疗师：把注意力放在胸部紧紧的感觉，这种感觉越来越强烈，带着这种感觉让我们回到哥哥在你面前的画面，也许是站着也许是蹲着，他现在是什么样的？

音乐选用舒曼（Schumann）的《大提琴曲第五首：作品 102》（*Funf Stucke im Volkston Op.102. Langsam*）。大提琴独奏，缓慢而抒情，大提琴的音色充满了男性的柔情。

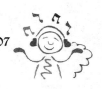

来访者：我想说对不起。

治疗师：为什么想说对不起？

来访者：我有时候不愿意陪他。

治疗师：你觉得你有点忽视他，那他怎么对你说呢？

来访者：他对我笑，他说谢谢。

治疗师：他谢你什么呢？

来访者：谢我一直陪着他，谢我买了台收音机给他，他说他现在已经
　　　　很好了，叫我不要伤心。他安慰我。

治疗师：听到他安慰你，你是什么感觉？

来访者：很释怀。

切入巴赫 (Bach) 的《羊群安全地吃草》(*Sheep may safely graze*) 选
自第 208 号康塔塔（Contata No.208），温馨柔和的行板，充满了生活的温
柔气息。

治疗师：继续往下想，还能想到什么？

来访者：他写了很多日记，想要台照相机，可我还没有买给他，他站
　　　　在很高的地方安慰我。

治疗师：他是在天堂安慰你，说了什么？

来访者：他说他很好，不需要什么了。

治疗师：他这么安慰你，你是什么感觉？

来访者：一种爱的感觉。

治疗师：你能想象这种爱的感觉像什么吗，什么颜色、形状？

来访者：很温暖，很柔和。

治疗师：你身体现在是什么感觉？

来访者：我的身体开始慢慢长大、膨胀，里面充满了光的感觉。

治疗师：能告诉我是什么样的光吗？

来访者：是金黄色的光。

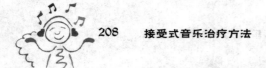

治疗师：仔细体会这种身体充满金黄色光的感觉。

切入：比才（Bizet）的歌剧《卡门》（*Carmen*）的间奏曲。长笛的独奏、明亮的音色让人想到充满阳光的草地和小溪。

治疗师：你身体里充满了金黄色的光是什么感觉？

来访者：身体变得很大，内心很宽阔。

治疗师：心情怎样？

来访者：很宽阔。

治疗师：仔细体会这种身体很大，内心宽阔的美好感觉……深呼吸，
　　　　睁开眼睛。

此时，来访者的 SUD 为 2 分。

第四轮：

进行导入：

治疗师：闭眼，深呼吸……再想象一下，那来自哥哥的爱的金光照在
　　　　你的身上，你的头部、脸部微微地发热了……头部放松了……
　　　　（肌肉渐进放松训练），你的全身都感觉越来越温暖。

引入：格里格（Grieg）的《克拉多之歌》（*Caradle Song*）。音乐宁静而优美，并充满了浓郁的生活气息。

治疗师：带着这种温暖的感觉，我们回到哥哥站在面前的画面……你
　　　　现在想到了什么？

来访者：我也想说谢谢。

治疗师：谢什么？

来访者：哥哥教会我很多东西，从懂事开始，就明白什么是死亡，也
　　　　学会了照顾关心人。我很幸运，我会珍惜幸福。

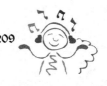

治疗师：非常好，然后呢？

来访者：他在笑（来访者也突然笑了），他说我很聪明。

治疗师：你对他说了什么？

来访者：别单纯地看待生命，每个生命都是有意义的。

治疗师：对，痛苦的生命也是有意义的，他有他的生活，你也有你的
　　　　生活，然后呢？

来访者：这些事情可以结束了，他要去过他的生活了。

　　　　切入：瓦格纳（Wagner）的歌剧《罗林格恩》（Lohengrin）第一幕序曲，
乐队的弦乐在高音区演奏出飘渺而又充满光泽的长音，让人想到天堂祥云
和圣洁的天空。

治疗师：你能想象他和你都要过什么样的生活吗？

来访者：他好像也不要装着很多的怨恨了。

治疗师：他会原谅妈妈吗？

来访者：会，他还会以他的方式去帮助其他人。

治疗师：听了他的话你有什么感觉？

来访者：觉得他很棒。

治疗师：因为他经历了很多痛苦，他真的很棒！

来访者：他说他知道。

治疗师：现在又想到什么？有没有想到其他的东西？有什么念头进入
　　　　你的脑海？

来访者：没有了。

治疗师：他已经消失了吗？

来访者：是的，他回到属于他的地方去了。

音乐停。

治疗师：音乐已经结束了，请你深呼吸，当你感到舒服的时候可以睁

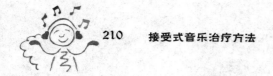

开眼。

来访者：现在感觉很自然、很温暖，感觉我是幸运的。

治疗师：是啊，我们都是健康的，还有什么过不去的呢？那么你现在
　　　　对他的去世还有什么感觉？

来访者：没有什么了。

治疗师：身体的感觉呢？

来访者：没有了。

治疗师：现在你想到什么？

来访者：生命就像学习一样，生命就是这样。

此时，再让来访进行自我评价，其 SUD 仅为 1 分，VOC 为 6 分。

　　我觉得治疗可以在这里结束了。之所以没有继续工作到 SUD 达到 0 分，是因为如果过快地让来访者想到逝去的亲人时完全没有一丝伤感，好像不再想念亲人了，有可能会造成来访者的内疚，这并不符合来访者的心理需要。而让来访者保留一点伤感则是符合她的心理需要的。

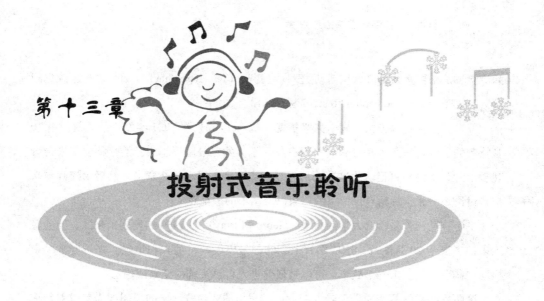

投射式音乐聆听

投射式音乐聆听是指治疗师要求来访者在聆听音乐或某种特别设计的音响时进行自由联想，根据自己对音乐的感受编撰出一个故事来。治疗师根据来访者所讲的故事对其进行分析和诊断。

心理投射

心理投射的方法起源于弗洛伊德的精神分析理论。弗洛伊德在上世纪初提出了一个震动传统经典心理学的理论：他将人的意识状态分为意识和潜意识，认为在人们的意识状态中，意识只是"冰山一角"，而大部分是处于潜意识之中。就像冰山能看到的部分只是海面上的一小部分而已，大部分冰山都在水面以下。对于潜意识的思维活动内容自己是观察不到的，但是它却影响和决定着我们的行为和情绪状态。弗洛伊德认为，之所以形成潜意识是因为人们对自己的很多，特别是与性有关的冲动和渴望是不被道德和文化观念所接受的，所以人们就会把它们压抑到连自己都不能觉察的程度，于是就形成了潜意识。当然，后来的很多心理分析流派学者对潜意识的形成及其功能的理解与弗洛伊德有了很大的不同，但是潜意识这个概念已经被学院派心理学界所接受。

充分重视了潜意识对人的思想、情感和行为产生的巨大影响后，怎样才能了解和理解潜意识的内容和活动就引起了人们浓厚兴趣。在心理测量领域中出现了两个著名的测验方法来探察人的潜意识活动：罗夏克测验（The Rorschach Test）和主题统觉测验（The Thematic Aperception Test，简称 TAT）。

罗夏克测验是瑞士精神病学家罗夏克（Rorschach）在 1921 年发表的。他使用 10 张特制的卡片，每张卡片都由一些没有任何意义的墨迹图形组成。治疗师要求来访者观看卡片，并说出自己认为这些图形看起来像什么，代表什么意义。然后治疗师与来访者讨论每一张卡片给自己留下的印象以及图形的象征意义。

主题统觉测验是哈佛大学的默里（Henry Murray）在 1930 年发展出来的。测验者给来访者展示 20 张图片，这些图片上画的都是模棱两可的人和情景。来访者被要求根据这些图片编撰出一个故事，可以是任何进入自己头脑的意象或想法。

这两种测验的基本原理都是人们会把潜意识的或隐藏起来的思想和需要投射到这些画面中去，而治疗师可以通过来访者讲述的故事来了解他们内心深处的想法和潜意识中的活动内容。例如有一个心理学家拿着罗夏克测验的卡片到修道院里给一个修女看，这位修女看后勃然大怒，说："你怎么可以把这么淫秽不堪的画片拿到我们这个清净圣洁的地方来！"

对于这种测验的有效性（效度和信度）心理学界有很多争论。特别是对罗夏克测验的信度和效度的批评更大一些，而 TAT 测验的信度和效度则好一些。不管怎么说，这两种心理投射的测验方法依旧被很多人使用着。还有一些其他心理投射式的测验方法，例如要求来访者绘画、给句子填空（例如：我经常希望_____；我的妈妈_____；每当遇到_____我就会放弃），等等。实际上任何一种使用某种刺激来引起来访者做出个性化反应的方法都可以被称为投射测验。

投射式音乐聆听

通过聆听音乐的方式进行的投射式测验有多种形式。我在美国天普大学学习的时候，老师在课堂里播放了一组日常生活里常见声音的录音，例如走路的声音、玻璃杯打碎了的声音、一男一女说话的声音、关门的声音、小孩哭泣的声音……然后让大家根据这些声音编故事。

美国音乐治疗家克罗克（Crocker）创立了一个针对儿童的心理治疗方法，称之为

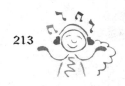

"投射式即兴演奏"，治疗师在钢琴上即兴演奏，以引发儿童投射性的故事、语言和讨论。他的方法可以分为四个步骤：

1. 首先在钢琴上呈现各种不同的和弦，以引发儿童的联想。
2. 治疗师根据儿童的联想即兴演奏钢琴，而儿童则根据治疗师的音乐演奏继续编故事。
3. 治疗师根据儿童所讲的故事或故事中的某些有意义的话确定标题，并根据这个标题进行即兴演奏。
4. 治疗师帮助儿童编写一首有关自己家庭成员的歌曲。

其实严格地说，音乐引导想象、歌曲讨论等常见的音乐治疗方法都是以音乐作为刺激来引发来访者内心思想和情感的方法，都与心理投射有关。而以心理投射作为聆听音乐的焦点，我们则称之为"音乐故事"。下面是我使用音乐故事的方法的一个案例：

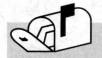

案　例

有一对年轻夫妇带着自己 8 岁的儿子来就诊。他们先让孩子在外屋等候，然后非常焦虑地告诉我：孩子不知道出现了什么心理问题，最近一段时间在父母面前表现得很正常，但是实际上情绪很低落，会一个人偷偷地哭。甚至有一天一个邻居告诉他们，孩子在邻居家玩的时候竟然说，活着没有意思，想死。他们问孩子发生了什么，为什么不想活。孩子就是不说。夫妇俩非常担心，不知道孩子发生了什么，是不是心理出了毛病，希望治疗师帮他们解开这个谜。

我让夫妇俩到外屋去等候，请孩子进来。这是一个非常聪明可爱的小男孩，但是我问他为什么不高兴，为什么觉得活着没意思，他的生活中有没有发生什么不愉快的事情，这孩子一概不回答，总是说：没什么，都挺好的。

我决定使用音乐投射的方法来了解孩子的内心究竟发生了什么。我说:"小朋友,你会不会讲故事呀？"孩子立即说:"当然会啦。"我说:"好,待会儿我给你放上一段音乐,然后我开一个头,你就开始编故事好不好？"孩子很开心地答应了。

我让他做了简单的深呼吸和放松,然后开始放音乐。使用的音乐是科普兰(Copland)《阿帕拉契亚之春》(*Appalachian Springs*)选段。从平静的引子开始,音乐的发展充满了童趣和变化起伏,时而宁静优美,时而紧张不安。

我先设定了一个场景:"有一天早上,你走在一条森林里的小路上。你要去森林的深处探险了。好,下面该你了。"

孩子兴致勃勃地讲起了他的故事:"我走在小路上,路两边有很多果树,树上结着苹果、桃、梨。好多可爱的小动物都来采果子吃,有小松鼠、梅花鹿、还有可爱的小熊……它们都是好朋友。吃饱了之后大家就开始跳舞啦,我也参加了他们的舞蹈,很开心……"

音乐开始变得紧张了。

"突然间,这些小动物都跑了。原来来了一只大灰狼。我赶快跑,大灰狼追过来了。我使劲地跑呀跑呀,看到前面有一个木屋,我赶快跑进去,原来爸爸在里面。我对爸爸说:快救我,大灰狼在追我。爸爸出去,三下五除二把大灰狼打死了。"孩子显然为爸爸感到骄傲。

音乐平静下来,孩子准备要结束他的故事了。但是这时候音乐再次紧张起来。我鼓励孩子继续讲下去,可孩子似乎是在应付我:

"又来了一只大灰狼,爸爸又去把它打死了。"然而音乐在继续,孩子不得不继续讲下去:"现在来了好几只大灰狼,爸爸受伤了,打不过了,只好回到屋里来。我们使劲地把门关上,不让大灰狼进来。可是大灰狼要从后门冲进来了,我和爸爸使劲顶着门,不让大灰狼进来……哎呀,我们要顶不住了,怎么办呀……"孩子显得很绝望,快要哭出来了。

　　音乐平静下来了。孩子松了一口气，说："解放军叔叔来了，把大灰狼都打死了。"孩子为他的故事终于有了一个好的结局而感到高兴。我问孩子："屋里只有爸爸，那妈妈呢？"孩子不加思索地说："妈妈已经死了。"

　　这时候我心里已经明白了八九不离十。我让孩子出去，让妈妈进来。我把孩子的故事告诉了这位年轻的母亲，然后试探着问她，你认为孩子的故事是什么意思？她沉默了一会儿，很为难地说："我以为孩子还小，不懂事。没想到他什么都懂了。"母亲告诉我，她与丈夫的关系不是很好，在外面有一个男朋友。有时候她与男朋友出去玩的时候会带着孩子。她以为孩子什么都不懂，没想到孩子的内心是如此的敏感，已经感到了家庭面临着破裂。我对这位母亲说："你们的婚姻生活我不便多说，但是希望你们能够理解孩子的感受。你们的婚姻是双方选择的结果，但是对孩子来说却是他来到这个世界的前提，所以爸爸妈妈就是他的天和地。如果爸爸妈妈离婚了，对孩子来说就是天塌地陷的灾难。"接下来我也跟孩子的父亲表达了同样的意思，希望他们能够慎重对待婚姻和家庭。

注意事项

1. 因为儿童非常喜欢编故事的游戏，所以音乐故事的方法在儿童人群中使用效果很好。如果在成年人群中使用则要注意避免让对方感觉治疗师把他们当小孩子对待。这会让他们有被冒犯的感觉，从而破坏治疗关系。

2. 使用的音乐要注意选择故事描绘性强、变化丰富，既有抒情美好，也有紧张激动和忧伤痛苦的不同段落。一般来说，变奏曲式的作品可能比较适合，也可以考虑从各种芭蕾舞剧音乐中选择不同的片段，重新组合成一段用于投射式音乐聆听技术的专用音乐。

3. 正如我们在有关非指导性音乐想象章节中所强调的一样，对于来访者所讲的故事含义的解释和分析应该慎重，不可强加于人。同时，一定要与对方讨论。如

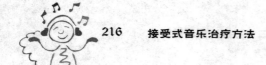

果对方对治疗师的解释和分析不能认可，治疗师就应该放弃自己的想法。最后的解释权永远在来访者自己。要记住，来访者比治疗师更了解他自己。

4. 常常有些治疗师满足于对来访者的问题进行剖析，以显示自己的学识和洞察力。他们的治疗常常止步于为来访者指出问题所在，而不能进一步地解决问题。他们会对来访者说："我已经把问题都告诉你了，你应该知道怎么做了。"有时候来访者不明白自己的问题比明白更好一些，因为这是一种心理防御机制，具有自我保护的功能。如果只是挖掘出他们的问题而不知道如何解决问题，无异于一名外科医生用刀子把病人的肚子打开，却不知道后面应当怎么办。如果治疗师不知道如何处理和解决问题，就不要去分析和挖掘问题。

5. 如果在投射性的讲述内容里出现了与性有关的隐喻，治疗师是否拿出来与来访者讨论，是一个需要特别考虑的事情。通常我主张在治疗关系建立的初期最好避免这样做。因为这时候来访者还不能信任治疗师，如果过早地涉及和揭示与性有关的内容可能会让他有一种被人扒光了衣服的感觉。记得几年前一位大学心理咨询老师转介给我一位年轻的女大学生。她前不久刚刚自杀未遂，情绪非常低落。因为前两次咨询进行得都很顺利，这位心理咨询老师很不理解为什么她会这么做。当我阅读了他们的咨询记录后马上就意识到了问题出在哪里：在第二次咨询中她们就已经讨论了有关这个女学生的手淫习惯的问题。而在原来约定好的第三次咨询的当天，这个女学生就自杀了，幸好她被人及时地救了下来。

6. 对于采用投射式音乐聆听的来访者要有所选择。对有精神分裂症状和幻觉症状的人不要使用这个方法，因为他们有可能无法分清楚想象与现实之间的区别，而造成新的问题。

第十四章

音乐生物反馈技术

现代医学和心理学的研究都证明人的生理与心理具有极其紧密的联系。格林等人（Green et al., 1970）指出：这种心理与生理的定律就是，任何生理状态的变化都会引起心理状态的变化；反之，任何心理状态的变化都会引起生理状态的变化。近几十年心理学的发展也让医学观念发生了很大的变化，医学家们注意到人的心理和情绪对几乎所有疾病的医学疗效都有着巨大影响，医疗模式从生物医学模式转化到生物—社会—心理医学模式，即把病人作为一个整体的人来看待，而不是只把病人当作机器来看待。

大量的研究都已经证明了，很多生理的疾病都与人的心理和情绪有关，特别是与紧张焦虑的心理情绪状态有关。例如高血压、心脏病、胃溃疡、十二指肠溃疡、糖尿病、哮喘、偏头痛、神经性皮炎、荨麻疹、癌症等，都与长期的紧张焦虑有着密切的关系。这种由于心理因素引发的生理疾病，被称为"心身疾病"。

紧张焦虑是人的一种适应性本能反应，对于人类生存有着重要的意义。当一个人遇到了可能对生命造成威胁的情境或刺激时，人的生理会立刻发生一系列的反应，例如心跳加速、血压升高、呼吸急促、皮肤温度降低、汗腺分泌增加、肠胃系统活动抑制、瞳孔缩小、肌肉电位水平升高等。这种现象被称为"生理唤醒水平升高"，也被称为"战斗—逃跑反应"（fight-flight response）。因为当人遇到危险情况的时候，需要紧急动员大量生理机能，或者搏斗，或者逃跑。这是生存的最基本反应。当处在这种高生理唤醒水平的时候，人的机体会消耗大量的生理能量。当危险情况过去之后，

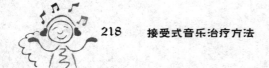

人的机体就会恢复到比较平静放松的状态，以节省生理能量，维持正常的生活状态。这样的反应不是由人的意识所控制的，而是一种植物神经的自动反应。

在生活环境中，特别是现代都市环境中，能够引发人们紧张反应的刺激源无处不在，例如工作学习压力、经济压力、人际关系压力、噪音和空气污染、交通阻塞，以及婚丧嫁娶、买房买车、子女教育、家庭矛盾、升职搬迁……都会让人处于不知不觉的压力之下，处于自己可能没有察觉的高生理唤醒水平中。这种状态如果持续时间过长，就会出现生理和精神能量的耗竭，进而出现心身疾病。

人的大脑是通过一个非常精致的神经网络来接受和处理信息的。这个神经网络包括中枢神经系统和周围神经系统。中枢神经系统是由脊髓和大脑组成，它接受从周围神经系统传输进来的信号并进行加工，然后通过周围神经系统发出反应的指令。周围神经系统分为自主神经系统和躯体神经系统。自主神经系统支配和监视着身体的非随意功能，例如心跳、血压、呼吸、汗腺分泌等；而躯体神经系统则支配和监视着随意的身体功能，例如四肢的有意识运动。

自主神经系统的传出神经又由交感神经系统和副交感神经系统构成。交感神经系统的激活可以导致身体的生理唤醒功能，使人处于兴奋或紧张状态。副交感神经系统则相反，能使人平静下来。音乐让人感到放松的原理也是在于它激活了副交感神经系统。

另外，身体的内分泌系统也会对紧张刺激发生反应，它负责根据外部环境或者内部的情况释放兴奋性或抑制性的化学物质。中枢神经系统和内分泌系统都是受到一个位于大脑内部的器官——下丘脑——的调节和控制。下丘脑管理着身体内部的大部分功能，例如血液循环、体温、器官功能和新陈代谢等。

内分泌系统可分泌多种激素，其中儿茶酚胺和皮质类固醇两类激素对紧张刺激有重要的调节作用。儿茶酚胺包含了肾上腺素和去甲肾上腺素，这些生物化学物质释放后可造成心率加快、血管收缩以及肠胃功能活动降低等。

当机体受到刺激时，腺垂体就会分泌促肾上腺皮质激素，促肾上腺皮质激素作用在肾上腺皮质上，使皮质类固醇（即肾上腺皮质激素）适当分泌。紧张情绪可以提高皮质类固醇的水平，增加机体对有害刺激的耐受力。

当机体受到创伤、失血、感染、中毒、缺氧、剧烈的环境温度变化以及精神紧张

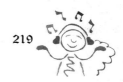

等意外刺激时，将立即引起促肾上腺皮质激素和糖皮质激素增多，这一反应称为应激反应。引起这两种激素分泌增多的上述刺激被称为应激刺激。通过应激反应，可增强机体对有害刺激的抵抗能力，对维持生存有重要作用。

紧张引起的应激反应可以分为三个阶段：警戒期、持续期和耗竭期。

在应激反应的警戒期，腺垂体分泌出促肾上腺皮质激素，激活肾上腺皮质分泌出更多的糖皮质激素，这时候糖皮质激素的水平会很高。在应激反应的持续期，大部分在第一阶段的生理活动都已经停止。在应激反应的第三阶段耗竭期，腺垂体和肾上腺皮质的分泌物质基本排出体外，身体处于没有保护的状态，导致严重的生理耗竭甚至死亡。从生理角度上讲，导致这个症状的关键是免疫系统的无效。在这种极端的情况下，淋巴活动能力降低，发炎感染和肿瘤的发生的机会增加，甚至出现淋巴组织的萎缩和衰退（Asterita，1985）。

当一个紧张源持续时间过久，交感神经系统和内分泌系统工作持续时间过久，使自主神经系统保持着高唤醒的状态。由于肾上腺素和去甲肾上腺素的作用，动脉长期保持着一种持续的收缩状态，使心脏处于高负荷水平。紧张持续的时间越长，对身体伤害的程度就越严重。这种对心脏的长期压力会造成心肌肥大、心脏功能下降，最终导致心脏病发作。此外，其他重要的身体器官也会直接或间接地受到影响，例如肾脏疾病和脑卒中等。

情绪和心理因素与我们应对紧张的方式密切相关。弗恩（Suinn，1970）指出，所谓心身疾病的症状就是身体对紧张和情绪造成的结果。他列举了一些典型的心身反应造成的疾病：

◆ 皮肤反应：神经性皮炎；

◆ 骨骼肌反应：关节炎，背痛，抽筋；

◆ 呼吸系统反应：哮喘，花粉热，鼻窦炎；

◆ 心血管反应：高血压，偏头痛，心绞痛；

◆ 血液和淋巴反应：心因性大出血；

◆ 肠胃系统反应：溃疡和便秘；

◆ 泌尿生殖反应：月经失调；

◆ 内分泌反应：肥胖，甲状腺机能减退；

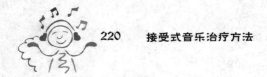

◆ 神经系统反应：无力；

◆ 感觉器官反应：眩晕。

　　另外也会产生很多行为层面上的问题，例如焦躁不安、睡眠障碍、多动、攻击性行为、酗酒和其他物质滥用、疑病行为、焦虑、恐惧症行为、噩梦、注意力不集中、记忆力衰退、家庭暴力、自杀和早期精神病症状的行为等。科恩（Cohen）等人还指出了一种被称为后效应的现象。后效应是指在面对紧张源时的某些心理反应的延迟出现。例如在 2008 年四川汶川地震之后的一年多时间里，相继出现了一些在灾难来临的时候表现得非常坚强的干部自杀的情况。科恩（Cohen）指出：越是努力地抵抗紧张源，出现后效应的可能性就越高。后效应还包括认知能力降低、承受挫折的能力下降、攻击性、无助感、对他人不关心、社会性的退缩，等等。尽管一些人成功地应对了压力刺激源，但后效应出现的可能性还是很大的。如果压力刺激源持续地存在，或者出现多重的压力刺激，大脑中的儿茶酚胺水平一定会大大减少。动物实验的结果表明，长期暴露在压力下会造成动物的死亡。

　　以上的描述都在试图说明一个问题：外部的压力和紧张刺激会引起机体的一系列生理、生化、神经和行为情绪的改变。这些改变都是自主神经不随意的反应，是人的主观意志不能控制的反应。

生物反馈技术

　　我们知道，机体对压力和紧张刺激的反应属于自主神经系统的不自主反应，人的意识对它是无能为力的。我们也知道这种机体的不自主反应会导致严重的生理和心理后果。为解决这一问题，在 20 世纪 70 年代，科学家根据操作性条件反射的原理，创造出了利用生理仪器来控制自律神经活动的方法，这种方法被称为"生物反馈技术"。维克拉马塞克拉（Wickramasekera，1976）是这样解释生物反馈的原理的：

◆ 持续精确地观测生理变化的反应；

◆ 立即将生理反应反馈给变化的主体；

◆ 产生反应改变的动力。

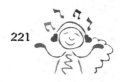

上面所说的"动力"用行为主义心理学的观念来说就是积极的强化。生物反馈技术是让来访者通过看或听来观察自己的生理指标的变化，而生理仪器能够显示出人的生理活动的极其细微的变化数值。来访者通过观察这些精细的生理指标的变化逐渐学习控制自己的生理变化，最终达到消除紧张焦虑、促进放松的目的。来访者一旦做出一个正确的放松反应，其放松的程度之微小还远远不能为自己的大脑所意识到，而生理仪器则可以很快地通过视觉或听觉的形式把这种积极的信息反馈给来访者，由于这种放松反应是来访者所期望的，所以这些视觉或听觉的信号就起到了强化物的奖励作用。例如一个人希望降低自己的血压，而生物反馈仪器同时出现降低的声音信号，告诉他他的情况是在朝一个正确的方向变化着。因此，与传统的操作性条件反射不同的是，生物反馈技术提供同步、连续和精确的强化，而传统的操作性强化则是不连续的、延迟的和间断的。

生物反馈技术使用电子仪器来观察我们所感觉不到的心理生理变化过程。来访者首先通过精密的电子仪器来获得关于自身生理唤醒水平的信息，然后通过不断变化的信息来学习如何改变自己的内部生理过程。这些生理仪器通过电极来获得生理的信号，然后传输到仪器里进行放大，并转化成数据，再以视觉图像或声音信号的形式反馈给来访者。例如，如果肌肉电位是我们监视的生理活动目标，那么较高的紧张度就会产生较高频率音高的声音信号，反之较低的紧张度就会产生较低频率的声音信号。

阿斯特（Astor，1977）提出生物反馈的三个主要目的是：觉察、控制和转移。例如，如果一个人想要缓解肌肉的紧张，他必须首先意识到与之伴随的焦虑、紧张和精神状态。这实际上说明了在放松的过程中大脑的边缘系统扮演的角色。这个过程是这样的：

◆ 病人体验到紧张。

◆ 生物反馈仪器通过放大和转化的信号告诉病人自己紧张的程度和部位。

◆ 在不断地接收到有关自己生理紧张水平的信号的同时，病人通过头脑和身体内部的操控来控制内部功能，例如心跳、血压、肌肉紧张度以及皮肤电位等。

◆ 当期望的状态达到后，生物反馈过程结束。

◆ 病情得到缓解，并恢复精神和躯体的内稳态。

在过去很多无意识的和不自主的内部过程的信息都是直接传输到下丘脑，而生物反馈技术把这些过程的信息输送到大脑皮层。这个生物控制的回路的建立意味着在意识和潜意识的、自主和不自主以及有意识的自主管理的鸿沟上架起了桥梁（Green and Green，1983）。来访者通过生物反馈仪器和治疗师的帮助，学习控制自己的自律神经系统的功能和反应，最终控制自己的紧张反应，从而达到或恢复机体内部的内稳态。这个过程需要不断的练习，直到最后脱离生物仪器的帮助依然能够保持这种对内部的控制能力。在这个学习过程中，来访者会寻找最适合自己的放松方法，例如想象、呼吸、深度肌肉放松等，并把这些方法带到自己的日常生活中去。

生物反馈仪器所提供的生理指标最常见的是皮肤电流、皮肤温度、脑电波、血压以及肌肉电位等。至于选择哪种生理指标主要取决于病症的特点。

皮肤电流反应

皮肤电流反应（galvanic skin response，简称 GSR）通常通过测量手掌或手指的电阻值来作为生理唤醒水平的指标。皮肤电流反应是机体汗腺活动的反应，而汗腺活动对于机体的生物唤醒水平非常敏感。当人平静的时候，汗腺分泌就较少，因而皮肤表面就比较干燥，所以皮肤的电阻值就会比较高。而当人紧张的时候，汗腺分泌就会增加（我们常常看到人紧张的时候大汗淋漓），这时候皮肤表面就会比较湿润，导电性能就会增强，所以皮肤电阻值就会降低。当人平静的时候，电阻值升高，生物仪器发出的声音降低，最终目的是让仪器的声音消失，从而降低边缘系统的活动水平。皮电反应显示机体的整体放松程度。

热量反馈

热量反馈（thermal biofeedback）是指皮肤表面的温度，与皮肤电流反应非常相似。很多人都发现，简单地通过意念就可以控制皮肤的温度，特别是手部皮肤的温度。温暖的手通常显示出一个人处于放松状态，相反手部冰冷意味着人比较紧张，因为交感神经系统的作用，血管在紧张的时候会收缩，导致皮肤表面温度下降。

通常普通人很难察觉自己手掌温度小于 1.5℃ 的变化，但是生理仪器可以测量到 0.0005℃ 的变化，并把这种变化以声音或视觉的方式传达给人们，使人对温度的敏感

度提高上百倍。很多研究报告了成功地使用皮肤温度变化作为对偏头疼的生物反馈训练，但是一些学者对这些报告还持怀疑的态度。尽管如此，皮肤温度作为生物反馈的生理指标还是被普遍使用。

脑电图生物反馈

　　脑电图生物反馈（electroencephalographic biofeedback，简称 EEG）也可以称做脑波训练，是一种学习引发进而控制大脑特定区域的脑细胞兴奋的方法。脑波的频率可以分为如下四类：

◆ β 波：每秒钟 14 ～ 30 赫兹，高度活跃状态。

◆ α 波：每秒 8 ～ 13 赫兹，觉醒但是放松的状态。

◆ θ 波：每秒 4 ～ 7 赫兹，浅睡眠状态。

◆ δ 波：每秒 0.5 ～ 3 赫兹，深度睡眠状态。

　　除了测量脑电波的频率之外，还需要对脑波的强度或幅度进行测量。脑波是数百万脑细胞不同步放电的结果，整体的脑电波是建立在细胞放电的数量和强度基础上的。因此当一个人从事一项精神高度集中的活动时候，例如在演奏一段高难度的钢琴作品的时候，众多的脑细胞被激活，脑电波表现为较高的频率和较低的幅度。脑电波的频率范围在 1 ～ 40 赫兹之间，而强度范围在 2 ～ 200 微伏之间。库尔曼和卡普兰（Kuhlman & Kaplan，1983）解释了脑电波活动与行为的一般性联系。此外，生物反馈训练是一个有效地控制和改变脑电图的形态的方法，但是脑电图的活动极为复杂，所以到目前为止我们对行为与脑电图的关系还是不太清楚。

　　我们通过脑电仪所检测到的脑电波仅仅是从人的头皮上记录到的信号，它只是浮出水面的冰山一角，而且脑电图的个体差异是很大的。在生物反馈的应用中 α 状态的训练是最常见的。α 状态是指人在闭上眼睛之后的放松觉醒状态的、被动注意的和精神放松的状态，这种状态与成功地进入冥想、瑜伽的状态是相似的。有些研究报告说，被试进入 α 状态之后是进入了一种没有视觉联想的放松状态，长时间在 α 状态中是一种非常愉悦的体验，而且这个状态与疼痛、焦虑、抑郁、紧张状态都是不能同时并存的。脑电图生物反馈在临床上最常见的应用就是用于放松训练、慢性头痛或

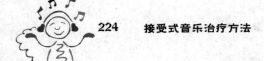

其他慢性疼痛的治疗、失眠或恐惧以及癫痫的治疗。一些研究显示，脑电图生物反馈对癫痫发作的治疗有很好的效果（Scartelli，1989）。

肌肉电位生物反馈

在生物反馈技术的临床应用和研究中，使用最多的就是肌肉电位（electromyography，简称 EMG）的生物反馈。肌肉电位生物反馈仪为来访者和治疗师提供了即时的、人所不能感觉到的细微肌肉运动的信息。具体来讲就是它可以监视肌肉，特别是横纹肌（骨骼肌）组织的运动。即使在放松的状态下，大部分骨骼肌都会产生大约 3 ~ 6 微伏的电信号。当骨骼肌肉组织纤维接收到了神经纤维传导的电信号之后，就会产生收缩，引起整体肌肉群的收缩运动，从而拉动骨骼的运动，这时候肌肉电位就会急剧地升高。肌肉电位生物反馈是所有生物反馈中应用最普遍的一项技术，经常在那些肌肉张力过高或过低的病人身上使用。

当机体要开始运动的时候，大脑就会通过运动神经的传输向外周的骨骼肌发出电信号，电信号非常短促，肌纤维接到电信号的刺激就会立刻发生收缩。而当刺激消失后，肌肉组织就会完全放松，直到接收到下一个电信号。肌肉组织由数目不等的运动单位构成，运动单位的紧张和放松就引起了身体的运动。一个拇指的可观察到的细小运动至少需要 2 ~ 3 个运动单位的肌肉组织的紧张收缩来完成。

机体骨骼肌的功能都是对称的，一部分肌肉负责向一侧拉动骨骼，而另一部分肌肉则负责向相反的方向拉动骨骼，这样身体就可以自如地向不同方向运动。例如当上臂的肱二头肌紧张收缩，而肱三头肌放松的时候，人的胳膊就可以弯曲；而当肱二头肌放松，肱三头肌紧张收缩的时候，人的胳膊就可以伸直。但是当机体处于紧张状态的时候，全身的骨骼肌都会不同程度地产生"同情性的收缩"。在严重紧张的情况下，两侧的肌肉组织同时收缩（即同时向两个方向用力），就会产生身体发抖的现象，并使肢体的运动产生困难。

至于哪个部位是测量全身紧张水平的最佳位置，有很多不同的研究结果。有研究指出，颈部肌肉可以比较好地反映全身的肌肉紧张水平，另外手掌、胳膊、大腿、额头都是对全身的肌肉紧张水平比较敏感的部位。在实践中，很多人喜欢把电极放置在额头部位。当然，由于每个人的反应模式会有一定的差别，理想的电极部位应该因人

而异。

巴斯马吉安（Basmajian，1974）介绍了肌肉电位生物反馈技术的基本工作方法：将电极安放在预先选定的肌肉部位上，治疗师给予一般性的指令，要求被试收缩这个特定部位的肌肉，同时可以听到肌肉电位仪器发出的反应信号。很快被试就会适应这种新的自我感受方式——根据仪器的信号来感受自己的肌肉动作。这种联系可以用来学习对大到全身的肌肉，小到某一个单独的运动单位的控制。巴斯马吉安就成功地训练了16名病人控制自己右手的拇指短肌随意独立运动的功能。

通过肌肉电位生物反馈训练，首先可以观察到肌肉的非常微小的变化，然后发展控制这些肌肉的能力。因为这些控制都不是在有意识的控制范围之内，所以需要发展出通过头脑操控来控制肌肉电位的反应。这种头脑操控的方式因人而异，在来访者学习操控肌肉电位生物反馈反应的过程中，他们不断有意识地尝试自己有效的头脑中的意象、想法等，来实现肌肉电位的变化反应。首先来访者需要意识到自我的身体感觉和面部感觉、肌肉电位信号起伏以及这些信号与自己身体变化的关系，记住当自己达到希望的状态的时候是一种什么样的感觉，然后通过想象来重新引发这种希望的状态。最后，来访者还要学习在训练过程中排除那些不断侵入大脑的、来自意识层面的思维的干扰，

肌肉电位生物反馈可以训练如何控制和使用肌肉，也可以训练如何放松肌肉。通常使用肌肉电位来进行放松训练的步骤如下：

◆ 向来访者解释生物反馈的原理和技术、可能的结果及用处。

◆ 安置电极，然后让来访者自由地尝试肌电的变化反应，让他有意识地尝试通过肌肉的动作控制肌电反应的上升和降低，从而建立起对自己的肌肉活动与肌电反应之间关系的意识。这时候治疗师可以提供一些促进放松的指导语，例如呼吸和想象方面的治疗语。

◆ 开始生物反馈训练。肌肉电位仪器提供指示来访者的生理水平的信号。每次训练时间应该不超过 15 ～ 30 分钟。当来访者能够越来越有效地控制自己的肌肉活动的时候，治疗师鼓励和帮助他意识到自己在放松的过程中都使用了哪些肌肉感觉、想法或意象来帮助自己达到期望的状态。

◆ 当希望的状态得到持续的稳定之后，逐渐撤除生物反馈仪器。在这一阶段，治

疗师持续强调前面使用过的身体和内心的放松方法和策略。

◆ 当来访者表现出能够有意识地控制自己的肌肉后，结束治疗。

音乐生物反馈

我们都知道，音乐可以明显地促进人的放松。大量研究都证实了人在听音乐的时候会有血压降低、心率减缓、呼吸减缓、皮温升高、皮肤电阻升高、血管容积增加、肾上腺素水平下降、肌肉电位下降等一系列生理变化，而这些变化都是肌体放松的生理指标。因此，将生物反馈技术与音乐结合起来是一个自然的选择。

在大部分的生物反馈设备中，声音的反馈信号通常是"咔嗒"声或电子生成的单音。但是随着时间的延长，这些声音可能会显得单调，甚至烦人。"咔嗒"声实际上就成为了一种形式的惩罚（当来访者不够放松的时候，"咔嗒"这种令人厌恶的声音就会出现）。而在行为主义的原则中，只有在积极的奖励机制归于失败的情况下才可以使用惩罚的机制。因此，早期的音乐生物反馈实践是把音乐作为奖励来使用的，也就是说，每当来访者达到了希望的放松水平的时候，音乐的声音就会开始呈现，实际上就是用音乐取代了原来作为奖励的无声，这样也避免了原来训练中的枯燥感，并增加了训练的动机性。

把音乐作为生物反馈中的奖励机制来使用的一个例子是乌尔夫（Wolfe，1980）对脑瘫儿童进行头部姿态矫正的研究。脑瘫儿童由于一侧肌肉紧张而不能保持头部直立的姿态，头总是偏向一边。乌尔夫使用了一种类似天平的设备，当患儿的头部偏斜程度小于一个事先设定的范围时，就开始播放音乐；而患儿的头部偏斜程度大于这个预设的范围时就停止播放音乐。这是一种纯粹的行为主义的治疗策略。这个研究取得了很好的效果。

在一个缓解紧张性头痛的音乐生物反馈个案研究中，爱泼斯坦特（Epsstein，Hersen & Hemphill，1974）使用音乐作为即时强化物。结果显示，患者前额部的肌电水平明显下降，但是使用音乐的生物反馈与不使用音乐标准的生物反馈这两种方法在肌电水平上并无明显差别。但患者报告说，音乐信号停止后自己的头痛感增强了。一个很重要的问题是，在使用音乐作为放松的奖励信号时，一定要特别注意到来访者对

音乐的爱好、欣赏习惯和文化背景。

　　另一个把音乐与生物反馈技术结合起来的形式是把音乐作为一种促进放松训练的背景音乐来使用。这种方法在临床上使用起来相对比较容易。

　　斯卡特里（Scartelli, 1982）使用了平静的流行器乐曲来辅助痉挛性脑瘫青少年进行放松训练。在经过 5 周的训练之后，相比使用传统的生物反馈训练的对照组，伴有音乐的生物反馈组的小臂肌肉紧张水平平均降低了 65%，而没有音乐背景的生物反馈组则降低了 32.5%。另外有音乐组比无音乐组的病人持续地报告了更多的积极情绪。

　　斯卡特里（1984）后来又设计了一个类似的实验，但是增加了一个不附加生物反馈的纯音乐组的对照，即有音乐的生物反馈组、无音乐的生物反馈组和无生物反馈的音乐组。该实验对伴有紧张的正常成年人进行实验，生理指标为前额肌电水平，使用了古典器乐曲。实验结果表明，有音乐的生物反馈组肌肉电位降低最为明显（$p < 0.001$），无生物反馈的纯音乐组次之（$p < 0.01$），无音乐的生物反馈组肌电水平虽然有所降低，但是没有达到统计学的显著性水平。研究者指出，这个实验并不能说明传统的生物反馈技术没有效果，而是说明在一个特定时间的训练中，有音乐的生物反馈的效果会更好。

　　这两个例子都是在进行生物反馈的放松训练的时候增加了音乐，这时候音乐的角色是作为背景或周围的声音环境来增强生物反馈放松训练的效果。但是这时出现了一个令来访者感到困惑的情况：他们不知道自己的注意力应该集中在音乐上还是集中在生物反馈仪发出的信号上。有些人选择基本上听音乐，偶尔检查一下生物反馈仪的信号；而其他人则相反，选择主要是注意聆听生物反馈仪发出的声音，把音乐作为环境的背景来接受。两种情况从实验数据来看同样有效，但是考虑到这时候人的心理能量必须同时面对两个不同的听觉刺激信号，可能会造成一定程度的紧张，于是斯卡特里（1986）又进行了新的实验：对比音乐与仪器的信号刺激同时呈现与两种信号刺激前后轮番呈现的区别。实验依然是使用正常成年人作为被试。结果显示，三种方式均能够有效减少前额部位的肌电水平。所有被试一致表示喜欢音乐和仪器信号轮流呈现的方式，这种方式使他们感到非常舒服并感到满意的放松。另外，研究还显示了音乐可以在去除生物反馈仪后仍然起到放松信号的作用，成为保持放松的刺激物。这一点恰恰弥补了生物反馈技术的最大弱点：来访者在生物反馈训练结束后，由于没有生物仪器

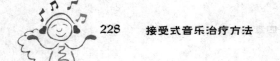

的帮助，疗效会随着时间逐渐消退。音乐可以作为放松信号帮助来访者在没有生物仪器的情况下保持放松的能力。

音乐为什么能够增强生物反馈的效果？有一些不同的可能性：最可能的就是音乐伴有愉悦的体验，因此具有积极强化的性质。另外音乐还可以掩盖环境中的噪音，这些噪音可能成为使来访者注意力不能集中在放松感受上的因素。很有意思的是，有时候环境的噪音来自来访者的身体，例如肠胃的鸣音、打嗝等。这些声音会让来访者感到难堪，试图压抑从而导致紧张。

一般来说，使用音乐来代替生物反馈中的听觉反馈信号或无声状态是一个让人感到舒服的选择，而无声本身就可能造成紧张。另外，我们生活在一个充满了"噪音轰炸"的世界里，而我们已经对这一切习以为常，变得充耳不闻，但是这些侵入性的信号对我们的放松状态造成巨大的干扰。音乐不但可以掩盖这些噪音信号，而且可以在头脑中引发很多美好的联想，进一步促发精神和身体的放松反应。大多数人恰恰都是使用美好的意象来引发放松体验的。

从神经功能的层面来讲，我们可以利用一系列现代科学研究成果来推断为什么音乐可以促进和保持人的放松状态，并能够阻拦那些侵入性的、引起紧张的思维活动。现代科学已经证明了人的优势大脑半球（通常是左脑）直接负责信息的逻辑分析功能，而非优势半球（通常是右脑）则负责处理来自身体的信息。同时非优势半球也是对音乐发生反应的器官。布兹恩斯基（Budzynski，1981）指出：降低批评的、分析的、逻辑的和线性的思维活动会降低躯体的唤醒。而这些思维活动都是在左脑的优势半球中进行的。他还无可争辩地证明了非优势半球控制着人的主要躯体功能。另一位科学家帕特森（Patterson，1977）推断，非优势半球的激活可以"阻止"优势半球的活动，导致一种更有效的放松反应。根据这些发现，我们可以推断出一个结论，音乐可以用来遏制优势半球的某些功能，促成头脑与身体之间的更积极有效的沟通交流，促进有意识的放松状态（Scartelli，1989）。他还进一步提出，在放松训练中，器乐曲要比歌曲更加有效，因为歌曲的歌词会导致优势半球的活动（语言正是由优势半球负责的）。因此放松音乐应该回避歌词。

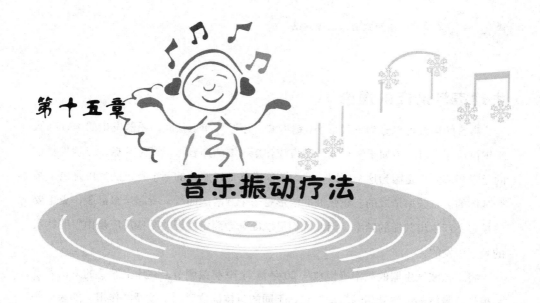

第十五章

音乐振动疗法

音乐振动疗法有不同的做法，其共同的特点是利用音乐的振动频率直接作用于人体而达到某种治疗目的。无论国外还是国内，都有很多人在开发各种各样的音乐振动疗法设备，并且有一些研究支持这种方法的临床疗效，本书只介绍国外的生理声学治疗、振动听觉治疗以及中国的音乐电疗三种。

生理声学治疗

生理声学治疗是使用 27 ～ 113 赫兹的低频正弦波纯音来达到治疗的目标。研究报告指出，这种频率的声波可以减少紧张焦虑和生理唤醒水平、促进机体放松、促进睡眠和缓解疼痛。生理声学治疗过程通常持续 20 分钟。来访者躺在一张特别设计的床上，床的下面装有一组（通常是 4 个）扩音器，来访者实际上是躺在一组扩音器上面。预先选择好频率的声音通过扩音器和音响播放出来。扩音器播放的声音不仅仅被来访者的耳朵听到，而且还被身体感受到。这种低频率的声音与其说是耳朵听到的，不如说是身体感受到的，而且不同的频率是在不同的身体部位感受到的，并在这些身体部位产生明显的放松效果。治疗师可以根据不同的情况和治疗目标来选择不同频率的声音。临床观察到很多来访者在治疗的过程中进入睡眠状态。

生理声学治疗的理论

声音的声波可以分为三种形态：锯齿波、矩形波和正弦波。乐器发出的声音都属于锯齿波，也有少数属于矩形波。锯齿波和矩形波的声音可以产生共振，也就是复杂的泛音频率。正是因为这个原因，我们不能准确地说躯体的某个特定的反应是由于某个具体的声音频率造成的。正弦波的波形是一个圆滑的曲线，听起来很舒服，更重要的是它不产生出共振的频率，因此我们可以准确地测定生理的某些反应是由哪些特定的频率引发的。

将正弦波发生器的频率慢慢地从 20 赫兹到 70 赫兹调节，在床上躺着的来访者就会报告其身体部位感受到的振动变化，不同的身体部位感到了按摩的作用。如果让一个疼痛的肌肉部位接受某个相应的频率振动，疼痛就会缓解。实验发现，当人处于 40 赫兹的声波振动下时常常进入睡眠状态（Bulter，1999）。纽约大学的利纳斯等（Llinas & Ribary，1993）解释了其原理：人类大脑细胞的振荡频率是 40 赫兹左右。使用一个 37 通道的脑磁图描记仪会发现，当人的注意力集中在一个物体上的时候，会产生 40 赫兹的振动。这个声波产生于丘脑，然后以特有的形态经过大脑皮层。他们还指出，学习过程只有在振荡频率为 40 赫兹的基础上才能完成。例如阿兹海默症病人不能学习新的东西，研究发现他们恰恰没有 40 赫兹反应。同样，头部受损伤的病人的 40 赫兹反应也是很弱的。人在做梦（快速眼动期睡眠）的时候，大脑会进入持续的 40 赫兹反应，尤其是在进入快速眼动期和即将离开快速眼动期（梦快醒）的时候。

布尔特（Bulter）进一步推断，正如两个频率相同的音叉在一起时，当一个音叉发出声音的时候，另一个音叉也会因为共鸣而发出声音一样，如果播放一个与来访者的脑部震动频率精确一致的声音频率，我们就可以利用共鸣现象而使对方进入睡眠状态：发出 40 赫兹的声音，使对方大脑保持在 40 赫兹的状态，于是对方进入睡眠。这种认为产生特定的频率可以影响特定的肌肉组织或神经纤维的理论被称为共振理论。

当然，这样的描述也有些过于简单化了。事实上，研究者发现每一个特定的肌肉群或神经系统的准确反应频率都会发生细微的变化。这种变化存在于不同的个体或者某一个体的不同身体部位和不同时间。让我们想想一种被称为"水合"的现象：身体的肌肉纤维和神经纤维组织所吸收的水分有时候比较多，有时候比较少，水分多的时候纤维组织就会变得比较厚，而水份少的时候就会变得比较薄。当肌肉或神经纤维组织的厚薄发生变化的时候，它们的振动频率也就发生细微的变化。生理声学治疗需要通过体验来找到准确的振动频率以达到效果的最大化。例如虽然理论上 40 赫兹的振动可以让人进入睡眠，但实际上大部分人的中枢神经系统会在 38 赫兹到 42 赫兹之间浮动，治疗师会在这个频率范围里找到最合适的频率使用（Bulter，1999）。

布尔特还介绍了在心内直视手术中使用生理声学治疗的临床效果。在心内直视手术的过程中通常要使用大量麻醉剂。麻醉剂会抑制自主呼吸功能，从而延长呼吸机的使用时间。过长时间使用呼吸机会导致肺炎和形成血栓等并发症，而使用了生理声学治疗之后可以减少麻醉剂的剂量。另外在手术后的恢复期里，医生为病人设置了两个按钮，一个按钮被按下之后会自动给病人的静脉注射一定量的吗啡用来镇痛，而另一个按钮被按下之后就会提供 20 分钟的低频振动。研究者惊奇地发现，大部分病人都倾向于使用低频振动的方式而不是注射吗啡来缓解疼痛，因为他们不喜欢被"镇定"。研究者还发现，接受了生理声学治疗的病人使用呼吸机的时间平均减少了 7 到 17 小时，在重症监护室里的时间减少了 18 到 36 小时，出院的平均时间从原来的 9 天提前到 5 天。

另外，芬兰赫尔辛基大学中心医院的莱哈科奈因（Lehikoinen）等人（1990）对严重焦虑病人使用生理声学治疗的方法，明显地降低了病人的焦虑、紧张和疼痛。威格拉姆（1997）针对痉挛性麻痹症病人使用这一方法，明显地促进了病人的放松和运动。

生理声学治疗的操作

布尔特具体介绍了生理声学治疗的操作程序。生理声学治疗有很多不同的应用领域，但操作程序都是差不多的。首先治疗师应该了解来访者的需要和来访目的，例如缓解背部疼痛、放松、缓解失眠和高血压等，然后为他们制订治疗计划，并征得对方的同意。在治疗计划实施的过程中，治疗师要不断根据来访者的反应做出调整，当来访者获得经验之后可以自由地调整和选择治疗计划，以达到最好的效果。

有两个最重要的因素会影响最终的疗效：其一，操作者的能力；其二，操作者与来访者的治疗关系。没有任何先进的技术可以取代治疗师与来访者之间良好的、温暖的、信任的治疗关系。

治疗师会让来访者躺在床上或躺椅上，向他们简单解释使用正弦波频率的目的，同时了解来访者的具体情况和诉求。治疗师根据情况选择适当的治疗方法，并请对方选择一个他感到舒服的音量水平。

在音量水平选择之后，有经验的治疗师会将来访者所选择的音量调低 20% 左右。这样做的原因有两个：第一，根据经验，很多来访者都倾向于把音量调得过大，如果不在一开始的时候予以调整，他们会在治疗开始的 10 分钟之后要求停止治疗；第二，为了防止声音开始播放的时候会"吓到"来访者，大部分治疗师都会从较低的音量开始，然后逐渐加强，在即将结束时再逐渐调低音量。在开始的时候，治疗师还会特别告诉来访者要调低离头部距离最近的扬声器的音量，因为如果头部的刺激过强的话会产生运动病的反应，也就是类似晕船、晕车的症状，从而造成来访者不愿意参与这种治疗，半途而废。在个别情况下，即使治疗师所有的操作都是正确的，来访者还是出现了运动病的症状，这时候有三件事情可以做：（1）调低离头部最近的扬声器的音量，或者干脆关掉；（2）将一个海绵乳胶的枕头放在来访者的头下，以吸收部分声波（相反，使用一个聚苯乙烯泡沫的枕头可以用来增强声波的振动）；（3）将床头或躺椅调整到比较直立的位置。以上这些措施可以明显减少运动病症状的发生。

当一切都进入程序后，治疗师应该告诉来访者可以把音量调到自己最舒服的水平，还可以随意调整几个扩音器的音量强度，以达到最大程度的舒适感和疗效。大部分人会感到生理声学治疗非常舒服，没有出现不适感。当然在开始阶段保持谨慎还是必要的。

因为生理声学治疗使用的刺激是声音的频率而不是音乐本身，所以严格地讲它不属于音乐治疗的范畴，而更多地属于物理治疗的范畴。很多操作生理听觉疗法的人不是职业的音乐治疗师，而是临床的医护人员。这就带来一个问题：严格意义上的音乐治疗应该包括三个部分——音乐、来访者、合格的音乐治疗师。这三个部分缺一不可、缺少任何一个部分都不能算作真正意义上的音乐治疗。所以生理声学疗法也不能算作严格意义上的音乐治疗，但因为它与音乐治疗的领域有某些接近，所以我们在这里也予以介绍。

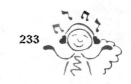

振动听觉治疗

振动听觉治疗被国内很多人翻译成"体感音乐治疗"。这一方法与前面介绍的生理声学治疗有些接近，不同的是刺激的音频信号从单纯的低音频率变为伴有低音正弦波律动的音乐。国内外医护人员以追求临床治疗为目的而使用类似方法的情况很多，但是根据国际音乐治疗界通行的标准，不是由合格的音乐治疗师操作的治疗不被认为是音乐治疗（Bruscia，1989；Grocke and Wigram，2007）。这里介绍的是一个需要以经过训练的合格音乐治疗师的音乐经验并以治疗师与来访者建立的治疗关系为基础而进行的系统干预方法。

振动听觉治疗的发展

振动听觉治疗是由挪威的希勒（Olav Skille）教授于 20 世纪 80 年代在临床实验研究的基础上创立的。希勒教授当时是挪威北部一所学校的残疾儿童治疗和教育的负责人，长期工作在脑瘫儿童领域。脑瘫儿童的一个严重问题是存在着很大的肌肉张力。工作人员在帮助他们穿衣服、吃饭、洗浴等日常生活活动中，移动他们的身体会给他们造成极大的痛苦，肌肉痉挛和紧张造成了这些孩子的严重不适感。但希勒发现这些孩子在听音乐，特别是听那些有稳定和强有力的低音节奏的音乐时常常会表现得比较放松。在早期的实验中，他在低音音箱上放了很多装着塑料小豆子的袋子玩具。这些塑料豆子在音响振动的时候会产生运动，从而把声波的振动转换成物理的振动。当脑瘫儿童用身体感受这些音乐的振动时显示出了明显的放松。希勒尝试使用了不同风格的音乐，包括挪威乡村音乐、古典轻音乐和爵士乐，都让他们感到非常惬意和快乐。然后希勒制作了简易的像床一样的设备，让孩子们躺在床上感受音乐低音节律振动带来的快感，同时还让他们做肢体运动锻炼。

希勒的这个实验收到了很好的效果，于是他大受鼓舞，又做了很多类似的设备，并介绍给对这个方法感兴趣的同事，让他们在各个不同的领域中试用，例如脑中风之后的神经康复、严重学习障碍，甚至妇女的痛经。他本人也在孤独症儿童和患有慢性背部疼痛、头痛、偏头痛、肺部囊性水肿、肺气肿、哮喘及其他躯体疾病的病人中使用。随后，很多其他的人也参与到了他的临床研究中来。

振动听觉治疗基于一些最基本的原理（Grocke，2007）：

1. 高频声波造成人体紧张，而低频声波通常造成放松的体验。

2. 节奏有力的音乐通常可能让人感到有力和有动感，而中等力度、节奏较慢的音乐让人平静。

3. 大音量（高振幅）的音乐引起觉醒，而小音量的音乐让人感到宁静和放松。

这些都是最普通的常识，却是可以应用到振动听觉治疗中的基本原则。另外，振动听觉治疗不仅仅使用听觉范围的频率，而且要考虑身体能够感受振动的最大频率。声音的频率可以引起其他物体的共振，而振动听觉的研究发现，在临床上 30～80 赫兹的音频可以在人的身体上引起同样频率的共振现象。威格拉姆（1996）发现，20～50 赫兹的音频能够引起从腹部、腰部、骶骨一直到腿部的下半身的明显振动，特别是 40 赫兹能在大腿和小腿部位引起明显振动，40～70 赫兹可以在胸部和头部引起振动。当然这只是一般描述，实际上不同的身体部位会对特定的频率发生反应，而且不同个体的反应也是有差别的。所以我们只能说，30～80 赫兹的声音可以在人的身体上产生明显的振动感，而具体的身体部位对特定的频率的感受会有差别。

硬件设备

格罗克介绍了设备的基本结构。振动听觉治疗设备与前面所说的生理声学治疗设备非常接近，会更复杂一些，可以分为治疗床和治疗椅两类。它们的关键之处是把低音扩音器安置在设备的下方。治疗床的结构比较简单一些，床的面板采用硬质木板，4 厘米厚，最小尺寸为宽 80 厘米、长 200 厘米。床的面板上有 4 个或 6 个直经为 25 厘米的圆型开孔，每一个圆孔下面都安置一个面朝上的低音扩音器。扩音器的上面有保护网保护，防止当人躺在上面的时候损伤扩音器的纸盆结构。

扩音器最好使用 8 英寸的低音扬声器，因为它可以比较好地发出 30 赫兹以下的声音。扩音器应在床面上排成一条直线。如果是躺椅的形式，则应该在靠背位置对应人的上身部分安置一个扩音器，在底座位置对应人的臀部安置一个扩音器，其余四个扩音器安置在与人的大腿和小腿对应的位置。

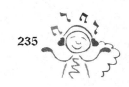

硬件设备的设计应该注意如下几点：

1. 每一个扩音器的上方都应该有保护网，以防止当病人躺或坐上去后损坏扩音器的纸盆结构。

2. 扩音器的排列距离应该均等，而位于上半身的扩音器不要安置在头部的下方。低频振动如果直接作用于人的头颅会造成头脑发沉的感觉，甚至引起头痛。

3. 扩音器的圆孔应该均匀排列。

4. 床和躺椅的面板应该使用低密度泡沫海绵覆盖，其厚度大约为 4 ～ 5 厘米。

5. 扩音器通过电线与功放器连接。

6. CD 播放器可以用于播放各种有重低音的音乐。

7. 可以将聚苯乙烯的枕头放在病人的腿下和身体的两边以固定身体位置。

8. 将一个低密度泡沫的枕头放在头下以防止过多的振动传导至头部。

软件设备

早期的振动听觉治疗使用的是录音磁带，音乐多是放松和平静的音乐，伴有特制的低频正弦波纯音的律动，这样就明显地限制了不同音乐风格的使用。如今，软件的设计可以轻松实现单独使用双功能信号发生器产生出正弦波的低频声音，这些信号可以精密地配合音乐的律动。以上功能可以在很多计算机的音频编辑软件系统上得以实现，当然现在的 CD 也可以伴随正弦波低频的律动，对躯体造成明显的刺激。

另外，现在的计算机技术可以让我们很容易地制造出我们想要的正弦波信号，并把它刻录在 CD 上，当然最好考虑到低频信号与乐曲的调性配合问题。表 15.1（Grocke，2007）显示了低音频率与音高的关系，可供编制低频信号的时候参考使用。

表 15.1　振动听觉治疗使用的频率表

音高	频率（赫兹）
B	31
C	33
#C	35
D	37
#D	39
E	41
F	44
#F	46
G	49
#G	52
A	55
#A	58
B	62
C	65
#C	69
D	73
#D	78

　　为了防止不和谐合声效果的出现，很多人都注意确保低频律动信号与乐曲调性的配合一致，以防止产生不和谐的声音造成不舒服的感受。但实际上当声音低于 44 赫兹的时候，我们已经很难分辨出它的音高了，所以即使我们使用的低频正弦波律动信号与音乐的和弦不一致，除了训练有素的音乐家外，大部分情况下人们是听不出来的。当然在频率高于 44 赫兹的情况下，这种不和谐的效果就会比较明显。但无论在实验

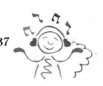

研究中，还是在临床治疗中，至今还没有人报告过这方面的问题（Grocke，2007）。

如今，类似的设备在国内有很多商家生产或代理，被称为"体感音乐治疗床"。产品的类型很多，但是大部分并不具有设置低频正弦波的功能，仅仅是放大了音乐本身的低音部分，从而产生较大幅度的振感。这样就无法控制低音频率，也就不能根据治疗目的设置和调整低音频率。真正的振动听觉治疗需要懂音乐的音乐治疗师根据治疗目的和音乐作品的调性通过电子音频发生器专门设置相匹配的低频正弦波信号，而不是简单地播放音乐。

方法和程序

振动听觉治疗的方法并不统一，一直到 1995 年，威格拉姆（Wigram）才首先将其标准化。他将操作程序分为六个步骤：

● 第一步，准备：

◆ 如果在治疗中间出现意外干扰，会产生很不好的效果，所以要重视准备工作。

◆ 检查包括治疗床或治疗躺椅在内的设备。

◆ 对于身体残疾的病人，合适的枕头或支撑物是必要的。对于正常人来说，在膝盖下面放一个枕头可以减轻脊柱所承受的压力。治疗椅需要扶手以防止摔倒。

◆ 房间要舒适和安静，病人面对的方向不要有明显的视觉刺激物。

◆ 设备要准备好，软件要处于马上就能使用的状态。

◆ 音量控制应该处于 0 的位置。这一点很重要。要防止开始播放时声音突然响起而惊吓到病人。

◆ 低音信号的音量控制也应该处于 0 的位置。

◆ 声音刺激信号应该逐渐地呈现，直到一个舒服的音量。

◆ 治疗师应该自己先体验一下信号的理想音量水平，然后才可以在病人身上使用。对于年龄小和身体很虚弱的病人要特别注意将音量控制在较低的水平。

● 第二步，治疗前的介绍：

◆ 在治疗之前，应做一些有关治疗情况的必要解释。

◆ 解释振动听觉治疗的一些禁忌症（具体情况将在后面介绍），并确定病人不属

于禁忌症的范围。（即使病人不是第一次来诊，也要确定对方在上次治疗之后没有患有炎症。）

◆ 解释低频的声音是怎么回事。

◆ 音乐选择：确定病人的音乐偏好是治疗中的重要部分。引导音乐选择的原则在后面会具体介绍。

◆ 解释治疗师的角色。对于不同的病人，治疗师的角色不尽相同。有些病人希望治疗师留在治疗室内以便随时提供帮助，但是治疗师不要进行任何互动以避免影响治疗。治疗师可以对病人说："接下来的 35 分钟是供你放松和听你刚才选择的音乐。我会留在屋里陪着你，但是这一段时间内我们不应该有任何交谈。你可以一边听音乐一边放松，而我会在这边看书。"

◆ 告诉病人可以完全控制整个过程，如果治疗的刺激让他感到不舒服，可以随时起身离开这个设备。

◆ 对于严重残疾或重度智障的病人，治疗师要利用这段时间消除对方的紧张恐惧，要注意自己说话的语调和用词，以便创造一个好的气氛。与其他的治疗一样，要首先建立一个好的治疗关系。治疗师的好的行为方式和互动方式能令他们赢得病人的信任。创造一个良好的气氛对于治疗的成功非常重要。

◆ 将室内灯光适当地调暗一点可以让病人感到更舒服。

● 第三步，开始治疗：

◆ 信号刺激的强度应该非常谨慎地逐渐增强，直到最有效的强度。

◆ 重要的一点是应该有一小段时间让音乐先呈现，然后再逐渐地引入低频信号。

◆ 经过一段时间（通常是 10 分钟）的治疗后，要注意观察一下刺激信号是否过强。

◆ 在治疗开始的时候，低频信号听起来比较柔和，没有伤害，但是过一段时间，听起来可能就显得比较强力，因此治疗师需要花时间为每一个病人确定一个理想的刺激强度。即使这样做了之后，我们依然不能期望同一个病人每次的反应都是一样的。

◆ 由于不同的心理或生理状况，病人可能在有些天里需要较强的刺激强度，而在有些天里需要较弱的刺激强度。因此没有一个绝对精确的指导告诉你对什么样的病人使用什么样强度的刺激。

● 第四步，治疗中的监控：

◆ 对不同病人的做法会有所不同。在治疗的过程中，有些病人需要治疗师陪同在屋里，同时并不打搅他的体验，这样可以让病人感到安全和舒服。但是对有些病人，治疗师离开治疗室可以为其提供一种隐私感，不会分散其注意力。

◆ 对于较严重的残疾病人和精神科病人，治疗师需要在整个治疗过程中全程看护。

◆ 重要的是不要让病人感到自己被"监视"。治疗师最好能够静静地坐在治疗室里不起眼的位置，不让病人感到是被观察着。

◆ 对于一些不能使用言语来表达体验的病人需要不断地评估他们的反应。要确定他们是否感到不舒服或对治疗反感，观察他们的面部表情和身体动作是非常必要的。

● 第五步，治疗的结束：

◆ 在治疗结束的时候，治疗师与病人的治疗关系将会变得很重要。

◆ 在振动听觉治疗中，病人常常进入较深的放松状态。他们可能睡着，甚至做梦，在治疗结束的时候可能会有虚弱感。

◆ 病人可能会进入意识的转换状态，需要治疗师提供的支持、安全感和引导。

◆ 结束治疗的时候，需要对病人的反应给予评价。

◆ 对于躯体残疾的病人，这时候可能需要进行一些身体的活动，以确定是否有进步。

◆ 在治疗后，病人可能需要一点时间才能恢复正常活动。经验显示有些病人需要2 ～ 3分钟的休息时间。

◆ 病人在治疗中进入深度睡眠，治疗结束当他们站起来离开治疗床或治疗椅时，需要做一些伸展动作或在屋里活动活动。

◆ 经验和研究都显示振动听觉治疗中病人的心率和肌肉张力都明显降低，有时候血压也会降低。所以需要花一点时间让病人从这种深度放松的状态中走出来。

◆ 有时候病人在经过一次治疗后有点情绪化，治疗师需要注意这时候病人的心理需要，同时注意避免对病人过分地指令化。

● 第六步，治疗后的工作：

◆ 在有些情况下，振动听觉治疗是作为一种物理治疗的预备治疗来使用的。治疗师使用振动听觉治疗来让病人达到放松、肌肉张力减退的状态，同时为后面的物理治疗做准备。当然有时在使用这种治疗之后进行的是会谈治疗。

◆ 如果病人在治疗的过程中睡着了，要让病人在离开之前休息一会儿。

◆ 每次治疗完之后都要重新检查设备，确定音量控制旋钮回归 0 的位置。

虽然没有关于每次达到最好疗效所需要的治疗时间的研究，但是在大部分情况下，治疗师倾向于用 20 ～ 30 分钟的时间，而且过去录有音乐伴随低频音的磁带和现在的 CD 通常的长度都是 25 ～ 40 分钟。

治疗中音乐的选择

在振动听觉治疗中音乐的选择范围可以非常宽。有很多因素可以确定刺激音乐或安定音乐。安定音乐通常的特点是轻柔、温和、平和、较慢的低音节奏，没有尖锐的音色和较强的重音，而最重要的特质是音乐本身的可预期性。很多研究都显示，稳定的、可预期的音乐在缓解压力、促进平静和放松状态方面最有效（Wigram，2004）。

很多不同风格的音乐都可以在振动听觉治疗中使用，以达到促进身体和心理放松的目的，如流行古典音乐、新世纪音乐、放松音乐等。具体选择哪种主要取决于病人对音乐风格的偏好。当然，如果病人喜爱重金属音乐、朋克音乐或者节奏强烈的音乐，这样的音乐是否能够帮助病人达到放松的效果呢？关于这一点我个人的观点是，即使是这样的音乐对喜爱它的人来说也是能够起到放松的作用的。比如说，很多青少年沉醉于舞厅喧闹的音乐中是为了寻找放松的感觉，而不是寻找紧张的压力和刺激。

现在市场上出售的放松音乐 CD 很多，可以考虑使用。但是应该注意的是，这些音乐绝大多数都不是由经过专业训练的合格音乐治疗师创作的，也没有经过临床验证，因此使用的时候要谨慎，一定要亲身体验之后才可以尝试在临床上使用，切不可仅仅根据作品的名称或文字说明就加以使用。另外，用于振动听觉治疗的音乐需要根据治疗目的额外地配置低频正弦波的信号，所以并不是随便拿来一张音乐 CD 就可以用的。

振动听觉治疗的临床应用

愈来愈多无对照的个案研究报告显示，振动听觉治疗有着很多不同的临床应用领域。最早的应用领域是针对伴有肌肉张力过大和屈肌痉挛的脑瘫病人，后来很多人尝试着把这项技术应用到不同的领域中去。现今有很多临床使用报告和实验报告的文献，但是其中更多的是临床观察有效性的报告，而不是严格的临床实验显著性的科学报告，而且鲜有重复性的实验报告支持。尽管如此，还是有越来越多的尝试出现。总的来说，主要的应用领域还是在疼痛、肌肉问题、肺部疾病和一般性躯体疾病。

疼 痛

关于振动听觉治疗技术在治疗疝气疼痛、内脏疼痛、骨骼肌疼痛、头痛和偏头痛、腰部疼痛、月经期疼痛、经前疼痛、颈部和肩部疼痛、多发性关节炎、风湿痛等疾病上都有很多个案报告（Skille，1989，1992）。对以上这些方面的临床治疗被认为是成功的。对于这一领域治疗的频率有不同的说法：例如关于关节炎的报告建议使用 40 ～ 50 赫兹；而偏头痛和头痛则使用 70 ～ 90 赫兹；腰痛使用 50 ～ 55 赫兹。大约有 50 多个临床报告显示，50% 骨骼肌疼痛病人的疼痛症状得到有效减轻。但是这些报告都来自斯基尔（Skille）的描述性建议，而并没有严格实验的客观证据，甚至很少有振动听觉治疗的长、短期疗效的客观证据。所以以上的建议都是属于经验性的和无对照的个案研究报告。

目前真正的相关实验研究报告只有三个，而且都是小样本的。其中一个是切斯基和米歇尔（Chesky & Michel，1991）的研究，他们分析了音乐振动对病人的疼痛感觉和机械刺激感觉的作用。这个研究显示，当音乐振动设备的频率在 60 ～ 600 赫兹的时候，对病人疼痛的缓解具有显著效果。他们的研究证实了使用音乐与振动结合的设备对疼痛的缓解效果明显高于仅仅使用音乐或安慰剂。

肌 肉

振动听觉治疗在肌肉问题——特别是伴随疼痛的肌肉问题——方面使用的比较多，尤其是对于脑瘫病人的肌肉张力缓解方面。很多治疗师都对振动听觉治疗很有兴趣。脑瘫病人常常由于过高的兴奋、突然的刺激或过强的刺激而导致肌肉痉挛，放松和平静的音乐可以帮助他们减少肌肉的张力而缓解痉挛。有些治疗的模式就是在振动听觉治疗的同时或之后立即进行运动的物理治疗。

另外，振动听觉治疗对其他类型的残疾也显示了积极的疗效，例如多发性肌肉硬化、雷特综合征、肌肉强直和痉挛（Wigram，1996）。英国几所医院对于患有雷特综合征的儿童和成年人的临床治疗和研究显示，振动听觉治疗几乎对所有的病人都有积极的疗效。临床治疗师和观察者发现，使用 15 分钟的古典音乐和乡村音乐伴随 38 ～ 44 赫兹的低频振动能够明显地促进放松、降低焦虑、减少双手的拉拽动作和过度呼吸的行为（Wigram，1977）。

但是有一个现象需要引起我们的注意：很多病人报告，当针对一个具体的受伤的肌肉部位进行治疗时，病人体验到的振动刺激可以促使受伤部位周围区域的放松，但却增强了受伤部位的疼痛和不适感（Grocke，2007）。因此我们应该注意到振动听觉治疗的禁忌症问题。

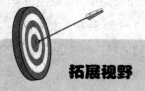

拓展视野

雷特综合征

雷特综合征是指一种病因不明的童年广泛性发育障碍，起病于婴幼儿期（通常为 7 ～ 24 个月时），只见于女孩。主要表现为早期发育正常，随后出现手的技巧性动作障碍，以手特有的刻板性扭动或洗手样动作、上肢弯曲放到胸前或下颏前并刻板地用唾液把手弄湿为特征，手的目的性活动丧失尤为突出，言语部分或完全丧失，有严重的语言发育障碍或倒退。另外患者交往能力缺陷十分明显，例如，社交功能和游戏发育在起初 2 ～ 3 年里受到阻碍，但社会兴趣仍可保存。在童年早期和中期经常晕厥发作，在童年中期可能出现躯干的共济失调和失用症，伴有

脊柱侧凸或后凸，常有过度流涎、伸舌不能正常咀嚼食物以及过度换气发作和大小便失禁。有时出现舞蹈样手足徐动症性运动，头颅增长变慢。典型患儿保持一种似是而非的"社交性微笑"，注视或凝视他人但并不与人交往，社交功能严重受损。站立时站地和行走时步态均很宽，肌张力低，常见脊柱侧凸或后凸和躯干活动共济失调。后期出现脊髓萎缩并伴有严重运动不能，往后可能出现强直状态，下肢常较上肢更严重。多数患儿出现癫痫发作，导致严重的精神残疾。病程进展较快，预后较差。诊断需排除孤独症、神经系统变性病、先天代谢性疾病或海勒综合征。

肺部疾病

进一步的案例研究结果显示出振动听觉治疗对于肺部疾病的治疗效果，包括对哮喘、囊性纤维化、肺气肿以及脑白质营养不良综合症的疗效。脑白质营养不良综合征与囊性纤维化都有一个类似的症状——病人很难将肺部的分泌物和痰咳出来，所以无法保持肺部的清洁，容易发生肺部感染。振动听觉治疗在这里具有对症的疗效，它通过造成肺部的振动使支气管黏膜表面黏液和代谢物松弛、液化，并引发咳嗽反射，帮助病人把肺部分泌物咳出来，以使病人保持呼吸道通畅，控制或减轻感染症状。

振动听觉治疗可以让呼吸变得容易，减少气喘和痰的产生，缓解哮喘症状。因为哮喘疾病有时候会造成支气管痉挛，而振动听觉治疗具有缓解痉挛的作用，因此可以减少严重哮喘的发作。但是振动听觉治疗在肺部问题领域的疗效依然只有非对照组的个案研究证据支持（Grocke，2007）。

一般生理疾病

振动听觉治疗还被应用在防止压疮、促进血液循环、手术后康复以及压力缓解等方面。振动听觉治疗可以降低血压和心率，促进血液循环。一些个案研究报告显示：循环不良造成的腿部呈紫色，经过振动听觉治疗后，病人的腿部转为健康的粉色或红色。另外还有一些研究报告了这种疗法对血压的作用，但是这些研究显示了矛盾的和不一致的研究结果（Saluveerand Tamm，1989；Skille，1986）。

振动听觉治疗的禁忌症

通过多年振动听觉治疗的临床应用，研究者也发现了一些临床的条件和疾病不适于这种治疗方法。现在我们已经有证据证明在有些情况下，振动听觉治疗可能导致一些不良反应。现在已知的振动听觉治疗禁忌症如下（Grocke，2007）：

◆ **急性疼痛**。在耳痛、牙痛、腰椎间盘脱出或膨出导致的腰痛的急性期，振动听觉治疗会导致疼痛加剧。另外，风湿性关节炎也显示出对这类振动刺激的不良反应。在有炎症的情况下使用振动听觉治疗都要格外谨慎，应向有经验的治疗师请教咨询。

◆ **心脏起搏器**。佩戴心脏起搏器的病人任何情况下都不应该暴露在磁场环境中，环境中安全检查设备的磁场都会对心脏起搏器的功能造成影响。振动听觉治疗对这些病人显然是不适合的。

◆ **精神科疾病**。有些案例报告显示一些精神病人不能理解他们受到的刺激，振动听觉的体验导致他们产生妄想或不安全感。对其他病人来说那种体内舒服、愉悦和放松的感觉对他们来说可能会带来一种身体内部被侵入的感觉，从而造成消极的体验。但是如果病人对这种治疗比较了解，并且其意识能够较好地保持现实感，且出现消极反应就立即停止治疗，还是可以谨慎尝试使用振动听觉治疗的。

◆ **妊娠**。虽然现在并没有确凿的证据证明振动听觉治疗对未出生的胎儿有伤害，或者对胎儿发育及分娩造成不利影响，但是也没有严格的实验研究保证振动听觉治疗不会对胎儿产生干扰或影响，特别是在前三个月的孕期内。在获得明确的研究结果证实振动听觉治疗不会对孕妇和胎儿造成伤害之前，这种方法是不适于怀孕妇女的。

◆ **急性生理状况**。振动听觉治疗并不是一定不适于任何急性状况，但是对于这样的情况最好还是请教和咨询负责病人治疗的医生或治疗师，以防止振动听觉治疗对他们正在进行的治疗产生影响和干扰。另外，面对这样的病人，在实施正式的振动听觉治疗之前一定要非常小心地做好评估阶段的工作。

◆ **高血压**。振动听觉治疗在有些情况下可以降低动脉的收缩压和舒张压，对已经把血压降下来了的高血压病人继续使用振动听觉治疗有可能使血压继续降低，从而出现乏力和昏睡的情况。

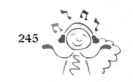

至于是否还有其他振动听觉治疗的禁忌症，目前还没有看到更多的文献报告。但应该强调的是，振动听觉治疗是一种非侵入性的、令人放松和愉悦的治疗方式，在任何情况下都不要把它搞成一种粗暴的治疗干预。

这里顺便说一下我个人对生理声学治疗和振动听觉治疗的看法。我个人非常支持国际上通行的对音乐治疗的定义，即音乐治疗必须同时包括音乐、来访者和音乐治疗师这三方面的因素，缺一不可。如果治疗中使用的是声音或声波振动，而不是音乐，自然不可以称为音乐治疗。如果一个音乐治疗师使用音乐的媒介，但服务对象不是有生理健康或心理健康方面困扰或障碍的来访者，而是正常人群，这时候治疗师的工作就可能成为娱乐或音乐教育，而不是以促进健康为目的，在这种情况下也不能认为是音乐治疗。更容易引发争议的是治疗行为是否由音乐治疗师进行。同样是使用振动听觉治疗的设备，如果是音乐治疗师来进行操作，他必然会根据自己的音乐知识、音乐治疗知识和心理学知识，以音乐为媒介，建立与来访者的治疗关系并进行干预。如果是由单纯医学背景的人员进行操作，振动听觉治疗的设备就仅仅是一个没有人的因素的机器而已。这就像我们不能仅仅让病人自己在家里阅读心理学书籍，就称其为进行了心理治疗。与心理治疗一样，音乐治疗过程中治疗师与来访者建立起来的治疗关系是治疗中的关键因素。在很多情况下，音乐只不过是治疗师借以建立治疗关系的工具而已。

还有一点需要说明。几年前，有个公司表示要赠送给我两台"音乐体感床"，我也很高兴地表示接受，因为我想尝试在做音乐想象和音乐引导想象的时候同时引入振动来达到放松的效果。但是到该公司去亲身体验这种床的时候发现，当我躺在床上开始尝试音乐想象的时候，不期而至的躯体振动感受不断把我的注意力从想象的意境中拉回到对躯体的现实感受上，完全无法将想象的过程继续下去。我不得不谢绝了这个公司的好意，也放弃了在音乐体感床上进行音乐想象的想法。所以，我在这里想说明的是，音乐振动治疗与音乐想象治疗是无法兼容的两种不同方法。

音乐电疗及音乐电针灸

我国一些研究者将音乐与传统的电疗仪相结合，研制出"音乐电疗仪"。其工作原理并不复杂，就是将音乐的声波频率转化为电流信号，经过升压后变为高压低电流的脉冲信号，然后将两个电极片放置在躯体皮肤上，两个电极片之间形成一个导电的区域，脉冲电流信号以与音乐同步的频率对肌肉纤维进行刺激，从而达到物理治疗的作用。

电疗是利用不同类型电流和电磁场治疗疾病的方法。传统的电疗仪分为高频、中频和低频三种不同的类型，使用的是固定的频率信号刺激。低、中频电流刺激神经肌肉收缩、降低痛感、缓解肌肉粘连，常用于治疗神经肌肉疾病，如损伤、炎症等。高频电流可以对人体产生热效应、促进循环、消退炎症和水肿、止痛。但是人体对重复固定不变的频率刺激会产生"适应效应"，即经过一段时间的刺激后，肌肉对信号刺激产生适应，生理反应逐渐降低，直到无反应。这样疗效会明显降低，甚至无疗效。由于音乐的频率变化是无限丰富的，人体无法对其产生适应，也就避免了"适应效应"的出现，因而相对传统的电疗仪来说疗效更好。

同样的工作原理也可以使用在针灸治疗上。传统的针灸治疗在进针（在肌肉上放置毫针）后，为了产生针刺效应，需要持续或间断地行针（即转动或提插毫针）。后来有人利用电疗仪的工作原理，只是电流脉冲信号不是输送到电极板上，而是输送到针灸的毫针上，于是就产生了对穴位的持续刺激，而音乐电疗仪所发出电流脉冲信号也同样与针灸的毫针相连接，于是就成为了"电针灸仪"。

无论使用电疗仪还是电针灸仪，在治疗过程中同时还可以聆听音乐，从而缓解了电疗和针灸治疗过程中的生理不适感和精神情绪的焦虑紧张以及心理上的枯燥感。关于音乐电疗仪和音乐电针灸的疗效，赵裕民（2009）做了如下介绍：

> 音乐除了具有镇痛、消炎、改善血液循环、调整脑血管作用外，还对肌肉有锻炼作用，有预防肌肉萎缩、促进肢体功能恢复之功效。主要用于医院及家庭治疗坐骨神经痛、肌肉扭损伤、面神经麻痹、神经衰弱、初期高血压、脑血栓引起的偏瘫、血管神经性头痛等十余种疾病，疗效很好。通过观察 77 例坐骨神经痛病例，治愈 53 例，占 68.8%；治疗软组织扭伤 99 例，治愈率为 74.8%……利用音乐电疗治疗周围面神经麻痹 40 例，治愈率为 90%；对于脑血栓所致偏瘫有较高的疗效，观察 40 例，治愈率为 45%。目前，在实际应用中又有新的突破，如治疗面神经抽搐、链霉素引

起的耳鸣、耳聋、脑血栓的吸收等都收到较好的效果。此外，音乐电疗还被用于精神病患者的治疗。用音乐电疗配合泻药及高脂饮食对胆、肾结石能起到很好的排石作用……

　　解放军 175 医院的王德庆等人对比了音乐电流、电兴奋和直流电钙溴离子导入这三种不同物理疗法对于神经衰弱的疗效。观察 154 例案例，结果表明音乐电流组近期痊愈显效率为 75%，显著高于其他两组（$p < 0.01$）。解放军 202 医院李世经、安雅民针对 105 例关节软组织扭创挫伤的治疗对比了音乐电疗、TDP 辐射器、氦-氖激光、超短波四种疗法，结果显示音乐电疗疗效最佳，其次为 TDP、氦-氖激光和超短波疗法，差异显著（$p < 0.01$）。

　　另外，还有一些报告，例如使用音乐电疗和音乐电针灸治疗色盲、脑中风失语、坐骨神经痛、肩周炎、高血压、末梢神经炎、腱鞘炎、风湿性关节炎、肋骨炎、血管神经性头痛、梨状肌综合症，均有较好的疗效（李世经，安雅民，宋惠菊，1985）。但是对以上疗效的描述多来自临床观察，不是严格的实验研究，也无对照组，所以无法区分疗效中有多少是传统电疗或针灸本身的疗效，有多少是音乐刺激起到的作用。音乐电疗和音乐电针灸的临床疗效还需要更多的严格研究。

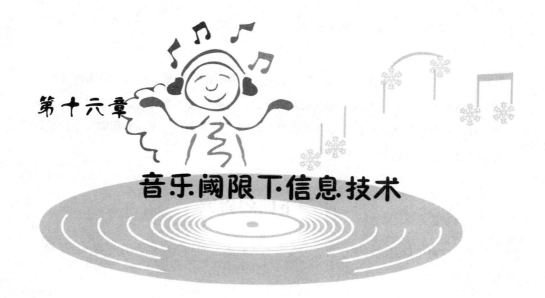

第十六章

音乐阈限下信息技术

　　音乐阈限下信息技术对很多人来说是一个陌生的名词。让我们先来说一个 1957 年发生在美国新泽西州的新闻：有一个叫维卡里（James Vicary）的心理学家在一家电影院里使用一种特别的投影仪，在影院投放电影的同时以 1/3000 秒的速度每间隔 5 秒钟在电影屏幕上打出两句话："喝可口可乐"和"吃爆米花"。我们知道，1/3000 秒的视觉信号远远低于人类视觉器官能够接收和识别的视觉信号的阈限。也就是说，事实上当时在看电影的观众中没有任何人感觉到这两句话在银幕上的出现。而有意思的事情出现了：维卡里声称，实验的结果显示可口可乐的销售量提高了 58%，爆米花的销售量提高了 18%。

　　阈限是指人类的感觉器官对外界刺激信号感知的限度。如果外界的信号刺激低于人类感觉阈限，例如过于微弱的听觉、视觉、触觉或嗅觉的刺激作用于人体的时候，人不能感受或意识到刺激的存在。但问题是人们没有感觉到，或不能意识到的外界刺激信号，那这些信号是不是对人就不产生影响呢？这就是上面维卡里要验证的问题。而他的实验结果显示，一些不能为人的主观意识所察觉到的信息刺激依然会进入人的头脑，并影响人的行为。

　　这个实验的结果一经公布，便在美国社会引起了巨大的反响，也引起了心理学家极大的兴趣。当时的《纽约时报》就惊呼：这是一个自人类发明枪以来最具有杀伤力的武器，因为它实际上是在人的大脑上开了一个"后门"，在不知不觉中把一些观念强加于人。于是很多心理学家开始了各种各样的有关阈限下信息的心理学实验。有些实验结果证明，阈限下信息影响人行为的现象是存在的，而另一些实验结果则显示不能为人的感觉所察觉的信息不能影响人的行为。由此引发了激烈的争论。但是不管心理学界的学术争论结果如何，商业广告界已经迫不及待地开始大量使用阈限下信息的方法以试图影响消费者的心理了。

阈限下信息研究

关于阈限下信息的心理学研究主要分为视觉感官的和听觉感官的两类。这里做一些简单的介绍。

视觉阈限下信息的研究

格雷迪（Grady，1977）对 24 名被试进行视觉阈限下实验。他使用了 7 幅具有强烈情绪色彩的图像（男性生殖器、女性乳房等）和 7 幅情绪中性的图像（帽子、桥、碗等）以 1/1000 秒的速度呈现。这种阈限下的图像信号是投射在另一个简单图案上的，被试只能看到这个简单的图案，而看不到阈限下的图案形象。实验者同时测量被试的皮肤电阻值变化。结果显示，有强烈感情色彩内容的阈限下图像比情绪中性的阈限下图像能够引起更大的皮肤电阻值变化（$p < 0.01$）。实验者认为，结果显示阈限下信息即使在没有被察觉的情况下也能够引起人的情绪反应。

在奥弗贝克（Overbeeke，1986）的实验中，30 名被试被分为两个实验组、一个控制组。让每一名被试通过视速器（一种可以控制呈现图片速度的仪器）来看一个 10 岁男孩的侧面轮廓图片，并要求被试猜想图片上男孩的年龄。实验的过程是这样的：一组先呈现 1 微秒（百分之一秒）的一个比 10 岁更年轻的男孩侧面轮廓图片（阈限下信息），然后马上呈现 750 毫秒的 10 岁男孩的侧面轮廓图片（阈限上信息），接着要求被试说出他所看到图片上男孩的可能年龄。第二组的阈限下信息改为一个比 10 岁更大年龄的男性侧面轮廓的图片，而控制组则不使用任何阈限下信息。结果显示，第一组给出的平均年龄为 6.9 岁，明显比 10 岁更年轻（$p < 0.01$）；而第二组给出的年龄平均为 9.7 岁，比 10 岁略小一些。控制组给出的年龄平均为 10.7 岁。这个结果显示，第一组（年轻组）明显受到阈限下信息的影响，但是第二组（年长组）完全没有

受到阈限下信息的影响。实验者解释这个现象是由于年长男性的侧面形象轮廓不够清晰造成的。实验者认为，结果显示阈限下信息可以影响人对阈限上信息的判断。

通常阈限下视觉信息刺激的方法是使用不能为人类视觉识别的短促视觉信息，但是也有使用一个图像掩盖另一个图像的做法。关于视觉阈限下信息的实验还有很多。有些显示有效，也有很多是显示无效的，因为与本书的主题关系较远，在此就不一一列举了。

听觉阈限下信息的研究

有关阈限下信息的心理学研究开始的时候大多是在视觉领域中进行，而更多在听觉领域的相关研究是从 20 世纪 80 年代后才开始的。而后来从研究文献的数量上来看，更多关于阈限下信息的研究是在听觉方面进行的，研究的方法大多是使用噪音或音乐来掩盖语言信息，使人听不到语言，当然也有将语速加快到人无法理解的程度，甚至还有将录有语言信息的磁带倒过来反方向播放的做法。

博尔格特等（Borgeat & Goulet，1983）让 18 名被试轮流聆听三组不同的听觉阈限下指导语：用 40 分贝水平上的白噪音（嘈杂的说话声）掩盖 25 分贝左右的语言指导语。对第一组播放放松的、让身体感觉温暖而沉重的阈限下指导语；对第二组播放让身体充满能量、充满活力、准备行动的阈限下指导语。对第三组（控制组）播放单纯的没有阈限下语言信号的白噪音。在接收阈限下听觉信息时，安排被试分别处于放松、做算术题（引发应激反应）和做完题之后的恢复期三种不同的状态。研究者分别测量被试在三个状态下的生理反应，包括皮肤电阻反应、心率、皮肤传导水平的反应，研究者又分别测量被试在这三种状态下的生理改变（包括皮肤电阻、心率、皮肤传导水平、皮肤温度等）。经过多元的数据分析，研究者发现，在做算术题的过程中和恢复期中播放阈限下信息有显著的效果（$p < 0.01$），其中对皮肤传导水平的影响（$p < 0.04$）和对心率的影响（$p < 0.04$）都较为明显。在放松期中，阈限下信息对皮肤电阻反应也有显著的影响（$p < 0.02$）。

享利等（Henley & Dixon，1974）研究了人的左右耳接受阈限下信息的差别。他们将 38 名被试分为四个组，A 组和 C 组用右耳听音乐，而 B 组和 D 组用左耳听音乐。其中 A 组和 B 组在没有音乐的一侧耳朵播放阈限下信息。也就是说，A 组右耳听音乐，左耳听阈限下语言信息；B 组则是左耳听音乐，右耳听阈限下语言信息。C 组和 D 组听的是不含有阈限下信息的音乐。阈限下的信息是 20 个词语，5 个词与地形有关（如山坡、高山、田野等），5 个词与水有关（如河流、湖泊、海浪等），5 个词与人有关（如母亲、父亲、国王等），5 个词与动物有关（如马、狗、羊等）。实验者对每一个被试的听觉阈值进行测试，并把音量控制在语言信息确实不会被意识到的水平上。而另一侧耳朵听到的是 8 分钟的音乐（德沃夏克的 B 小调大提琴协奏曲选段）。实验者要求所有被试在听音乐的时候进行音乐想象，并在音乐结束后立即报告刚才进入自己头脑中的想法和意象。

结果显示：(1) A 组和 B 组被试的自由联想的内容比 C 组和 D 组被试的自由联想内容更明显地受到阈限下语言信息的影响（$p = 0.007$）；(2) B 组（左耳听音乐，右耳听阈限下语言信息）比 D 组（左耳听音乐，无语言信息）产生了更多与阈限下语言信息有关的想象（$p = 0.003$），而 A 组（右耳听音乐，左耳听阈限下语言信息）与 C 组（右耳听音乐，无语言信息）之间无显著性差异（$p = 0.28$）；(3) A 组和 B 组之间的差异不显著（$p = 0.08$）；(4) C 组和 D 组之间的差异不显著（$p = 0.42$）。实验者认为：(1) A、B 组与 C、D 组之间差异显著，说明阈限下语言信息能够影响人的想象内容；(2) 虽然 A 组与 B 组之间的差异（$p = 0.08$）未能达到 5% 的统计学显著性水平，但是依然大大高于 C 组与 D 组之间的差异水平（$p = 0.42$），同时 A 组与 C 组之间无显著差异（$p = 0.28$），所以结果仍然可以说明左耳听音乐，右耳听阈限下语言会激发更多的与阈限下语言信息相关的想象，与人的左脑的语言优势功能和右脑的音乐优势功能的理论一致。

还有一些有关听觉方面的研究文献显示，阈限下语言信息对人类行为和情绪有影响，但是也有很多实验研究的结果认为这种作用并不存在。我本人在美国也曾经进行过这样的实验：用音乐掩盖有关放松引导语的信息并录制成磁带，使用生物反馈仪器测量生理数据（皮肤电、肌电、皮肤温），对比单纯的音乐和含有阈限下信息的音乐在生理反应上是否有差异。结果没有获得有意义的差异指标。

另外我指导的学生陈蕙静（2006）的硕士论文研究了对 256 名服刑人员进行的实验。该实验使用音乐掩盖缓解焦虑和增强积极认知（对未来生活的信心）的暗示语。对比使用单纯的音乐（实验组一）和含有阈限下信息的音乐（实验组二）以及没

有干预（对照组）的条件下，被试在焦虑自评量表（SAS）和认知自评量表（Thaut，1989）上的分值的差异。结果显示，实验二组（使用音乐加阈限下信息组）的焦虑水平不但没有降低，反而有明显的增加（$p < 0.05$），而实验一组（单纯音乐组）焦虑分值有所减少。两个实验组的积极认知均没有发生显著性的变化。这一结果似乎显示阈限下信息对被试的情绪有所影响，但是其改变却与语言指示的方向相反。

阈限下信息的理论

关于阈限下信息是怎样起作用的，是一个有颇多争议的问题。支持这种现象存在的学者认为人类感觉器官所接收到的各种信息是非常复杂的，并不是所有的信息都能够进入大脑皮层进行高级的处理和加工，但是这些包括视觉、触觉、嗅觉和听觉的信息依然能够进入大脑的皮层下组织进行低级的加工处理，因此大量的信息就会在人们的意识没有觉察到的情况下对人的情绪、心理和行为产生影响。在很多情况下，这种影响力甚至能够超过经大脑皮层高级加工处理的信息。其机理就在于人们的大脑对进入皮层的信息需要分析、归纳和推理，如果某些信息与人们已经存在的认知体系发生矛盾，就会被否定、批判或忽视，从而不能对人产生影响。例如如果一个人认为电视上的广告大多是骗人的，那么他在看电视的时候所看到的商业广告会失去大部分作用。

相反，如果人所接收到的信息没有经过大脑皮层的加工处理，就无法对其真实性进行判断、批判和思考，也就无法拒绝它了。这时候人们就会认为这些信息是来自于自己的内部。也就是说，他会觉得这是自己的想法，而不是由外部输入的。

心理动力激活理论认为阈限下刺激必须与个人的潜意识防御机制相关，通过与潜意识交流对心理产生影响，在个体没有意识的情况下，选择性地影响特定的欲望和行为（Cheesman & Merikle，1986）。主观—客观理论认为阈限下感知是根据客观标准而不是主观标准（Dixone，1971；Erikesen，1964）。暗示—反应理论认为实际上是阈限上暗示对人产生的作用（Silverman & Spiro，1976）。直到现在，阈限下信息对人们产生影响的机制仍没有明确定论。

更大的争议是对于阈限和阈限下信息的界定问题。每个人每天的阈限都不一样，

到底如何给阈限一个可操作的定义呢？有些学者认为，只有先给阈限下信息一个明确的定义，才可能谈阈限下感知的问题。穆尔（Moore，1982）认为阈限下信息与"图像—背景"相似，因为我们的注意力集中在一个局部的时候，该物体的形象就成为了图像，而其他的物体就变成了背景而不被人们所注意。我们没有意识到它们，就不能描述或证明它的存在。当我们没有能力描述或感知到它，就会怀疑它的存在。我们都知道人类经常能重复一种技巧性的活动，而不用描述他们在做什么；也能在没表达清楚为什么、怎么样的时候就做出精细的区分；我们能在没有意识出一个刺激时就对它作出反应。

也有些人从注意力的选择性这一点来考虑阈限下概念。很显然，我们在做很多事情时要集中注意力，而不会在每个刺激改变的时候就转换注意力。如在开车时不会注意景色的转换，但神经系统仍然会对那些没有到达意识层次的刺激产生反应（Alcock，1981）。有些研究证明大脑能够感知到感官输入，但是意识没有感觉到。

当然很多其他学者不同意这一观点，认为当外界的信息刺激不能被意识所察觉时，人就不会对它发生反应（Staum & Brotos，1992；Walls，Taylor & Falzone，1992）。

阈限下信息技术在商业领域的应用

关于阈限下信息在学术上的争议很大，至今没有一个定论。但是商业领域已经大量地使用这种技术了，特别是广告界更是认为这意味着广告技术新时代的来临。很多广告商认为可以利用这种技术影响消费者的态度和判断，以达到推销商品的目的。

1979 年的《时代》杂志上一篇名为《秘密的声音》的文章报道了美国和加拿大近50 家商店在背景音乐中加入阈限下信息以减少入店行窃和员工的偷窃行为。美国东海岸一家连锁店报告偷盗行为因此减少了 37%，在 9 个月内节约了 60 万美金。

《华尔街期刊》在 1980 年报告新奥尔良市一家超市安装了阈限下信息系统，其内容为"我为诚实骄傲，我不会偷盗，我很诚实"等。报告称在 6 个月时间内减少了偷盗损失 5 万美元。很多商人从中发现了商机，将这个技术运用到电视、广播等传媒广告中，在无线电台中播放谁也听不懂的广告语。

记得我在美国留学的时候就经常在汽车的收音机里听到一些声音低沉但是语速极

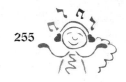

快，以至于完全无法听清在说什么的声音。当时我还很奇怪，为什么有人花钱做广告，却又不让人听清他在说什么，岂不是在浪费钱吗？直到学习了有关的知识后我才明白那就是一种阈限下信息的广告。

据报道，通用汽车公司推出了一款新的车型，销售得非常好，据说很大程度上得益于它的广告做得好。很多人反映这款车型看起来很性感，但是又说不出为什么性感。后来有人揭秘，原来是在巨大的广告牌上的汽车图像下面实际上隐藏着一个裸体女性的照片。

1973 年有一本叫《阈限下的诱惑》(Subliminal Seduction) 的书成为畅销书，销售了近百万册。作者试图让阈限下技术充满整个美国社会。他介绍了很多技术，描述如何在广告画面中加入包含性暗示的阈限下信息，包括图像和语言，这些信息可以引发人们的潜意识性冲动。人们针对阈限下信息带来的道德问题表现出担忧，也有很多人担心自己的思维在毫无防备的状态下被侵入，受到不良影响。

20 世纪 80 年代，由于美国很多宗教组织投诉说在一些摇滚音乐中隐藏着赞扬魔鬼的信息，或者包含着性的、暴力的和毒品的诱惑信息。为此美国的阿肯萨州、德克萨斯州和加利福尼亚州的议会先后通过法律，要求凡是在音乐里附加有阈限下信息的唱片磁带必须贴上警告标签。

阈限下信息在治疗中的应用

在 1980 年的研究中，西尔弗曼（Silvermen）对一组正通过行为矫正来戒烟的病人进行阈限下信息干预。治疗结束一个月后，实验组（接受阈限下信息的小组）中66% 的人不吸烟了，而控制组只有 13% 的人不吸烟了。西尔弗曼认为在自我主张训练课堂、青少年的心理治疗、大学生的小组治疗、对酗酒者的咨询、接受行为矫正疗法的恐惧症病人、过度饮食的病人人群里，运用阈限下信息都有积极效果。

在 1979 年第九届亚特兰大计算机医学年会上，贝克尔（Hal Becker）发表论文宣称他在堪萨斯城的麦克唐纳医药中心将阈限下信息结合声响设备用以减少压力（应激）。7 个月的实验显示出显著效果：由于打针疼痛造成的昏厥降到了接近 0%，员工吸烟减少 79%，在等待室里病人发怒的情况也减少了将近 60%。他认为阈限下信息减

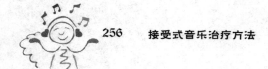

少了偷盗行为的发生，对于戒烟、戒酒、减肥、增强自信、改善学习习惯、调节病人的情绪等各方面都有很好的疗效。

美国有一些专门出品阈限下信息的系列音乐磁带或 CD 的公司。他们声称自己的产品功能无所不及。从戒烟、戒酒、戒毒、减肥、减压到治疗高血压、心脏病、失眠以及提高人的学习能力和兴趣、增强自信心、提高自我评价等。但是有些学者对这些磁带或 CD 进行了声波图谱分析后，并没有发现语言的声波图形。

留学期间我需要在课余时间打工赚钱维持生计，于是找了份在当地的必胜客连锁店送外卖的工作。有一次，我与一起打工的一位美国人聊天，他是中学物理老师。他问我是学什么专业的，我告诉他我学的是音乐治疗专业。他说："我知道音乐治疗，我现在正在听音乐治疗的磁带——阈限下信息磁带。"我问他为什么要听，想解决什么问题。他说他正在戒酒。我问他效果如何，他说："不知道对别人有没有用，反正对我是有用的。我现在不太想喝酒了。"

对于这种阈限下信息的磁带或 CD，也有学者做了实验。他们把买来的磁带的标签做了更换，交给被试聆听，然后被试报告产生了与标签相符合的疗效。研究者因此认为聆听这种磁带所带来的疗效其实是安慰剂的作用。市场上出售的被称为"自助阈限下信息"磁带、CD 的作用目前尚不清楚。在中国，一些声称搞"成功学培训"和"潜能开发培训"的机构在培训项目中出售所谓的"潜意识开发光盘"，其实用的就是这种技术。这个技术操作并不复杂，会使用音频编辑软件的人在自己家里就可以制作，成本也很低廉，但这些机构却以天价出售磁带或 CD（十几年前一盘磁带售价高达2800 元，现在一盘 CD 的价格也在 1000 元左右）。这些人实际上是利用国人对这种技术不熟悉、抱有强烈的好奇心的特点进行诈骗活动。这也是为什么我会在本书中介绍这种疗效尚未有定论的技术的主要原因，希望大家不要上当受骗。当然，我并没有否定这种方法的意思，而是说我们还可以继续研究，尝试使用和探讨，希望最终能够得到确切的结论。如果最后能够证明它的疗效是真实可靠的，当然是一件好事。但是在目前尚无明确结论的情况下宣称它有神奇的疗效，以此谋取暴利，则是违反职业伦理的行为。

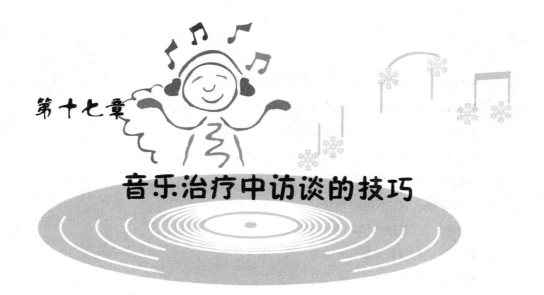

音乐治疗中访谈的技巧

接受式的音乐治疗，特别是接受式的音乐心理治疗（包括各种类型的音乐想象、歌曲讨论等）过程，通常要从访谈开始。在与来访者的初次访谈中，治疗师要开始搜集基本资料，自然会比较多地使用语言进行交流。在之后的每次治疗中，治疗师通常也要先花一些时间与来访者交谈，以了解对方的近况，近期是否有什么变化，上次的干预是否有效，这次来访者带来的主题是什么，目前的困扰是什么，希望解决什么问题，情绪状态和身体状态如何，等等。只有了解了这些情况之后，治疗师才能决定接下来的时间里做什么样的音乐治疗干预。

在音乐治疗的过程中，治疗师不仅仅用音乐的技术来推动治疗进程的发展，而且也会大量运用语言技巧来与来访者进行互动交流，所以语言交流和互动的技巧也至关重要。每个人都有自己的语言方式和交流习惯，我们没有必要，也不可能让所有的音乐治疗师都使用相同的语言风格和交流方式。相反，每一名音乐治疗师都要发展出自己的符合自己性格习惯的交流方式。但是确实有一些语言方式会损害治疗关系，对治疗过程造成消极的影响，甚至对来访者造成不同程度的伤害。我们在下面先举出一个例子来看看什么样的语言方式会在治疗过程中造成损害。

如一个来访者在述说了自己生活中的种种失败经历之后，表达了这样的想法："我这个人一文不值。"治疗师应该怎么反应呢？我们先列举一些常见的错误反应：

◆ **命令和要求**："别这样想，不要有这样对自己的消极评价。"

◆ **劝告**："你虽然比上不足，但也比下有余了。"

◆ **威胁**："你这样的想法只会让自己更加糟糕。"

◆ **建议**："如果我是你,我就会尝试换一个工作。"

◆ **教导**："你应该多从积极方面看待自己。"

◆ **夸奖**："你没有看到自己的价值,实际上你是很优秀的。"

◆ **批评**："你这样评价自己是错误的。"

◆ **贴标签**："这说明你很幼稚。"

◆ **分析**："这是因为你太追求完美了。"

◆ **保证**："你好好休息休息就会感觉好多了。"

◆ **探究或提问**："你为什么这样想呢?"

◆ **开玩笑**："别逗了,你要是没有价值,那别人就没法活了。"

◆ **否定**："我猜想这不是你的真实想法。"

◆ **怜悯**："这太糟糕了,我为你感到难过。"

这些治疗师的反应其实都是在告诉对方:"你这样想是不对的,不应该的。"这会让治疗师和来访者的交流陷入僵局。治疗师这样的反应会造成与来访者之间的隔阂,让对方关闭交流的窗户,他会觉得治疗师对他的感受其实并不关心。来访者会这样理解治疗师的反应:"别人是不能理解我的。我不应该有这样的感受,但是我没办法……"这样交流的结果可能导致来访者的挫折感、愤怒以及有可能造成与治疗师的对立和阻抗。

我们应该想一想,来访者说这话的意思是什么?他说这话的时候心里是什么感觉?作为治疗师,我们如何才能让对方知道我们是在聆听,并且理解他的感受和困惑,接受他的情绪和情感?实际上,治疗师此时需要做的只是理解和共情,所以不要评价、不要批评、不要分析,也不要建议。理解和共情是建立好的治疗关系的首要工作。没有一个好的治疗关系,任何干预技术都是无用的。所以治疗师说的话可能应该是:

"嗯,你觉得自己没有价值。"

"看起来你在生活中找不到自己的价值,是这样吗?"

"听起来你对自己很不满意,是吗?"

"我想你一定为此感到很痛苦,是吗?"

这样的反应是无评价、无分析、无建议的，只是告诉对方，我理解你的意思了。

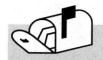

案　例

一次我被邀请到电视台做一个现场心理咨询节目。节目编导同时还聘请了一名资深心理咨询师和一名患有抑郁症的患者及她的母亲。当这位抑郁症患者谈到自己每天的大部分时间都感到很痛苦时，心理咨询师打断了她的话：

"我现在要问你一个问题，是别人让你每天这样痛苦，还是你自己让你每天这样痛苦？"

患者想了半天，迟疑地说："是我自己让我每天这样痛苦。"

咨询师说："对！不是别人让你每天这样痛苦，而是你自己让自己痛苦！"

节目继续，患者说到自己每天都无精打采，昏昏欲睡，有一觉竟然睡了 36 个小时。这位咨询师马上问："如果你知道在早上 8 点钟有一笔巨大的财富让你去领取，你会起床吗？"

患者说："也许我会起来的。"

咨询师说："对，这说明早上起床对你来说不重要。如果重要的话你就会起来的。"

在患者讲述自己病情和症状的整个过程中，这位咨询师不断地指出：这些都是患者自己的错误。最后她总结道："根据我 25 年的咨询经验，像你们这样的人，问题只有两个，一个是自私，一个是狭隘。"

这位患者很不以为然，开始与咨询师争论："我不觉得我自私！"

咨询师："你看看你母亲辛辛苦苦把你养大容易吗？你都 25 岁了还不独立，还在让你母亲照顾你，你这不是自私吗？"

......

整个过程我都插不上嘴。

台下的编导给我递条子："高老师，你应该说点什么了。"

我开始询问患者："刚才谈到，你觉得从小母亲对你一直很冷漠，经常打骂你。你觉得自己得不到母爱，只是当你去年夏天病重的时候你母亲才每天到你宿舍送饭给你吃。这时候你的心里是什么感受呢？"

患者说："只有这时候我才感到了一些母爱。"

我说："也就是说当你病重的时候你才得到了母爱，是这样吗？"

患者表示同意。我继续说："如果我是你，我也会抑郁的，甚至比你更严重。一个从小没有得到母爱的人变得抑郁是正常的。而且当一个人严重抑郁的时候才能得到母爱，那为什么不抑郁呢？"

患者说："可是这样的作用是有时效的，时间长了妈妈就又不把我当回事了。"

我说："对呀，所以我觉得你现在还可以继续抑郁下去，直到你觉得时效过了再停止抑郁也未尝不可。"

这时候患者和她母亲都显出若有所思的样子。我虽然没有明说，但相信她们双方都会明白一个道理：疾病往往是有获益功能的。患者会明白，抑郁症对自己而言只是一个换取母爱的工具，自己可以用，也可以不用，这样就可以决定自己要不要抑郁或什么时候结束抑郁。

上述案例中，另一位咨询师所做的一切努力都是要证明病人的疾病都是她自己的错误，抑郁是不应该的。好像只有如此病人才可以知错就改，幡然悔悟。但是我们知道抑郁症病人的一个重要临床症状就是自罪自责，而这位咨询师所做的就是让她更加地自罪自责，这只能让病情更加恶化。因此错误的反应方式会给来访者带来很大的伤害。我们也看到了，指出来访者的错误或不合理，往往只能激发对方的敌意和阻抗，使治疗陷入僵局。相反，如果真心地接受来访者表面上不合理甚至荒谬的东西（包括症状、行为、情感），承认其合理性，往往能够有利于治疗师与来访者顺利地建立良好的治疗关系。

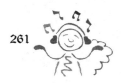

语言技巧

　　虽然很多情况下音乐治疗是以音乐体验为主要治疗手段，但是在有些情况下，特别是在深层次的心理干预情况下，使用语言技术来推动来访者自我的内省和领悟也是一个重要的组成部分。通常来说，音乐治疗干预的层次越深，语言技巧的使用比例就越大。这里介绍一些访谈中最常用的语言技巧。

反　映

　　反映是指，治疗师用自己的语言词汇来重申或复述来访者在交流中表达的内容或情感，以显示治疗师对来访者的理解和接受。换句话说，就是治疗师用自己的感知觉来感受来访者眼中看到的世界，并与患者进行交流。情绪、体验或语言的内容都能作为反映的对象。当反映对方的情绪时，治疗师会用与来访者所用语言不同的词语来表达同样的情绪。当反映对方的体验时，治疗师会注意来访者的肢体语言并加以反映。当反映对方的语言表达内容时，治疗师会帮助对方找到准确的词汇来自我表达。这是治疗师在访谈过程中使用最多的基本语言技巧，也是共情的基本语言技巧之一。

　　反映的形式包括如下几种：

1. **释义**：用与来访者不同的简明扼要的语言来重申来访者所表达的内容。例如，来访者说："自从那次他欺骗了我之后，我总是忍不住想检查他的电子邮件和手机短信。他无论说什么我都会不由自主地想，他的话是真的还是假的？"治疗师说："你是说，自从那件事情之后你很难再信任他了。"

2. **情绪的反映**：用简明的语言来表述来访者所表达的有关情绪方面的内容。例如，"我妈妈总是说，你看人家小孩如何如何好，如何懂事。每当这时候我的胸口就很堵得慌。"这时候来访者流下了眼泪。治疗师说："妈妈这样说让你非常痛苦，所以你哭了。"

3. **含义的反映**：用简明的语言来总结、揭示来访者所表达的真实意思。例如，在访谈中妻子抱怨丈夫从来没有在情人节时给她送过礼物，而且总是忘了她的生日，这让她非常失望和伤心。治疗师说："你感到痛苦的原因是你觉得，在他的心中你并不重要，是这样的吗？"

4. **总结性的反映**：在与来访者进行一段较长的谈话之后，治疗师用简明的语言表述对方所表达的中心主题和情感。例如，来访者向治疗师讲述一年前发现丈夫有婚外情。她开始的时候非常愤怒，提出了离婚，而丈夫央求自己原谅他，并表示要和第三者断绝关系。可是后来她发现他们其实还在保持联系。来访者详细讲述了她是如何发现丈夫的蛛丝马迹，然后如何与丈夫吵闹的。最后丈夫答应了离婚，可是她考虑到孩子的问题，又开始犹豫是不是应该离婚。治疗师最后为来访者总结了谈话的主题："你近来感到非常矛盾和痛苦，一方面由于丈夫的不忠让你受到伤害，希望结束婚姻；但是另一方面，为了孩子你下不了离婚的决心，处在两难的境地。你希望通过心理咨询帮自己摆脱这种两难的处境，是这样吗？"

反映技术的适用范围

反映技术可以在如下情况中使用：

◆ **验证治疗师的理解是否准确**。例如，治疗师在做了反映之后说："我这样理解你刚才的话，你看对吗？"如果治疗师所说的意思与来访者认为的不同，对方可以予以纠正。在很多情况下，治疗师以为自己理解了对方，但是当问"我这样理解对吗"之后，经常会发现对方说："不，我不是这个意思"；"嗯，好像有点不太一样"。所以治疗师千万不要未经确证就认为自己已经理解来访者了，要养成问"是这样吗"，"我理解的对吗"的语言习惯。

◆ **促进来访者的自我觉察**。例如，治疗师说："你刚才说你不能原谅你的丈夫，想要离婚。但同时我看到你不停地在流泪。看起来离婚对你来说是一件非常痛苦的事情，对吗？"语言的反映技术可以使用简明的语言强调出对方谈话中比较重要的内容。就如同我们平时读书时，会用笔在重要的句子和内容下面画一条线，以显示这些内容很重要。同样，治疗师重复对方比较重要或核心的谈话内容，实际上也是提醒对方：你的这些话（内容）是很重要的。有时候对方甚至会对治疗师说："刚才我说那句话的时候没有多想，你这么一说，我觉得我心里确实觉得这事对我很重要。"

◆ **帮助来访者对自己的澄清或自我洞察**。来访者在访谈中常常思绪比较混乱，语

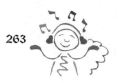

言表达也很矛盾或不清楚。这是由于来访者内心的矛盾和困惑造成的。有些治疗师会在这时候开始感到不耐烦，不再努力地聆听，也不尝试在对方的谈话中理出头绪、找到对方的表达意图，而是对自己说：我不知道她在说什么。于是双方的交流在这个时刻终止了。我有一个学习成绩非常好的研究生在治疗中总是很不顺利，来访者的流失率很高，很少有来访者能在她那里做两次以上的治疗。后来我注意到，她在来访者的大段讲述后会说："你刚才讲了那么多，我怎么都听不明白你到底是什么意思？"她实际上是把自己不能理解的责任推给了对方。我想这正是她不能成功的关键所在。事实上治疗师在访谈中的一个重要功能和责任就是帮助来访者理清思绪，了解自己的内心。当然，这种情况对临床上的新手有一定挑战，但却是治疗师必须具有的能力。

◆ **鼓励和促进来访者做进一步的讨论。**来访者经过治疗师的语言反映之后，感到治疗师能够理解自己，自然有兴趣和动机进一步地表达和讨论。正所谓"酒逢知己千杯少，话不投机半句多"。

◆ **促进情感的宣泄和释放。**常言道"知己难寻"，来访者苦于无人能够理解自己的痛苦，压抑在内心的很多话无人可讲，而现在面对的是一个没有评价、没有批评，只有共情和理解的治疗师，自然会丢掉顾虑和压抑。另外，语言的反映技术也会强化和放大来访者的情绪体验，有助于其内心情感的释放和宣泄。

◆ **建立与来访者的同步。**建立良好的治疗关系是成功治疗的前提。治疗师无评价的态度以及不断地简明重申来访者表达的内容和情感，不仅仅有助于与来访者建立信任安全的关系，也有助于治疗师保持与对方的共情，让治疗师在情绪和生理的体验层面上与其保持同步。现在无论什么流派的治疗师都讲共情，但是实际上很多人更多的是把自己凌驾于来访者之上，总以为自己有一对老鹰一般的眼睛，有 X 光机般的透视能力，能看穿来访者内心深处的黑暗世界。这些人总以为自己比来访者更了解来访者自己，却无法放下身段来体验来访者的内心情感世界。所谓"共情"其实是指治疗师忘了自己是谁，把自己置身于对方的内心世界，毫无评价地去体验对方的情感。而这一切恰恰需要语言的反映技术的帮助。

不适合使用反映技术的情况包括：

◆ **当治疗师不能够接受来访者的时候。**我们虽然强调治疗师要无条件接受来访者，但是治疗师也是普普通通的人，也有人的情感。所以有的时候由于治疗师个人的经历和性格，对某些特定的来访者很难抱着无评价的态度去接受对方，在这种情况下，语言的反映技术就变得格外难以使用，治疗师或者言不由衷，或者无法正确地理解对方。遇到这种情况，治疗师应该明白自己的局限性，把来访者转介给其他治疗师。

◆ **当来访者没有自己解决问题的能力的时候**。在大部分情况下，我们相信来访者最终有能力找到解决自己问题的办法。但是对方如果患有精神方面的疾病，认知功能受到损害，具有妄想或幻觉症状（例如病人认定有人要加害自己），语言的反映技术就有可能强化他的错误认知，使症状恶化。另外，当面对严重抑郁症病人被顽固的自杀观念控制时，单纯的语言反映技术显然不是一个好的选择。

◆ **当治疗师不能与来访者完全分离开的时候**。我们虽然说治疗师应该能够无评价地进入来访者的内心世界，去体验他的情感，但是当治疗师有着与对方类似的生活经历，而自己的问题尚未得到解决，这种无条件的共情就变得很危险了。语言的反映技术有可能促使治疗师对对方过度认同，而丧失了治疗师的客观观察和思考的能力。如果治疗师自己经历了丈夫发生婚外情所带来的痛苦，而且正深陷其中时，遇到了一个有同样经历的女性来访者，我们可以想象，双方可能会一起陷入痛苦，一起来声讨"负心汉的滔天罪行"。这时候语言的反映技术有可能起到推波助澜的作用。在这种情况下，其他的语言技术可能会更有帮助。

◆ **当治疗师没有对来访者有足够的理解时**。反映技术是建立在理解的基础上的。正确的理解才能做出正确的反映。如果当你说"我这样理解对吗？"对方却总说"不，好像不太一样"，你首先应该想到的是使用探究和澄清技术，而不是反映技术。

探　究

探究是指治疗师为了获得更多的信息而提出问题或陈述看法。这个技术应该谨慎使用，并保持节制。过度的探究会让访谈变成盘问或刺探（我常常对学生开玩笑说：不要让你的来访者感到他被抓到了派出所），对治疗关系将是破坏性的。来访者应该在无须治疗师探究的情况下透露自己的内心思想或故事。

探究的技术可以分为如下几种：

1. 描述来访者的身体语言。例如："我看到你的眼中有泪水，能告诉我是什么让你

难过吗？"

2. 邀请对方表达。例如："你能讲讲你的童年生活经历吗？"

3. 静静地聆听。有时候"沉默是金"。当你少说的时候对方就会多说。把话语权和控制权交给对方。很多没有经验的治疗师为了掩饰自己的经验不足或为了显示自己的专业知识而滔滔不绝，结果对方就变得沉默不语。所以我常常要求我的学生：少说话！少说话！你说的越少，对方就说的越多。

4. 身体同步。治疗师的生理状态应该与来访者大致处于同一水平。如果对方很焦虑而治疗师很放松，就会妨碍对方的进一步表达，也会让对方感到你并没有真正理解他。应该特别注意对方的呼吸节律，并使自己的呼吸接近对方的呼吸节律。

5. 使用细微的信号鼓励对方继续谈话。很多身体的姿势和动作都可以显示治疗师对对方的谈话很感兴趣，都是在鼓励对方继续表达。例如将手指头放在嘴边、点头、目光接触、身体前倾。简单的语言也是鼓励对方继续交谈的方式："嗯"、"是的"、"是这样的"、"我明白了"，等等。

6. 转换主题。治疗师在必要的时候可以通过提问题的方式把谈话的主题转移到另一个方面去。这是一个要特别慎用的技巧，使用不当会让来访者感到你对他所关心或困扰的事情不感兴趣，甚至激惹对方的愤怒，会给治疗关系带来很大的损害。这一方法只有在来访者的讲述不能集中在核心话题上的情况下，或者来访者陷入一个话题反复地陈述，谈话内容不能发展的情况下才能使用。例如：

◆ 来访者：和丈夫的矛盾给我带来的压力太大了，我想搬出去分居一段时间。

治疗师：你丈夫是怎么想的？

◆ 来访者：我不想上学了。并不是因为我的成绩不好，而是因为我家的经济条件不好。

治疗师：你在学校都上了哪些课程？

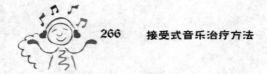

◆ 来访者：他拿起茶杯砸到了我头上。

治疗师：是一个什么样的茶杯？

提 问

提问可以分为两类：一类是开放式提问，一类是封闭式提问。

1. **开放式提问**。在英语中以"W"开头的问题大多属于开放式的问题。在中文中，这类问题大多以"为什么"、"什么"、"怎样"、"如何"等为开头。这样的问题都需要对方以较多的语言来回答，可以引发进一步的表达，包括思想、情感、观点以及态度，而不仅仅是陈述事实。

2. **封闭式提问**。在英语中以"Do you"开头，且可以用"Yes"或"No"来回答的问题都属于封闭式问题。而在中文的语言结构中，以"……吗"来提问，使用"是"或"不是"，"对"或"不对"，"有"或"没有"等简单的语言可以回答的，都属于封闭式问题。封闭式提问限制了回答的可能性，容易让访谈陷入停顿，但可以用来探寻或澄清事实真相。例如，"你小时候经常被父亲殴打吗？""你的意思是说你对他又恨又爱，是吗？"另外，在对来访者的谈话内容进行反映时，也经常使用封闭式的句型，例如，"……你是这个意思吗？""……我理解的对吗？"

在大部分情况下，建议治疗师更多地使用开放式的问题，这样可以让访谈顺畅地进行。例如，来访者说"我觉得生活很没有意思，对什么都提不起兴趣来"，治疗师应该问的是"是什么让你觉得生活没有意思呢？"而不是"你的情绪低落吗？"当来访者讲述了受到同事欺负的事情之后，治疗师不应该问"当你感到被同事欺负的时候生气吗？"而应该问"当你被同事欺负的时候是什么感觉？"请对比以下几组问句：

◆ 封闭：听到你的朋友说那些话，你很生气吗？

开放：听到你朋友说那些话，你的感受是什么样的？

◆ 封闭：你希望成为一名医生吗？

开放：对于将来做一名医生你心里是怎么考虑的？

◆ 封闭：你喜欢学校吗？

　开放：你对学校的印象怎么样？

联 结

　　联结是指治疗师使用自己的语言，或者要求来访者使用语言将当前谈论的感受、情感或经历与另一个感受、情感或经历联系起来。联结的方法可以让来访者澄清或理解自己的体验和困扰，同时也帮助治疗师对问题进行理解，例如来访者讲述了自己对丈夫的抱怨，说他经常很晚才回家，有时候甚至不回家。

　　治疗师："你丈夫经常回家很晚，甚至不回家，你是什么感觉？"

　　来访者："我会非常焦虑心慌，惶惶不可终日的感觉"。

　　治疗师："这种焦虑心慌的感觉过去什么时候也有过？"

　　来访者："记得小时候爸爸妈妈工作很忙，总是加班，很晚才回家，

　　　　　　　我一个人在家，我非常害怕，也总是心很慌。"

　　治疗师："你觉得这两种感觉类似吗？"

　　来访者："你这么一说，我觉得还是挺像的……"

　　在另外一个例子中，一位女性来访者表示自己的性格很好强，不愿意示弱，所以总是跟单位里的同事发生矛盾。

　　来访者："我觉得女人就必须坚强，不能依靠男人。"

　　治疗师："如果你的性格弱了就会怎样呢？"

　　来访者："如果弱了就会被人看不起，被人欺负。"

　　治疗师："你有过被人欺负或被人看不起的经历吗？"

　　来访者："我没有过，但是从小我妈就教育我，女孩子要坚强，要不

　　　　　　　然就会被人欺负。小时候我只要一哭就会被妈妈责骂，说软

　　　　　　　弱是最让人看不起的。我父母在我很小的时候就离婚了，是

　　　　　　　妈妈一个人含辛茹苦地把我带大。她告诉我男人是靠不住的，

　　　　　　　只能依靠自己。"

　　治疗师："看起来你觉得必须坚强，否则就要被人欺负，男人是不可

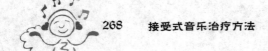

靠的。这些想法是由于你母亲的经历造成的,你觉得是吗?"

来访者:"我过去没有想过这个问题,现在看来是的。"

澄 清

澄清指的是治疗师使用问题或陈述的形式来澄清或确认来访者已经提供的内容或情绪以及躯体体验。探究是引发新的信息,而澄清则是确认已有的信息,这两个方法是截然不同的。同样,澄清的技术也应该少用或慎用,使用不当或过多使用会让来访者感到治疗师没有在聆听,或者治疗师不能理解自己所说的话。另外,澄清的技术也不应该打断来访者的思路,影响他们自我的澄清。

澄清有两种方式:(1)使用简单、准确和具体的表述;(2)使用提问题的方式。

来访者:男朋友向我求婚,我拒绝了。可是我现在还带着他给我的婚戒。我和他决定在新年的时候分手,因为我无法继续我们的关系。简单地说,我不想嫁给他的原因是我觉得我们还没有到那一步。我知道我不想嫁给他,但是我也不能离开他。所有的人都告诉我应该开始自己的新生活。但是他身上有很多优点,他真的是一个很好的人,我不能这样抛弃他。

治疗师:我理解分手对你们来说是非常困难的。他身上有很多你喜欢的东西。

来访者:这好像是双方的事情。我坚信我们是两个完全不同的人,这就是为什么我们的关系以失败而告终,也是为什么我们用了三年半的时间,最终都没有能在一起。我在这一段时间里约会了很多对象,可是他始终黏着我。

治疗师:你不能抛弃他,你不能把他排斥在你的生活之外,是吗?

来访者:对,我不能跟他生活在一起,但是我也不能放弃他。

总 结

总结是指治疗师回顾一段讨论或一次治疗的过程,扼要地重复其中的主要内容。这个方法特别适用于当来访者结束一长段的谈话后;当他提供了很多信息后;当团体

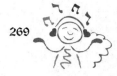

治疗中很多成员的互动呈现之后；当需要抓住讨论的要点并记住它们的时候。另外，总结的方法还被用在临近结束的时候或对本次治疗的体验进行整合的时候。

解　释

解释是指治疗师对来访者的体验提供可能的解释和意义。解释可以由来访者来完成，也可以由治疗师和来访者共同完成。对于精神分析取向的治疗师来说，解释是治疗的核心任务之一。解释的目的是帮助来访者理解自己的情感及行为，同时引导对方对自我和自己的生活进行内省。

当解释的结论既能够反映治疗师的观点，又能够反映来访者的观点，并且来访者准备好接受和理解治疗师的解释，而治疗师又敏感地抓住这一时机做出了自己的解释时，此时的解释是最有帮助的。但是如果治疗师的解释不正确或者时机不正确，解释就可能损害治疗关系，造成治疗师与来访者之间的隔阂，并引发负性情绪。因此，在治疗中的解释要求治疗师具有相当的理论知识和技巧。解释是建立在治疗师对来访者充分和持续的评估的基础之上，并且治疗师获得了对来访者更多的了解之后解释才可能是准确的。另外治疗师的解释还要根据某种特定理论流派（例如精神分析、人本主义等）的概念进行分析，这就需要治疗师受到除音乐治疗训练之外的心理学培训。

解释的方法是通过对访谈过程中语言及非语言的交流和情绪表达的潜在含义进行的分析，让来访者获得对自我的洞见、自我分析和自我理解。解释可以分为两种类型：一种是推理的解释——治疗师根据理论对交流的内容和观察到的行为进行理解；一种是假设的解释——治疗师根据自己的经验对双方交流的内容和观察到的行为进行理解。

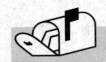

案　例

　　一位女性来访者报告说自己近几个月来不知道患了什么病，对上班感到很焦虑和恐惧，甚至几次在上班的时候突然晕倒在地，被送到医院抢救并检查，但是查不出任何生理问题。医生说是心理问题，所以前来寻求帮助。

治疗师：在你发病之前，生活中有没有发生什么事件或发生什么
　　　　变化？

来访者：应该没有发生什么事情，除了公司新来了一个女老板。

治疗师：你觉得新来的女老板跟你发生症状有什么关联吗？

来访者：也许有一点吧。过去的男老板对我很好，我工作得也很顺心。但是新来的女老板让我感到很紧张，压力很大。

治疗师：新老板对你不好吗？

来访者：也不是，她对我还是挺好的，但不知道为什么我见到她就感
　　　　到害怕，非常紧张。对了，几次晕倒好像都是在准备给她汇
　　　　报工作时发生的。

治疗师：请你给我形容一下她是一个什么样的人。

来访者：她瘦瘦高高的，40多岁，看起来比较严肃，很少看到她笑。
　　　　她的皮肤比较黑，说话声音有点沙沙的。她跟人谈话的时候
　　　　总是拿眼睛盯着对方，让人很不舒服……

治疗师：你跟她说话的时候是什么感觉？

来访者：我觉得很紧张，心跳气短，眼睛不敢看她，总觉得像自己做
　　　　错了什么事情一样。

治疗师：除了在这个老板面前，你还有没有在其他人面前有过这种心
　　　　跳气短，总觉得自己做错什么事情的感觉？

来访者（想了一会儿）：小时候妈妈让我觉得很可怕。她非常严厉，

　　经常训斥我。当时我学习成绩不好，因为怕她看到我的成绩单会打我，所以好几次就偷偷地改了成绩单，但是都被她发现了。那时候我比较爱撒谎，可是总是被她揭穿，所以每次她一叫我，我的心就开始跳，不知道什么事情又被她发现了。那时候的感觉和见到女老板的感觉有些像。对，其实很像！

治疗师：你能描述一下你妈妈的样子吗？

来访者：她也是瘦高瘦高的，眼光像老鹰一样，我很害怕她的眼睛……啊，我发现她其实在很多方面都有点像我的老板。啊，我突然在想，我对这个女老板的害怕也许是由于对我妈的害怕。

治疗师：我觉得你说得很对。因为这个新来的女老板有很多方面都很像你的妈妈，所以把你小时候对母亲的恐惧反应引发出来，并且把小时候对妈妈的恐惧心理投射到了你的女老板身上。这就是你感到紧张，甚至晕倒的原因了。

过程转移

　　过程转移是指治疗师帮助来访者从一个意识状态的水平转换到另一个意识状态的水平，使对方能够观察到自己的内心，并对此产生反应。例如，当来访者谈到对某一事件的悲伤感受时，治疗师询问对方："你觉得你的这种感受如何？""你喜欢这种感受吗？"（把对方的意识转移到更深层的内心体验上。）在团体治疗中，当小组成员正在表达各自的观点时，治疗师突然问："我们这个团体现在在干什么？"（把成员的意识从自身个体的感受转移到团体的整体意识层面上。）存在主义把这称为从自发的意识层面转移到内省的意识层面上。

自我暴露

　　自我暴露是指治疗师给来访者或治疗小组成员透露与当前主题有关的自己的想法、情感或经历。使用这个方法的时候，治疗师必须先问问自己，此时此刻决定暴露自我是为了满足来访者的治疗需要，还是为了想与来访者分享你的内心，或是想给对方一个"正确答案"。自我暴露可以促进治疗的进展，也可能妨碍治疗的进展。当自我暴露结束后，治疗师必须将自己的经历与来访者的经历建立起一个明确的联系，让对方明白你陈述自己的事情目的是为了帮助他更好的了解他的事情。治疗师应该始终将焦点放在来访者身上，而不是满足于自己的表现欲、倾诉欲或对成功感的追求。移情与反移情的因素必须考虑到。

面　质

面质是指治疗师请来访者注意到他自己想的和说的之间的矛盾；说的和做的之间的矛盾；语言和身体语言之间的矛盾；自己对自己的看法与他人对自己的看法之间的矛盾；他的生活方式和他希望的生活之间的矛盾。通常使用的语言形式是："一方面你……而另一方面你却……"使用面质方法有三个前提：一是治疗师与来访者建立了稳固的治疗关系，治疗师能够充分理解来访者；二是来访者必须能够接受自己的自我矛盾；三是探讨这种矛盾的时机已经成熟。

请注意，面质绝不是使用社会道德标准或治疗师的价值标准来指责来访者的行为或者情感。很多治疗师把对来访者的批评和指责称为"面质"是完全错误的。面质揭示的是来访者自我的内部矛盾，而不是社会道德与个人行为的矛盾，也不是正确与错误的矛盾或荒谬与事实（真理）之间的矛盾。这时候治疗师的无评价态度是至关重要的。

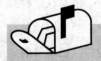

案　例

在一个团体治疗中，有一位患者反复地说，他希望与其他人好好相处，并且后悔经常吵架。但是这位患者仍然会与其他人争吵，并且显然每次争吵都是由他引起的。治疗师决定在治疗中对这位患者的行为进行面质。这位患者走到另一位正在使用鼓的患者面前说："我正准备去拿这个鼓，你却在我之前拿走了，现在把它还给我。"那位患者拒绝把鼓给他。于是

他们争执了起来。治疗师对他说："你看，这就是一个你引发争吵的例子。他已经选择了这面鼓，而你又在重复你经常做的事情——要求得到属于别人的东西。但是你同时又很希望与别人能够很好地相处。看起来这里面有些矛盾的地方，你认为呢？"然后治疗师开始与这位患者讨论有关他引发争吵的行为模式的问题。

反　馈

反馈是指治疗师用语言来表述作为客观的第三方观察者看起来、听起来或感受到来访者或团体是什么样的。这个方法用来帮助来访者建立自我意识和自我形象感。在很多情况下，治疗师的反馈对来访者是有益的，特别是当来访者主动要求治疗师做出反馈的时候，给予反馈会是很有帮助的。但是反馈针对的是来访者的行为，而不是来访者本身。反馈应该尽量少用，并且在给予反馈后要立即评估对方的反应。

延　伸

延伸是指治疗师在做出了一系列的反映或总结性的表述之后，对来访者的陈述内容作进一步的延伸，将来访者的思想和谈话引向一个特定的方向或进行分析性的连接。这个方法用来提供客观的反馈，并把讨论的焦点转移到做决定和行动计划方面去。延伸在访谈中就像"添加剂"，可能会具有一定的危险性。它可能让治疗师与来访者的关系受到损害，因为它可能成为一个信号——治疗师在控制来访者，告诉来访者应该如何分析或解决问题。这样就传达了一个信息：来访者不需要自己做决定，治疗师会替他做的。所以说，使用这一方法的时候，来访者应该有能力做决定，或者必须是在治疗师细心地聆听对方之后。

下面是我的一个还在进行中的案例。

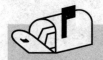

案　例

　　刘女士，34 岁，是一名全职太太。她来到诊室的目的是解决自己的情绪问题。近一年来她的脾气变得越来越不好，经常会为一点小事向丈夫大发脾气，因此家庭关系变得越来越紧张。她自己也不想这样，但是总觉得无法控制情绪。下面是第 8 次治疗的访谈部分。

　　治疗师：这一周过得怎么样？（探究——开放式提问）

　　来访者：不怎么好，还是总向老公发脾气。每当这时都会让孩子感到很害怕。我事后也很内疚，但是自己控制不了。

　　治疗师：情况总是这样的，每次发脾气之后都会后悔，但是又控制不住。（反映）能告诉我发生了什么吗？你在什么情况下又发脾气了？（开放式提问）

　　来访者：前天晚上我在给孩子洗澡，让老公帮我拿一下孩子要换的衣服。老公没找到，我的脾气一下子就蹿上来了。我把他臭骂了一顿。

　　治疗师：你怎么骂他的呢？（开放式提问）

　　来访者：我骂他笨，像头猪。

　　治疗师：你在骂他的时候是什么心情？是真的很愤怒呢，还是很平静地说？（封闭式提问）

　　来访者：我真的很愤怒。

　　治疗师：噢，你真的很愤怒。（反映）就是因为他找不到孩子的衣服吗？还有没有其他的原因？（探究）

　　来访者：没有其他的原因。这种事情发生很多次了。放孩子衣服的地方一共只有两个，不是这个地方就是那个地方。如果这个地方找不到就应该到另一个地方去找。可是他就不会这样想，

找不到就问我。我明明知道放在哪里，但就是不愿意告诉他，就让他自己找。他也很生气，说我是故意整他，明明知道在哪里却故意不告诉他。

治疗师：你明明知道东西在哪里却不告诉他，但是当他找不到东西的时候你又很气愤。（面质）

来访者：我也知道这样很不讲道理，但是无法控制自己。

治疗师：为什么你不愿意告诉他在哪儿？（探究）

来访者：我想他应该能找到，找不到就让我很生气。

治疗师：你觉得他找不到孩子的衣服说明什么？（探究）

来访者：我觉得他心思不在儿子的事情上。儿子的东西一直就在那几个地方，他应该知道的，可他就是找不到，这很过分。我觉得让我提醒他是一个很无理的要求。这好像侵犯了我的什么东西，可我不知道那是什么。我觉得他没把我和孩子当回事。他的态度让我非常恼火。

治疗师：什么态度？（澄清）

来访者：他什么都不往心里去。

治疗师：是忽视吗？（澄清）

来访者：好像没有那么严重，但是某种程度上是。我总是想在这些细节的事情上证明他是关心在乎我和孩子的。如果他做不到，说明他平时说的"我心里只有老婆孩子"这个话是瞎扯。对于生活和我们的关系我觉得有30%不稳定的因素，但是这30%在我的感受上，比70%的部分更沉重。所以我时时刻刻都会用孩子的事情去测试我们的生活是否牢靠。

治疗师：原来你是用这件事来测试他的心思是否在你和孩子身上，这就是你为什么明明知道衣服在哪里却不告诉他的原因（总结、反映）。你在追求默契的感觉，如果告诉他就没有意思了，对吗？（释义）

来访者：对。这个东西对我很重要，我很在乎。

治疗师：你说的"这个东西"是什么？（澄清）

来访者：家庭给我的安全感。

治疗师：你在测试他到底是不是一个好丈夫、好爸爸，他有 70% 的部分是合格的，但是还有 30% 总是不及格，不能通过你的测试。（总结）这种"不知道你的心思是不是真的在我身上，是不是爱我"的心态，你对其他人，例如你的父母会有吗？（过程转换）

来访者：对妈妈有，对爸爸没有。我从小对妈妈没有亲近感，而对爸爸很亲近。我可以挎着爸爸的胳膊，但是对妈妈我绝对做不到。

治疗师：看来我们的工作要进入和妈妈的关系层面上了。

来访者：对，经过前面的治疗，老公性格中像爸爸中的那一部分已经不让我愤怒了，可是跟妈妈的关系一直都没有触碰到。

治疗师：那么你觉得丈夫的心思不在家里的这一部分是不是像妈妈？（连接）

来访者：好像是的，现在想起来不知道当时妈妈的心思在哪儿。我在姥姥家住了一年，那时候爸爸每天风雨无阻地来看我，而妈妈一次也没来过。她在家里的时候大部分时间都是在忙她自己的事情，打扮自己，收拾她的房间，出去会朋友……周末的时候我才能回家，原本希望妈妈能跟我说说话，可是她总在忙自己的，让我很失望。我觉得她的心思根本就没有在家和孩子身上。

治疗师：小时候当你看到妈妈的心思不在家庭和你的身上时，心里是什么感觉？

来访者：我很恨她，甚至怀疑过她是不是我的亲妈。

治疗师：看起来你之所以会为一点小事情对丈夫发很大的脾气，是因

为把小时候对妈妈的愤怒发泄到了丈夫的身上。丈夫找不到孩子的衣服让你感觉他的心思不在家和孩子身上，就像你小时候妈妈没有把心思放在家庭和孩子身上一样，所以你就会很愤怒。是这样的吗？（解释）

来访者：经过你这么一说，我觉得是的，这样我也就清楚为什么总是为一点小事跟老公发火了。想起来他实在是挺无辜的。（她不好意思地笑了）

治疗师：既然他是挺无辜的，你打算怎么办呢？（延伸）

来访者：我会跟他解释这一切，相信他就不会生我的气了。但是我会直接要求他更多地关心和参与家务事，这样我会感觉舒服一些。

治疗师：这个主意不错。（强化）

我们后面的工作重点就集中在来访者小时候与妈妈的关系上了。通过音乐引导想象的治疗，来访者逐渐回忆起了很多小时候被妈妈忽视的经历。然后我们又利用音乐同步脱敏再加工的方法对这些经历进行了处理。访谈结束之后，来访者与丈夫的关系有了明显的好转。

访谈中的思路问题

在音乐心理治疗中，特别是在使用音乐联想、音乐引导想象、音乐同步脱敏再加工等以想象为主的治疗过程中，通常都需要先通过语言进行访谈，以确定治疗的方向和使用的技术。所以访谈往往决定着接下来的音乐干预如何进行。

在对学生的现场督导中，我常常发现对新手来说，访谈的困难似乎远大于音乐干预。学生常常在访谈中不知所措，找不到思路，显得非常焦虑。而等到开始进行音乐干预后，他们却显得比较有自信心了。我想这是因为音乐确实会给治疗师帮很大的忙。当治疗师感到茫然无措的时候，音乐会持续地引导整个治疗的进程。所以在大部分督

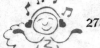

导工作中，我的相当一部分精力花在指导学生如何进行访谈这一议题上。

新手在访谈阶段最常见的错误有两种：一是结构性过强——治疗师一味地按照自己的思路进行盘问，而忽视了来访者所希望表达的内容或议题，结果就形成了治疗师提问，来访者回答的局面，于是来访者就会非常被动地等待治疗师的提问，很像医院的医生看病时的场景。这样做的结果就是治疗师无法得到大量生动而且对来访者来说很重要的信息，把访谈变成了一个机械的过程。我把这种访谈称为"审讯式的访谈"。二是无结构性——与前面相反，治疗师一味地跟随来访者的思路，没有自己的思路和结构。很多来访者由于内心的矛盾和困惑而在访谈谈话显得混乱、喋喋不休且缺乏较为集中的主题。经验不足的治疗师常常会跟着来访者的话题四处漫游，毫无目标，结果花了很长时间进行访谈，涉及了很多内容，却找不到问题的核心或症结。我把这种访谈称为"信天游式的访谈"。

一个成功的访谈应该一方面把谈话的主动权交给来访者，让对方畅所欲言，充分地表达，但同时又要有一定的访谈思路和结构性，在聆听和共情的同时把来访者提供的内容很快梳理成一个主线脉络，并在这个主线脉络思路中引导对方进一步的深入探讨。当然每个治疗师都有自己擅长或喜爱的理论取向，例如精神分析、认知行为、家庭治疗、人本主义等。治疗师会根据自己的理论取向来引导来访者进一步的讨论。

要注意的是，无论哪一种理论的模式都只是一种对客观现实的解释而已，它们本身并不是客观现实。每一种理论都有成功解释问题和成功治疗的个案，但是每一种理论也都有无法成功解释和治疗的个案。我通常主张学生应该尽可能多地接触和学习各种不同的理论流派，但是不要痴迷或迷信于任何一个理论流派。一个音乐治疗师如果过于陷入某一理论流派的思维模式，就有可能出现前面提到的"审讯式的访谈"，把来访者强行装入自己的理论框架和思路中去。相反，如果一个音乐治疗师对心理学的各种理论了解不多，就有可能陷入我所说的"信天游式的访谈"的风格中去。

一个好的治疗师应该善于随时放弃一种理论框架，改变自己的思路以适应来访者的思路和框架。很多治疗师在治疗不顺利的时候会抱怨来访者有过强的"阻抗"，或者认为来访者"还没有准备好"。其实这恰恰是在告诉治疗师，你的思路和理论框架与来访者的思路和观念框架结构发生了冲突，需要改变你的思路了。

我始终相信一个道理：只有来访者才是他自己最好的治疗师。每一个人的内心世

界就如同他的指纹、DNA 结构一样，是独一无二的。包括治疗师在内的任何一个人都不可能做到完全地真正了解他人，所以治疗师永远不可能比来访者更了解他自己。而在治疗师不能完全地了解对方的情况下，他给对方的任何建议或解决问题的方法都可能是无效的，有时候甚至是有害的。同样治疗师也永远不可能做出比来访者本人更准确的对问题的解释。治疗师的功能仅仅是为对方搭建一个进行深入思考和自我体验的平台，然后陪伴、见证和鼓励来访者自己成长和解决问题，最后为来访者成功地解决了自己的问题而喝彩，让他看到自己的力量和能力。这时候治疗师其实是没有自己的思路的。这是经我近 20 年临床经验总结出来的，它给我带来了巨大的帮助，使我的临床治疗一个接一个"轻松"成功。所以我从来不会为一个案例绞尽脑汁，苦苦思索。我需要做的事情就是了解来访者的需要是什么，他的目标是什么，我常常会直接询问来访者：你想从我的治疗中得到什么？在你心目中治疗成功的标准是什么？而后面的工作就是按照他的目标进行工作，见证他的成功而已。

当然在工作中，音乐成了我最好的助手。当我感到茫然和不知所措的时候，我会相信音乐的力量，也相信来访者的力量。所以我常常告诫学生："相信音乐，相信来访者，就是不要相信自己。"即使完全不知道面前遇到的问题的解决方法在哪里，我也从不为此着急和苦恼，因为我知道没有必要把解决问题的责任放到自己身上。而事实上，来访者从来没有让我失望，他们总是能够非常聪明地在音乐的体验中找到问题的出路和解决方法。我想象不出还有什么工作比当音乐心理治疗师能更愉快、更轻松地体验到工作带来的成功感。

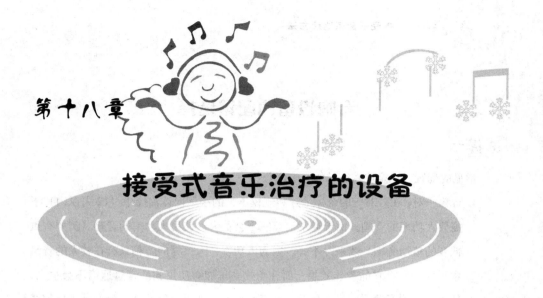

第十八章

接受式音乐治疗的设备

　　接受式音乐治疗方法所需要的设备主要是根据治疗师个人的擅长和喜好，并取决于治疗师使用的方法类型。如果采用音乐生物反馈的方法自然需要配置生物反馈仪。市场上生物反馈仪的价格从七八千到十几万不等，进口的一般较贵，国产的较为便宜。价格也与仪器所配备的通道数量有关，通道越多的越贵。在临床使用上最常用的一般为4～6通道，包括肌电、皮电、心率、皮温等。至于脑电，很多临床研究认为对音乐的反应不够有针对性，使用的不多。

　　在更多的情况下，接受式音乐治疗方法需要的设备主要是以下几种：

　　◆ 半躺式的沙发床。心理治疗专业人士称之为"弗洛伊德沙发"，因为当年弗洛伊德就是在这种沙发上进行精神分析的，后人皆模仿之。这种沙发在中国的家具市场上被称为"贵妃榻"。

　　◆ 两个单人沙发。将它们摆成大约45度角，两个沙发之间最好有一个茶几。应该避免将两个沙发摆成面对面，因为这样会让来访者与治疗师有面对面的目光接触，形成很大的心理压力。我个人喜欢使用没有扶手的沙发，这样既能保持必要的距离，同时与有扶手特别是全包的扶手沙发相比，有更多的亲切感、较少的隔阂感。

　　◆ 音响设备。可以根据自己的经济条件选择相对高档或者较为便宜的音响设备，这里并无严格要求。但是，由于音响效果的好坏直接影响音乐的渲染力，进而影响来访者对音乐的反应和体验，所以在可能的情况下还是要选择音质较好的音响设备。

音响设备的配置选择

选择一

常见的配置，也是比较简单的音响配置：

1. 音箱一对：在一对一的个体治疗和规模不大的小型团体治疗中（12 人以内）不需要大功率的音箱。由于通常治疗室不会很大，使用大功率的音箱（例如有重低音的落地音箱）效果并不好。因为大功率、大尺寸的音箱只有在较大的音量水平才能发挥它的最佳效果。而在治疗室里能够使用到的音量通常不会很大，使用中小型音箱更容易发挥较好的音响效果。如果可能的话，最好选用书架式专业有源监听音箱，因为监听音箱可以比较真实地还原 CD 录制时候的效果，而不加入不必要的"美化"的效果，并且省去了功率放大器。如果是在较大规模的团体中使用就要根据场地的规模来考虑使用较大的音箱了。

2. CD 播放器一台：注意要选用专门播放 CD 的播放器，而不是市场上常见的 DVD 播放器。通常市面上出售的 DVD 播放器所配置的声卡都是比较廉价的低端产品，音乐效果的损失比较大。另外 DVD 主要是为播放视频信号设计的，在选择音乐的时候，操作会显得很不方便。

3. 如选用无源音箱则需功率放大器一台，通常在市面上见到的一般家用功放即可。

选择二

一些治疗室周围的环境常常有较多的噪音，另外房屋的隔音效果如果不是很好的话，治疗室里面播放的音乐也有可能影响到周围人的工作或生活。这种情况下，我建议使用耳机来代替音箱。这样一方面可以让音乐不至于影响到周围人的生活和工作，而且耳机也可以起到阻隔外界噪音的作用。另一方面，使用耳机加话筒的方式还可以让治疗师与来访者在治疗的过程中交流起来比较轻松，特别是很多来访者进入意识转换状态后说话的声音很小，治疗师需要贴近才能听清楚。如果不使用话筒，不但会使治疗师感到很疲惫，而且双方距离过近还有可能让来访者，特别是异性个体感到很不舒服。但是使用耳机加话筒的配置相对复杂一些：

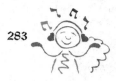

1. 专业耳机两副。专业耳机的品牌有很多，一般价格在 1000 元左右的耳机质量都还可以。

2. CD 播放器一台。

3. 调音台一台。不需要很大，6 ～ 8 通道即可。

4. 低灵敏度动圈式麦克风两只。请不要选择高灵敏度的话筒，因为这样会将周围的噪音也收入进来。

5. 话筒架一或两个。

注意请不要选择通常为计算机配备的"耳麦"，即耳机和话筒一体的设备。现在市面上所有的耳麦都是低端产品，而质量较好的耳机，特别是专业耳机都没有附带麦克风。另外耳麦的耳机是不能直接连接调音台的，只能与计算机连接，并且二者的信号模式不同，需要经过一个专用的耳机转换器（或称耳机放大器）来解决这个问题，而现在电子市场上几乎找不到这种耳机转换器，需要使用普通低灵敏度的动圈话筒才能与调音台相连接。

选择三

有些治疗师喜欢把音乐都存入自己的计算机里，因为这样使用起来会比较方便，免去了 CD 播放器换 CD 时候的麻烦和噪音。这种情况下使用的设备有一些变化：注意输入到计算机的音乐应该使用 WAV 格式，而不要使用 MP3 格式，因为 MP3 格式的音频文件已经把音乐信号压缩到了原来音乐信号的 1/10。经过压缩的音乐虽然跟原版听起来差不很多，但实际上 MP3 格式的音响效果会显得比较单薄，中、低声部的损失很大，音乐的渲染力和动感大打折扣。所以我建议在将 CD 上的音乐转录到计算机时选择 WAV 格式，这种格式可以比较好地保存原来的音乐信号，音乐的效果会比较丰满和富有渲染力。

但是 WAV 格式的音频文件如果通过计算机本身的内置声卡播放（即通过计算机的耳机插口连接外部音响设备），依然不能获得好的音响效果，所以还需要配置一个解码器（或称 DAC，主要由一个高档声卡组成）用 USB 连接线将 DAC 与计算机连接，将 WAV 音频文件进行还原，才能获得比较满意的音响效果。

1. 专业耳机两副（附一分二转换插头一个）。

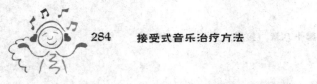
2. 计算机一台（台式计算机或笔记本计算机均可）。

3. 解码器一台。

4. 调音台一台。

5. 低灵敏度动圈式话筒两个。

6. 话筒架一到两个。

7. 如果愿意的话也可以配备 4 ～ 5 英寸专业有源监听音箱一对。这样使用更灵活。

我个人目前使用的设备就是根据"选择三"来配置的，列举出来供读者参考：

1. SONY MDR-V900HD 型耳机两副。

2. SONY VAIO-Z 系列笔记本电脑一台。

3. QMS DAC-IO 解码器一台。

4. AMAHA MG102c 10 通道调音台一台。

5. RODE-NT3 话筒两只。

6. 话筒架一副。

7. QMS Q4 有源监听音箱一对。

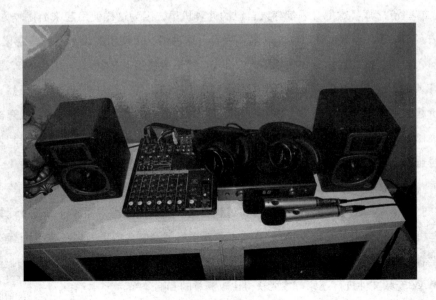

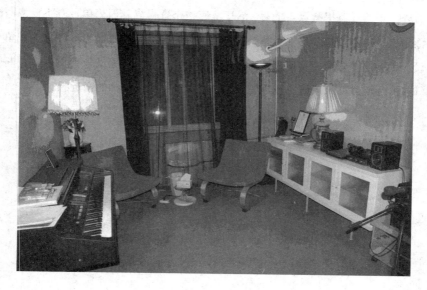

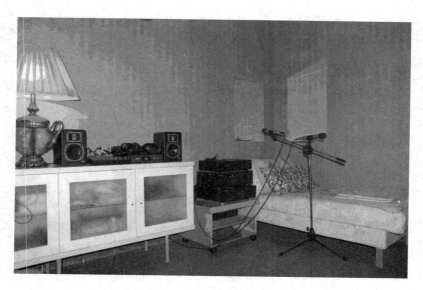

　　总之，治疗室的设备可以根据自己的经济能力灵活掌握，设备的价格可高可低，但是要考虑到品质优良的音响设备可以获得具有强大渲染力的音乐效果，对来访者的情绪影响和心理影响会较大一些。所以还是应该在可能的情况下尽量选择质量好的音响设备。

另外，还要注意提醒读者的是：治疗室应该布置得温馨而简单，既不要像医院那样四面全白，也不要过分追求奢华。特别是应尽量减少室内的色彩、图像、花草或其他摆设，因为这些东西容易使来访者分散注意力，甚至产生意想不到的联想。略带有家庭气氛的环境可以让来访者较容易放松，同时产生对治疗师的亲近感。

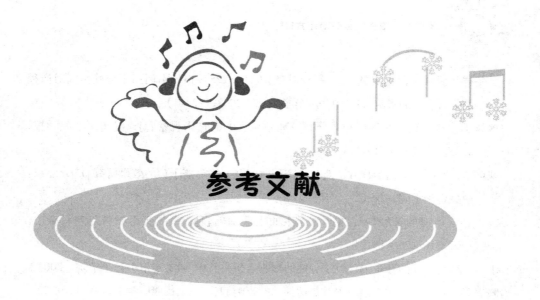

参考文献

陈蒽静. 音乐和阈限下信息对服刑人员的情绪和认知影响的实验研究 [D]. 北京：中央音乐学院，2006.

程楚云，杨艳明，郑月梅. 陪伴联和背景音乐分娩 359 例临床效果分析 [J]. 中国妇幼保健，2006，21（6）：566-567.

党蓉芳，李珊，宁晓娥，史玲翠，郭建平. 音乐减轻产痛加速产程 105 例临床观察 [J]. 中国实用妇科与产科杂志，2003，19（7）：447.

都秀珍，王秀云. 硬膜外麻醉无痛分娩的观察分析及意义 [J]. 中国医药指南，2008：66-68.

李世经，安雅民，宋惠菊. 音乐电疗法 [J]. 中华理疗杂志，1985，1：45.

高天. 音乐治疗 [M]. 上海：上海音乐出版社，1989.

高天. 音乐治疗导论 [M]. 北京：世界图书出版公司，2008.

高天. 音乐治疗学基础理论 [M]. 北京：世界图书出版公司，2007.

郭建荣，姜虹，崔建军. 分娩镇痛的研究进展 [J]. 中国实用妇科与产科杂志，2004，1：53.

黄润满. 分娩镇痛的非药物疗法研究进展 [J]. 当代护士，2009，5：9.

靳家玉. 分娩镇痛的历史现状与展望 [J]. 中国实用妇科与产科杂志，2000，2：69.

刘明明. 一例分娩中音乐疗法的个案研究. 音乐治疗危机干预国际论坛首届学术年会，未发表，2009.

孟冬祥，伊常宝，崔明慧．硬膜外腔持续输注 0.125% 布比卡因用于分娩镇痛对产程
　　及剖宫产率的影响 [J]．中华麻醉学杂志，2002，22（1）：60．

魏碧蓉、林春英．音乐疗法对分娩镇痛效果影响的临床观察 [J]．温州医学院学报，
　　2005，35（5）：417-418．

魏琪洁．聆听式音乐治疗方法对分娩产程时间及分娩疼痛干预的效果研究 [D]．北京：
　　中央音乐学院，2010．

应诗达．产痛的神经传导和产痛产生的生理基础 [J]．中国实用妇科与产科杂志，
　　2002，16（2）：18．

于莉．综合性式的音乐治疗对于分娩的影响之研究 [D]．北京：中央音乐学院，2003．

赵然英．音乐疗法对产妇产程及焦虑抑郁的影响 [J]．中国民康医学，2007, 19(9):731-
　　739．

邹清如．分娩镇痛 500 例临床分析 [J]．中华医学研究杂志，2006，6（1）：21．

张建忠，张胜利．分娩镇痛及其研究进展 [J]．医学综述，2005，8：747．

Aigen K．An aesthetic foundation of clinical theory：An underlying basis of creative
　　Music Therapy[M]//Kenny C．Listening，playing，creating：Essays on the power of
　　wound．Albany：SUNY，1995，233-257．

Alexander J M．The course of labor with and without epidural analgesia[J]．Journal of
　　Obstetric Gynecology．1998，178（3）：516．

Allision，Dianne．Music therapy at childbirth[M]//Bruscia K．Case Studies in Music
　　Therapy．Barcelona Publishers，1995：529-544．

Asterita M．The physiology of stress[M]．New York：Human Sciences Press，1985．

Astor A．An introduction to biofeedback[J]．American Journal of Orthopsychiary，1977，
　　615-625．

Basmajian J．Single motor unit training[M]//Thompason R．Bioelectric Recording
　　Techniques．New York：Academic Press，1974．

Bonny H，Pahnke W N．The use of music in psychotherapy[J]．Journal of music therapy，
　　1972，9：62-87．

Bonny H．Music and Healing[J]．Music Therapy，1986，6（1）：3-12．

Bonica J J，Chadwick H S．Labor Pain[M]．New York：Churchill Living Stone，1996．

Boxberger R. Historical bases for the use of music in therapy[M]// Schneider E H. Music Therapy. Lawrence, KS : National Association for Music Therapy. 1961 : 125-166.

Brownell M D. Musically adapted social stories to modify behaviors in students with autism : Four case studies[J]. Journal of Music Therapy, 2002, 39 : 117-144.

Browning C A. Using music during childbirth[J]. Birth. 2000, 27 (4) : 272-6.

Bruscia K. Defining Music Therapy, 2nd edition[M]. Gilsum, NH : Barcelona Publishers, 1998a.

Bruscia, K. The Dynamics of Music Psychotherapy[M]. Gilsum, NH : Barcelona Publishers, 1998b.

Budzynski T. Brain lateralization and rescripting[J]. Somatics, Spring/ Summer, 1981, 3-9.

Burns D, WoolrichJ. The Bonny method of guided imagery and music[M]//Darrow A. et. al. Introduction to approaches in music therapy. Silver Spring : American Music Therapy Association, 2004.

Butler C. Physioacoustic therapy with post-surgical and critically ill patients[M]//Dileo C. Music therapy & medicine : theoretical and clinical applications. Silver Spring : American Music Therapy Association, 1999 : 32-33.

Carroccio D F, Latham S, Carroccio B B. Rate-contingent guitar rental to decelerate stereotyped head/face-touching of an adult male psychiatric patient[J]. Behavior Therapy, 1976, 7 : 104-109.

Cheesman J, Merikle M. Distinguishing conscious from unconscious perceptual processes[J]. Canadian Journal of Psychology, 1986, 40 : 159-170.

Clark M E, Mecorkle R R, Willianms S. Music therapy assisted labor and delivery[J]. Journal of Music Therapy, 1981, 18 : 88-100.

Declerq E, Sakala, Corry M. Listening to Mothers : Report of the first National U. S. Survey of Women's Childbearing Experience. New York : Maternity Center Association, 2002.

Dileo C L. The use of a token economy program with mentally retarded persons in a music therapy setting[J]. Journal of Music Therapy, 1975, 12 : 155-160.

Dixon N F. Subliminal perception: the Nature of a Controversy[M]. New York: McGraw-Hill, 1971.

Durham L, Collins M. The effect of music as a conditioning aid in prepared childbirth education[J]. Obstet Gynecol Neonatal Nurs, 1986, 15: 268-270.

Eisenstein S R. Effect of contingent guitar lessons on reading behavior[J]. Journal of Music Therapy, 1974, 11: 138-146.

Epstein L, Hersen N, Hemphill D. Music feedback in the treatment of tension headache: An experimental case study[J]. Journal of Behavioral Therapy and Experimental Psychiatry, 1974, 5: 59-63.

Eriksen C, Johnson J. Storage and Decay Characterristics of Nonattended Auditory Stimuli[J]. Journal of Experimental Psychology, 1964, 68 (1): 28-36.

Etscheidt M A. Parent training to reduce excessive crying associated with infant colic[D]. Unpublished doctoral dissertation, Georgia State University, 1989.

Falb M A. The use of operant procedures to condition vasoconstriction in profoundly mentally retarded (PMR) infants[D]. Unpublished master's thesis, Florida State University, 1982.

Gfeller K E. Music therapy in the treatment of medical conditions[M]//Davis W B, Gfeller K E, Thaut M H. An Introduction to Music Therapy: Theory and Practice. McGraw-Hill College, 1999: 205-206.

Goldberg R. Imagers of emotion: The role of emotion in Guided Imagery and Music[J]. Journal of the Association for Music and Imagery, 1992, 5: 41-45.

Goldstein A. Brain frontiers[J]. Omni Magazine, 1982: 112.

Grady M O. Effect of subliminal pictorial stimulation on skin resistance[J]. Perceptual and Motor Skills, 1977, 44: 1051-1056.

Green E, Green A, Walters E. Voluntary control of internal states: Psychological and physiological[J]. Journal of Transpersonal Psychology, 1970, 1: 1-26.

Grenn E, Green A. General and specific applications of thermal biofeedback[M]// Basmajian J. Biofeedback: Principles and Practice for Clinicians. Baltimore: Willianms and Wilkins, 1983: 211-217.

Grocke D and Wigram T. Receptive Methods in Music Therapy[M]. London : Jessica Kingsley Publishers, 2007.

Hanser S B. Group-contingent music listening with emotionally disturbed boys[J]. Journal of Music Therapy, 1974, 11 : 220-225.

Hanser S B, Larson S C, O'Connel A S. The effect of music on relaxation of expectant mothers during labor[J]. Journal of Music Therapy, 1983, 20 (2) : 50-58.

Hanser S B. Music therapy and stress reduction research[J]. Journal of Music Therapy, 1985, 22 (4) : 193-206.

Henley S H, Dixonn N F. Laterality differences in the effect of incidental stimuli upon evoked imagery[J]. British Journal of Psychology, 1974, 65 : 529-536.

Holliday A M. Music therapy and physical therapy to habilitate physical disabilities of young children[D]. Unpublished master's thesis, Florida State University, 1987.

Jorgenson H. Effects of contingent preferred music in reducing two stereotyped behaviors of a profoundly retarded child[J]. Journal of Music Therapy, 1971, 8 : 139-145.

Kendelhardt A R. The effect of live music on exercise duration, negative verbalizations, and self-perception of pain, anxiety, and rehabilitation levels of physical therapy patients[D]. Unpublished master's thesis, Florida State University, 2003.

Kimber L, McNabb M, McCourt C, Haines A, Brocklehrst P. Massage or music for pain relief in laboour : A pilot randomized placebo controlled trial [J]. European Journal of Pain, 2008, 12 : 961-969.

Kuhlman W, Kaplan B. Clinical applications of EEG feedback training[M]//Basmajian J. Clincical applications of Biofeedback : Appraisal and Status. New York : Pergmon Press, 1983 : 37-61.

Lehikoinen P. The physioacoustic method[M]. Kalamazoo, MI : Next Wave, Inc, 1990.

Leuner H C. Guided Affective Imagery (GAI) [J]. American Journal of Psychotherapy, 1969, 23 (1) : 4-22.

Levenson R L, Acosta J K. Observation from Ground Zero at the World Trade Center in New York City, Part I[J]. International Journal of Emergency Mental Health, 2001, 3 :

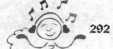
241-244.

Lex J P, Pratt R R, Abel H. Effects of music listening and biofeedback interventions on cardiac chronoscopic control of women in childbirth[J]. Music Medicine, 1996, 2：182-192.

Liebeskind J C, Meldrum M L, John J B. World champion of pain[M]//Jensen T S, Turner J A, Wisenfeld-Hallin Z. Progress in Pain Research and Management. Seattle：International Association for the Strdy of Pain Press, 1997：19-23.

Llinas R, Ribary U. Coherent 40-Hz oscillation characterized dreamlike states in hhumans[J]. Neurobiology, 1993, 90：2078-2081.

Ludwig A M. Altered states of consciousness[J]. Arch Gen Psychiatry, 1966, 15 (3)：225-234.

Madsen C K, Forsythe J L. Effect of contingent music listening on increases in mathematical response[J]. Journal of Research in Music Education, 1973, 21：176-181.

Madsen C K, Geringer J. Choice of televised music lessons versus free play in relationship to academic improvement[J]. Journal of Music Therapy, 1976, 13：154-162.

Madsen C K, Alley J M. the effect of reinforcement on attentiveness：A comparison of behaviorally trained music therapists and other professionals with implications for competency-based academic preparation[J]. Journal of Music Therapy, 1979, 16：70-82.

Maslow A H. Toward a psychology of being[M]. New York：Nostrand Reinhold, 1968.

Maranto R W. Music therapy in medicine[J]//McDowell C R. Obstetrical application of audio analgesia：Hopital Topics. 1966, 44：102-104.

Marwick C. Leaving concert hall for clinic, therapists now test music "charms" [J]. Jama, 1996：267-268.

McCarty B C, McElfresh C T, Rice S V, Wilson S J. The effect of contingent background music on inappropriate bus behavior[J]. Journal of music Therapy, 1978, 15：150-156.

Merriam A P. The Anthropology of Music[M]. Evanston, IL：Northwestern University

Press, 1964.

Miller De M, Dorow L, Greer R D. The contingent use of music and art for improving arithmetic scores[J]. Journal of Music Therapy, 1974, 11 : 57-64.

Moore T E. Subliminal Advertising : What you seeis what you get[J]. Journal of Marketing, 1982, 46 : 38-47.

Noy P. The psychodynamic meaning of music, Part II[J]. Journal of Music Therapy, 1967, 4 (1) : 7-23.

Overbeeke C J. Changing the perception of behavioral properties by subliminal presentation[J]. Perceptual and Motor Skills, 1986, 62 : 255-258.

Patterson K. The Interaction of Instructional Set and Feedback Mode in the Acquistition of a Reduced Muscle Activity Response Via Biofeedback Training[M]. Ann Arbor : University Microfilms International, 1977.

Peterson A L, Nicolas M G, McGraw K, Englert D, Blackman L R. Psychological intervention with mortuary workers after the September 11 attack : The Dover Behavioral Health Consultant Model[J]. Military Medicine, 2002, 167 : 83-86.

Phumdoung S, Good M. Music reduces sensation and distress of labor pain[J]. Pain Manage Nurs, 2003, 2 : 54-61.

Roberts P. The effect of contingent music with physical therapy in children who toe-walk[D]. Unpublished master's thesis, Florida State University, 2002.

Rowan A B. Air Force Critical Incidents Stress Management Outreach with Pentagon staff after the terrorist attack[J]. Military Medicine, 2002, 197 : 33-35.

Sachs C. The Wellsprings of Music[M]. New York : McGraw-Hill, 1965.

Saluveer E, Tamm S. Vibroacoustic therapy with neurotic lients at the Tallinn Pedagogical Institute[R]. Levanger : ISVA Pubicatons, 1989.

Salzberg R S, Greenwald M A. Effects of a token system of attentiveness and punctuality in two string instrument classes[M]. Journal of Music Therapy, 1977, 14 : 27-38.

Saperston B M, Chan R, Morphew C, Carsrud K B. Music listening versus juice as reinforcement for learning in profoundly mentally retarded individuals[J]. Journal of Music Therapy, 1980, 17 (4) : 174-183.

Scartelli J. The effect of sedative music on electromyographic biofeedback assisted relaxation traing of spastic cerebral palsied adults[J]. Journal of Music Therapy, 1982, 19：21-218.

Scartelli J. Music and Self-Management Methods：a Physiological Model. St. Louis：MMB Music, Inc, 1989：14-16.

Scruggs S D. The effects of structured music activities versus contingent music listening with verbal prompt on wandering behavior and cognition in geriatric patients with Alzheimer's disease[D]. Unpublished master's thesis, Florida State University, 1991.

Sidorenko VN. Clinical application of medical resonance therapy music in high-risk pregnancies[J]. Intergr Physiol Behav Sci, 2000, 35（3）：199-207.

Skille O. Manual of Vibroacoustics[M]. Levanger, Norway：ISVA Publications, 1986.

Smith E E. Atkinson & Hilgard's Introduction to Psychology [M]. Thompson, 2003.

Standley J M. The effect of music –reinforced non-nutritive sucking of feeding rate of premature infants[J]. Journal of Pediatric Nursing, 2003, 18：169-173.

Standley J, Johnson C M, Brownell M D, Kim S. Behavioral approach to music therapy[M]//Darrow A. Introduction to approaches in music therapy. Silver Spring：American Music Therapy Association, Inc, 2004.

Steele A L. The application of behavioral research techniques to community music therapy[J]. Journal of Music Therapy, 1977, 14：102-115.

Staum M J, Brotons M. The influence of auditory subliminals on behavior：a series of investigations[J]. Journal of Music Therapy, 1992：131-165.

Suinn R. Fundamentals of Behavior Pathology[M]. New York：John Wiley & Sons, 1970.

Summer L. Guided imagery and music in the Institutional setting[M]. MMB Music, INC, 1988.

Talkington L W, Hall S M. A musical application of Premack's hypothesis to low verbal retardates[J]. Journal of Music Therapy, 1970, 7：55-62.

Yarbrough C, Charboneau M, Wapnick J. Music as reinforcement for correct math and attending in ability assigned math classes[J]. Journal of Music Therapy, 1971, 14： 77-88.

Vaughan F. Awakening intuition[M]. New York：Doubleday, 1979.

Walker J B. The use of music as an aid in developing functional speech in the institutionalized mentally retarded[J]. Journal of Music Therapy, 1972, 9：1-12.

Walls K, Taylor J, Falzone J. The effects of subliminal suggestions and music experience on the perception of tempo in music[J]. Journal of Music Therapy, 1992：187-199.

Wheeler B. A psychotherapeutic classification of music therapy practices：a continuum of procedures[J]. Music Therapy Perspectives, 1983, 1：8-16.

Wickramasekera I. Biofeedback, Behavior Therapy, and Hypnosis[M]. Chicago：Nelson Hall, 1976.

Wigram T. The effect of vibroacoustic therapy in the treatment of Rett Syndrome[M]// Wigram T, Dileo C. Music, Vibration, and Health. Pipersville, PA：Jeffrey Books, 1997.

Wigram T. Improvisation：Methods and Techniques for Music Therapy Clinicians, Educators, and Students[M]. London：Jessica Kingsley Publishers, 2004.

Wolfe D E. The effect of automated interrupted music on head posturing of cerebral palsied individual[J]. Journal of Music Therapy, 17：184-206, 1980.

Wylie M E. A comparison of the effects of old familiar songs, antique objects, his topical summaries, and general question on the reminiscence of music – home residents[J]. Journal of Music Therapy, 1990, 27：2-12.